Imunitātes kodekss. Kā diennakts ritmi, uzturs un hronisks stress ietekmē imūnsistēmas novecošanos?

EDGARS AUZINS

Published by EDGARS AUZINS, 2024.

IMUNITĀTES KODEKSS. KĀ DIENNAKTS RITMI, UZTURS UN HRONISKS STRESS IETEKMĒ IMŪNSISTĒMAS NOVECOŠANOS?

First edition. April 17, 2024.

Copyright © 2024 EDGARS AUZINS.

ISBN: 979-8224196425

Written by EDGARS AUZINS.

Ievads: Kāpēc jums jāuztraucas par savu imūnsistēmu? 2020. gada pandēmija: treniņš un stingrs atgādinājums

Veselībai nekas nav svarīgāks par imūnsistēmu. Šī ir aizsargbarjera, kas aizsargā pret ārējiem draudiem un visa veida patogēniem, ar kuriem mēs pastāvīgi riskējam mijiedarboties. Kad imūnsistēma ir novājināta, enerģijas līmenis pazeminās, dzīves kvalitāte pasliktinās un tiek papildināts nebeidzams slimību saraksts, bet kā tas var iedvesmot? Lielākā daļa mūsdienu cilvēku nepievērš uzmanību imūnsistēmas veselībai. Tikai pēc dažām pēdējām pandēmijām mēs beidzot sapratām, cik svarīga mums ir pareizi funkcionējoša imūnsistēma. Lai gan mēs dzīvojam praktiski sterilā, industrializētā pasaulē, kur ir maz iespēju saskarties ar baktērijām un vīrusiem, mēs joprojām esam pakļauti dažādiem toksīniem, piesārņotājiem un smagajiem metāliem. Rietumu iedzīvotāju uzturu raksturo augsts ātro ogļhidrātu, cukura, augu eļļu, mākslīgo saldinātāju un citu augsti attīrītu, rafinētu pārtikas produktu saturs, kam ir galvenā loma hronisku slimību attīstībā ne tikai attīstītajās valstīs, bet visā pasaulē. . Rezultātā liela toksiskā slodze kombinācijā ar vielmaiņas traucējumiem ievērojami palielina mērķtiecīgas imūnsistēmas stiprināšanas nozīmi.

Nepieciešamība pēc izturīgas imūnsistēmas ir kļuvusi īpaši aktuāla, ņemot vērā nesenos notikumus, kad pasauli ir skārusi globāla pandēmija. Tas atklāja veselības aprūpes sistēmas, ekonomikas un iedzīvotāju veselības nepilnības un vājās vietas. Tas bija sava veida modināšanas zvans, kas var mudināt cilvēkus mainīt to, kā viņi domā par uzturu, vingrinājumiem un veselību kopumā. Mēs nevaram neko darīt pret neparedzētajiem apstākļiem, kas satricina pasaules sabiedrību, bet mēs varam palīdzēt savam ķermenim. Un pirmais, kas viņam jādara, ir stiprināt imūnsistēmu, optimizēt veselības un fizisko aktivitāšu režīmu.

Šī grāmata sniedz visaptverošu informāciju par imūnsistēmas darbību, runā par vīrusu un infekciju ietekmi uz veselību un iepazīstina ar praksi, kas palielina imūnsistēmas noturību. Esam apkopojuši aktuālākos zinātniskos ieteikumus, kas palīdzēs pasargāt savu veselību saaukstēšanās un elpceļu infekciju sezonā un justies lieliski katru dienu.

Papildus esam izvēlējušies Jums praktiskus ieteikumus un metodes, kuru mērķis ir paaugstināt stresa noturību, attīstīt spēju ātri atgūties no slimībām, uzlabot vielmaiņu, atbalstīt sirds un asinsvadu sistēmu un uzlabot dzīves kvalitāti.

Atšķirībā no citām grāmatām par to pašu tēmu, tajā objektīvi novērtētas visas esošās veselības prakses priekšrocības un trūkumi un analizētas uz pierādījumiem balstītas ārstēšanas programmas. Mēs piedāvājam arī ieteikumus un biohacking paņēmienus, kas nav atrodami nevienā citā grāmatā. Dr DiNicolantonio iemācīs jums, kā atbalstīt jūsu imūnsistēmu, veikt pareizos pasākumus, lai ārstētu slimības, uzlabotu jūsu veselību un palielinātu jūsu vitalitāti.

Grāmatā esošā informācija ir sakārtota šādi:

●**Ievads**, kas sniedz pārskatu par imūnsistēmu un tās nozīmi veselībai.

●**Pirmā nodaļa** stāsta par lielākajām pandēmijām, kas atstājušas neizdzēšamas pēdas cilvēces vēsturē. Mēs analizēsim Spānijas gripas epidēmiju, kas pārņēma pasauli Pirmā pasaules kara beigās, un veiksim prognozes par nākotni.

●**Otrā nodaļa** apraksta imūnsistēmas pamatelementus. Mēs uzzināsim, kā darbojas imūnsistēma, kādās kategorijās tā ietilpst un kāpēc tā neizdodas.

●**Trešā nodaļa** pēta attiecības starp imunitāti un vēzi. Noskaidrosim, kā imūndeficīta stāvoklis veicina ļaundabīgo audzēju attīstību un apspriedīsim imūnsistēmas stiprināšanas veidus.

●**Ceturtā nodaļa** pēta saistību starp iekaisumu, imūnsistēmas disfunkciju un autoimūnām slimībām.

●**Piektā nodaļa** Koncentrējas uz metabolisko sindromu, insulīna rezistenci un imūnsistēmu. Kā vielmaiņas process un ķermeņa uzbūve ietekmē imūnsistēmas stāvokli, un kā ar to strādāt?

●**Sestā nodaļa** norāda uz galveno iekaisuma un hronisko slimību vaininieku, kas slēpjas mūsdienu cilvēku uzturā. Jūs iemācīsities uzturēt optimālu līdzsvaru starp omega-6 un omega-3 taukskābēm, lai mazinātu iekaisumu un novērstu imūnsistēmas pārmērīgu aktivitāti.

●**Septītā nodaļa** iepazīstina ar hormēzes jēdzienu jeb nelielu stresa devu ietekmi uz organismu, kas pozitīvi ietekmē veselību. Šajā nodaļā mēs runāsim par sacietēšanu un pakļaušanu augstām temperatūrām kā līdzekli imūnsistēmas stiprināšanai.

●**Astotā nodaļa** Iesaka pārtikas produktus, kas ir noderīgi veselīgai imūnsistēmai. Noskaidrosim, kuras uzturvielas ir būtiskas imunitātei, kuri pārtikas produkti stiprina imūnsistēmu un kuri vājina.

●**Devītā nodaļa** analizē barības vielas, uztura bagātinātājus un uztura bagātinātājus. Lai gan mēs vienmēr iesakām iegūt uzturvielas tieši no veseliem pārtikas produktiem, daži uztura bagātinātāji dod labumu ķermenim un palīdz papildināt mikroelementus, kas mūsdienu cilvēkiem visbiežāk trūkst.

●**Desmitā nodaļa** apraksta hormētisku stresa faktoru, piemēram, intermitējošu badošanos. Mēs apskatīsim, kāpēc daži laika ierobežota ēšanas loga aspekti uzlabo imunitāti.

●**Vienpadsmitā nodaļa** aptver fizisko aktivitāšu un imunitātes jautājumu. Uzzināsiet, cik daudz fiziskās aktivitātes ir labvēlīgas un cik kaitīgas organismam. Turklāt mēs jums pastāstīsim, kā ar pretestības treniņu palīdzību palēnināt imūnsistēmas novecošanās procesu un novērst metaboliskā sindroma attīstību.

●**Divpadsmitā nodaļa** veltīta miega un atveseļošanās tēmai. Mēs runāsim par to, kā miegs un diennakts ritmi ietekmē jūsu imūnsistēmu, un sniegsim padomus miega kvalitātes uzlabošanai.

Cik mums zināms, grāmata, kuru turat rokās, ir pirmā grāmata par imūnsistēmu, kuras pamatā ir holistiska pieeja cilvēka veselībai. Tas palīdzēs izprast visu ķermeņa sistēmu savstarpējo saistību un savstarpējo atkarību, tostarp imūnsistēmu, vielmaiņu un miega un nomoda ciklus. Mēs uzskatām, ka ir prātīgi koncentrēties uz savas vispārējās veselības uzlabošanu, nevis paļauties uz brīnumlīdzekļiem vai zālēm, kas jums palīdzēs.

Mēs neapgalvojam, ka esam atraduši risinājumu vai ārstēšanu kādai no strīdīgajām, nopietnajām veselības problēmām, par kurām rakstām savā grāmatā, piemēram, vēzim, autoimūnām slimībām, COVID-19 un citām. Mēs piedāvājam uz pierādījumiem balstītu, zinātniski pamatotu šo slimību analīzi, mehānismus, kas tās izraisa, un iespējamos veidus, kā stiprināt imūnsistēmu. Mūsu pētījumi ir objektīvi un balstīti tikai uz jaunākajiem pētījumiem. Grāmata ir par dzīvesveidu, kas uzlabo imūnsistēmu un uztur nemainīgi augstu vielmaiņas veselības līmeni.

Pirmā nodaļa:
Mācības no pagātnes pandēmijām un prognozes nākotnei

Mūsu sugas dzīve dzīvās dabas telpā ir ierakstīta simtiem tūkstošu gadu, un šajā laikā cilvēki pastāvīgi ir bijuši pakļauti dažādiem patogēniem, baktērijām, vīrusiem un citiem infekcijas izraisītājiem. Visu, kas senajam cilvēkam derēja ēst, viņš ņēma no zemes vai ieguva medībās. Turklāt viņš acīmredzot nepārzina nekādas higiēnas procedūras, izņemot, iespējams, mazgāšanos un vannošanos dīķos. Dzīvošanai šādos apstākļos bija nepieciešama neticami spēcīga, attīstīta imūnsistēma. Patiešām, šo apstākļu ietekmē primitīvo cilvēku paredzamais mūža ilgums bija daudz īsāks, taču tas nekādā gadījumā nenoliedz faktu, ka mūsu suga spēja izdzīvot, neskatoties uz infekcijas slimību visuresamību.

Kopš lauksaimniecības revolūcijas, kas notika pirms aptuveni 10 000 gadu, lipīgo infekcijas slimību uzliesmojumi ir kļuvuši biežāki. No šī brīža cilvēki sāka dzīvot pieradināto dzīvnieku tiešā tuvumā un tādējādi palielināja starpsugu mijiedarbību. Mazās mednieku un vācēju ciltis nomainīja ciemati un pilsētas, kurās blakus dzīvoja tūkstošiem cilvēku. Ap šo laiku pirmo reizi parādījās tādas slimības kā gripa, tuberkuloze, malārija, bakas un citas. Epidēmijas pārņēma veselas pilsētas, un štatu un tirdzniecības ceļu attīstība drīz pavēra ceļu pandēmijām.

Apskatīsim nāvējošāko pandēmiju un infekcijas slimību uzliesmojumu sarakstu cilvēces vēsturē:

●**Atēnu mēris 430. gadā pirms mūsu ēras e.** Pirmā reģistrētā pandēmija notika Peloponēsas kara laikā starp Atēnām un Spartu. Taču slimība nav cēlusies pašā Grieķijā, bet gan tur nonāca caur Āfriku, Ēģipti un Lībiju. [1] Tas sasniedza Atēnu Pirejas ostu un iznīcināja divas trešdaļas pilsētas iedzīvotāju. Saskaņā ar Tukidīda vēsturiskajām piezīmēm slimība sākās galvā un pēc tam izplatījās uz visu ķermeni, izraisot drudzi, iekaisumu, klepu, vemšanu un iekaisis kakls, ko pavada asiņošana. [2] Sākotnēji mūsdienu pētnieki epidēmiju uzskatīja par buboņu mēra uzliesmojumu, taču tagad viņi, visticamāk, sliecas uz tīfu, bakām, masalām vai vīrusu hemorāģisko drudzi un, iespējams, pat Ebolas vīrusu. [3] Mēris izraisīja satricinājumus sabiedrībā un ekonomikā, kas izraisīja stingrākus likumus un šaubas par iedzīvotāju reliģiskās pārliecības patiesumu. Interesanti, ka šim uzliesmojumam sekoja vēl divi uzliesmojumi 429. gadā un 426.–427. gada ziemā. BC e.

●**Antonijas mēris mūsu ēras 165.–180. e.** Romas ekspansijas kulminācijā karavīri atgriezās no Tuvo Austrumu militārās kampaņas un atnesa sev līdzi slimību, kas ļoti līdzīga bakām vai masalām. [4] Šī sērga tika nosaukta stoiķu imperatora Marka Aurēlija Antonīna vārdā. Kopumā epidēmija prasīja aptuveni 5 miljonus dzīvību, un mirstība no šīs slimības bija 25%. [5] 15 gadu laikā slimības uzliesmojumi atkārtojās daudzas reizes.

●**Justiniāna mēris mūsu ēras 540. gadā. e.** Bizantijas impēriju, īpaši tās galvaspilsētu Konstantinopoli, 541.–542. gadā skāra nāvējoša mēra epidēmija. AD, kas vairākas reizes atgriezās līdz 750. gadam. Šo divu gadsimtu laikā slimība nogalināja no 25 līdz 100 miljoniem cilvēku, taču ir pierādīts, ka šie skaitļi ir pārspīlēti. [6] Daži reģioni zaudēja līdz 50% iedzīvotāju, bet citos nomira ne vairāk kā 0,1%. [7] Justiniāna mēra izraisītājs bija tā pati baktērija, kas uzsāka Melnās nāves bēru gājienu – mēra bacilis (Yersinia pestis). [8] Cieši saistīti šī baciļa celmi tika atrasti uz Kirgizstānas, Kazahstānas un Ķīnas robežām, no kurienes šī slimība, domājams, izplatījās. [9]

●**Melnā nāve 1347.–1350** Bēdīgi slavenā un nežēlīgākā pandēmija Eiropas vēsturē, saskaņā ar dokumentiem, notika 14. gadsimta vidū. Tas prasīja 75 līdz 200 miljonu cilvēku dzīvības, kas veidoja 30 līdz 60% no kontinenta kopējā iedzīvotāju skaita. [10] Izraisītāja baktērija, mēra bacilis (Yersinia pestis), izraisīja buboņu mēri, pneimoniju un primāro septicēmisko mēri. [11] Pacientiem bija nomelnējuši pirksti, pietūkuši un palielināti limfmezgli (buboes), drudzis, asiņainas strutas un asinis vemšana. Šajā stāvoklī lielākā daļa cilvēku nomira astoņas dienas pēc inficēšanās. [12] Bez ārstēšanas ar antibiotikām mirstība no buboņu mēra sasniedza 50%, bet no mēra primārās septiskās formas – gandrīz 100%. [13] Visticamāk, slimība radusies Vidusāzijā vai Austrumāzijā, no kurienes pa Zīda ceļu tā nokļuva Krimu. [14] Nokļuvuši uz tirdzniecības kuģiem Krimā, blusas un žurkas izplatīja mēra baciļus visās Vidusjūras ostas pilsētās. Cits buboņu mēris, kas pazīstams kā Lielais Londonas mēris, plosījās cauri pilsētai 1665. un 1666. gadā, paņemot līdzi 15 līdz 20% iedzīvotāju, kas tiek lēsti vairāk nekā 100 000 cilvēku. [15] Interesanti, ka epidēmija nomira tieši tad, kad septembrī izcēlās Londonas Lielais ugunsgrēks.

●**Kolumba birža 1492. gadā** Kad Kristofers Kolumbs un viņa spāņu karaspēks sasniedza Karību jūras reģionu, viņš atnesa uz šo reģionu tādas Eiropas slimības kā bakas, gripa, masalas, cūciņas, tīfs, garais klepus un citas. [16] Pamatiedzīvotāji nekad iepriekš nebija bijuši pakļauti šīm slimībām, un tāpēc lielākā daļa Karību jūras salu iedzīvotāju tika vienkārši noslaucīti no zemes virsmas. Pētnieki lēš, ka līdz 1600. gadam bija miruši 56 miljoni cilvēku. [17] Amerikas pamatiedzīvotāju skaits Karību jūras reģionā līdz 1600. gadam bija samazinājies par 99%, un visā Amerikā līdz 1650. gadam dzīvību bija zaudējuši no 50 līdz 95% pamatiedzīvotāju. [18]

●**Pirmā holēras pandēmija 1817.–1824** Holera ir infekcijas slimība, kas izraisa caureju un strauju svarīgo elektrolītu zudumu. Šis stāvoklis prasa tūlītēju ārstēšanu ar perorālu rehidratāciju, lai atjaunotu sāls un šķidruma koncentrāciju. Neatjaunojot ūdens bilanci, aptuveni 50% holēras slimnieku mirst. [19] Slimību izraisa Vibrio cholerae, kas cilvēka organismā nonāk ar dzeramo ūdeni vai piesārņotu pārtiku. Pirmā holēras pandēmija sākās Indijā un izplatījās visā Dienvidaustrumāzijā un Tuvajos Austrumos. Arī britu karavīri slimību atnesa sev līdzi uz Eiropu.

●**Trešā mēra pandēmija 1855** Buboņu mēris savu trešo izplatību sāka 1855. gadā. Tā sāka savu nāvējošo gājienu Ķīnā, izplatījās visos kontinentos un turpinājās lielāko daļu 20. gadsimta, nogalinot 12 miljonus cilvēku. [20] Joprojām katru gadu notiek slimības uzliesmojumi, taču Pasaules

Veselības organizācija pandēmiju uzskatīja par neaktīvu 1981. gadā, kad ikgadējais nāves gadījumu skaits samazinājās līdz 200. [21]

●**Spānijas gripa 1918.–1920** 1918. gadā pasaule saskārās ar vienu no visnežēlīgākajām pandēmijām vēsturē - Spānijas pandēmiju, citiem vārdiem sakot, putnu pandēmiju.[1][1] gripa. Tas plosījās 36 mēnešus līdz 1920. gadam un inficēja 500 miljonus cilvēku, kas ir viena trešdaļa no tā laika pasaules iedzīvotājiem. No gripas nomira no 20 līdz 50 miljoniem cilvēku, bet pēc dažām aplēsēm varētu būt 100 miljoni [22, 23] Un, lai gan mēs nekad neuzzināsim precīzu upuru skaitu, mēs joprojām varam pieņemt, ka Spānijas gripai ir letāls iznākums. likme (gadījumos, kad Tiek uzskatīti pacienti ar klīniski izteiktām vīrusu slimības pazīmēm) svārstās no 4 līdz 10% (bet ne vairāk kā 20%). Tomēr faktiskais mirstības līmenis bija aptuveni 2,5%. [24] Spānijas gripa 24 mēnešu laikā nogalināja vairāk cilvēku nekā HIV 24 gadu laikā.

Nāves gadījumu skaits no Spānijas gripas palielinājās slikto dzīves apstākļu dēļ, kas tajā laikā patika lielākajai daļai cilvēku. Turklāt daudzas valstis bija iesaistītas Pirmajā pasaules karā, kā rezultātā iedzīvotāji cieta no pārtikas trūkuma un nespēja saņemt medicīnisko aprūpi pārpildītajās iestādēs. Morgos līķus vajadzēja sakraut tieši gaiteņos, piemēram, malku, jo nebija pietiekami daudz zārku vai cilvēku, kas varētu veikt apbedīšanu. Karavīri dzīvoja saspiesti netīrās ierakumos, nesaņemot pienācīgu higiēnu un medicīnisko aprūpi, kas veicināja augstu mirstības līmeni viņu vecuma grupas kontingenta vidū.

Patiesībā gripas vīruss Spānijā sākotnēji nesāka izplatīties, kā varētu liecināt nosaukums. Fakts ir tāds, ka tikai šīs valsts valdība ziņoja par slimības attīstību pasaules ziņās, jo spāņi Pirmā pasaules kara laikā palika neitrāli. [25] Citas valstis, kas piedalījās kaujās, mākslīgi samazināja bojāgājušo skaitu, lai saviem pretiniekiem nenodotu slepenu informāciju.

Divu gadu laikā Spānijas gripa pārņēma pasauli trīs spēcīgos viļņos, no kuriem otrais izrādījās nāvējošākais. Pirmais vilnis, kas sākās 1918. gada janvārī, atgādināja jau zināmas gripas epidēmijas, bet otrais tranšeju kara apstākļu dēļ izrādījās daudz sliktāks. Tā sākās Francijā 1918. gada augusta beigās, kad infekcija mutēja īpaši bīstamā celmā.

Pacientiem, kuri pārdzīvoja pirmo Spānijas gripas vilni, izveidojās spēcīgāka imunitāte pret otro vilni, lai gan tiem, kuri nebija inficēti pirmo reizi, jaunā slimības kārta izrādījās letāla. Tāpat kā pirmajā gadījumā, šķietami veseli jaunieši nomira biežāk pārmērīgas imūnsistēmas dēļ.

Trešais vilnis sākās 1919. gada janvārī un beidzās tā paša gada jūnijā. Pēc Pirmā pasaules kara beigām 1918. gada novembrī dzīvespriecīgi cilvēki izgāja ielās, lai svinētu uzvaru, atsakoties no visiem iepriekš ievērotajiem piesardzības pasākumiem, piemēram, sociālās distancēšanās. Šī iemesla dēļ

---

1.   http://flibusta.site/b/781081/read#n_1

infekcija izplatās daudz ātrāk. Tas nebija tik smags kā otrais vilnis, bet tomēr prasīja vairāk dzīvību nekā pirmais.

Plašā mēroga pandēmija norima līdz 1919. gada beigām, lai gan daži pacienti joprojām mira 1920. gada sākumā. Mūsdienu zinātnieki joprojām nezina vīrusa patieso izcelsmi un to, kā tas varētu pārveidoties par nāvējošākiem celmiem.

Pašreizējā tendence ir tāda, ka gripas vīrusi laika gaitā pārvēršas vājākos celmos, jo bīstamākās šķirnes izmirst. Turklāt sākumā vīrusi nogalina uzņēmīgākos sabiedrības locekļus, pēc tam infekcijas izplatība palēninās. Kad lielai daļai iedzīvotāju veidojas imunitāte pret vīrusu, potenciālo upuru ir mazāk un vīruss galu galā pazūd. Bet pretējā gadījumā vīruss var pārvērsties par nāvējošāku celmu, un tad iedzīvotāji nespēs izveidot imunitāti pret to.

1920. gadā cilvēki tik daudz neceļoja. Gaisa satiksme bija sākumstadijā, un ceļotāji ceļoja ar kuģi, velosipēdu vai automašīnu. Tādējādi globālās migrācijas līmenis bija diezgan zems, izņemot karavīrus, kuri sākotnēji izplatīja gripu visā pasaulē.

Kā mums izdevās uzveikt Spānijas gripu

Spānijas gripu izraisīja A H1N1 gripas vīruss, ar kuru bija augsts mirstības līmenis, īpaši jauniešu vidū. Gandrīz puse no visiem nāves gadījumiem notika cilvēkiem vecumā no 20 līdz 40 gadiem. Tika uzskatīts, ka galvenais nāves cēlonis bija citokīnu vētra - ķermeņa iekaisuma reakcija uz infekcijas uzbrukumu, kas padarīja pacientu neaizsargātāku pret elpošanas mazspējas un pneimonijas attīstību. [26] Mazi bērni un pusmūža cilvēki nomira retāk, jo viņu imūnsistēma tik spēcīgi nereaģēja uz vīrusu, un tāpēc viņu plaušas nebija tik bojātas citokīnu vētras dēļ.

Dažu stundu laikā slimajiem cilvēkiem parādījās nelabvēlīgi simptomi. Viņi sāka izjust smagu vājumu, augstu temperatūru, apetītes zudumu, galvassāpes, un daži pacienti kļuva zili. Klepu bieži pavadīja asiņainas putas, kas nāca no mutes un deguna. Daudzi nomira 24 stundu laikā pēc pirmo simptomu parādīšanās. [27]

Galvenā epidēmijas kontroles stratēģija ir ierobežošana un mazināšana. Agrīnās slimības stadijās vīrusu mēģina ierobežot, izsekojot kontaktus, izolējot inficētos cilvēkus un izmantojot citas sabiedrības veselības uzraudzības metodes. [28] Seku mazināšanas posms sākas, kad kļūst neiespējami ierobežot lietu skaita pieaugumu. No šī brīža uzmanība tiek pievērsta izplatības ātruma samazināšanai un negatīvās ietekmes uz sabiedrību mazināšanai. Galvenais mērķis ir samazināt infekcijas maksimumu jeb, kā saka, infekciju "līkni saplacināt", kas pasargā veselības sistēmas no pārslodzes. [29] Līdztekus tiem tiek ieviesti ar farmaceitiski nesaistīti piesardzības pasākumi, piemēram, aizsargmasku nēsāšana, roku mazgāšana un sociālās distances ievērošana. Pandēmiju laikā tiek atceltas visas publiskās pulcēšanās un lielākie pasākumi, slēgtas sabiedriskās vietas un skolas. Šo ierobežojumu mērķis ir novērst mijiedarbību ar cilvēkiem, kas inficēti ar epidēmiju izraisījušo vīrusu vai baktērijām.

Luiss Pastērs, saukts par vienu no bakterioloģijas pamatlicējiem un "mikrobioloģijas tēvu", [30] atklāja, ka 19. gadsimta 60. gados dzērienus kaitīgo baktēriju suga izraisa cilvēku un dzīvnieku slimības. Viņš izgudroja pasterizāciju - šķidrumu, piemēram, pienu, karsējot līdz temperatūrai no 60 līdz 100 °C, lai iznīcinātu visus mikroorganismus. Viņa atklājums pamudināja Džozefu Listeru izmantot antiseptiskus un dezinfekcijas šķīdumus, veicot ķirurģiskas operācijas. [31,32] Tolaik daudzi pacienti nomira operāciju laikā no infekcijas komplikācijām. Bet sliktākais ir tas, ka sākumā daudzi Listera kolēģi neticēja viņa teorijai, bet ārstam izdevās aizstāvēt savu lietu. Viņš pierādīja, ka antiseptisku ķirurģisko instrumentu lietošana samazina infekcijas risku operācijas laikā un paātrina atveseļošanās procesu. [33] 2012. gadā apritēja tieši 100 gadi kopš Listera nāves, viņam tika piešķirts "modernās ķirurģijas tēva" tituls. [34]

1918. gadā parādījās infekcijas dīgļu teorija, kas apgalvoja, ka mikroorganismi, jeb mikrobi, izraisa slimības. Tas bija vismodernākais skatījums uz daudzu slimību cēloņiem. Lai iznīcinātu patogēnus, tika izmantotas dažādas ārstēšanas metodes, piemēram, antitoksiskie serumi, asins nolaišana un jaunas vakcīnas (pirmā baku vakcīna tika izstrādāta 1798. gadā), taču tās nedarbojās labi, izņemot dažas vakcīnas pret vīrusiem ar relatīvi zemu mutāciju. . [35] Visefektīvākais terapeitiskais līdzeklis tajā laikā bija asins plazmas pārliešana. Asins vai plazmas ievadīšana no atveseļotiem pacientiem kritiski slimiem pacientiem ir samazinājusi mirstības līmeni par 50%. [36] Infekcijas slimību pārdzīvojušajiem izveidojās antivielas pret vīrusu un imunitāte, kas viņus vismaz uz laiku droši pasargāja no konkrēta celma. Šī bija vakcinācijas ideja.

Spānijas gripas uzliesmojuma laikā saslimušo bija tik daudz, ka ārstniecības iestādes bija spiestas pacientiem nodrošināt minimālu aprūpi un cerēt, ka viņi paši tiks galā ar infekciju. Bostonā un Masačūsetsā daudzi medicīnas darbinieki un pacienti nomira ne tikai tāpēc, ka viņi atradās brīvdabas slimnīcās, kas tika organizētas skolās, publiskās uzgaidāmajās telpās, uz kuģiem un privātos īpašumos. [37] Lauka slimnīcas tika ierīkotas vietās, "kur dienā un naktī ir maksimāli pieejama saules gaisma un svaigs gaiss". [38] Austrumbostonā no 5100 jūrniekiem uz kuģiem 1200 bija inficēti ar Spānijas gripu. [39] Visnelabvēlīgākajos kuģu nodalījumos pacientiem attīstījās smaga pneimonijas forma. No 154 medicīnas darbiniekiem inficētas bija tikai sešas medmāsas un divi sanitāri, un piecos gadījumos viņi inficējās ar vīrusu ārpus darba vietas.

Svaigs gaiss, saule un laba personīgā higiēna palīdzēja ievērojami samazināt nāves gadījumu skaitu. Šo praksi, ko sauc par aeroterapiju (apstrādi ar svaigu gaisu), pirmo reizi ierosināja angļu ārsts Džons Koklijs Letsoms (1744–1815), kurš ārstēja bērnus ar tuberkulozi, izmantojot jūras gaisu un saules gaismu. [40] Patiešām, D vitamīnam, ultravioletajam starojumam un skābeklim piemīt pretvīrusu un antibakteriālas īpašības, kuru dēļ tie noteikti atbalsta imūnsistēmu. [41] D vitamīna deficīta izraisīta bērnības slimība rahīts ir saistīts ar elpceļu infekciju attīstību, un zems D vitamīna līmenis palielina risku saslimt ar gripu. [42] Laboratorijas pētījumi liecina, ka ultravioletā gaisma inaktivē gripas vīrusu un citus patogēnus [43], kā arī nogalina baktērijas. Turklāt saules gaismas ietekmē labāk sadzija strutojošās kaujas brūces, un pacienti ātrāk atveseļojās. [44] Ir arī pierādīts, ka pacientiem, kuri pārcieta sirdslēkmi, bija lielāka iespēja izdzīvot, ja viņi gulēja saulainās telpās. [45] Īsāk sakot, saules gaisma ir laba sirdij un imūnsistēmai.

Pēc Pirmā pasaules kara fiziologs sers Leonards Hils turpināja pētīt svaiga gaisa pretvīrusu īpašības. 1919. gadā britu medicīnas žurnālā viņš rakstīja, ka auksta gaisa elpošana un gulēšana brīvā dabā ir labākais līdzeklis cīņā pret gripas vīrusu, un saules gaisma palīdz sasniegt pozitīvus rezultātus tuberkulozes ārstēšanā. [46] Svaigs gaiss sterilizē pat vismazākās patogēnās daļiņas. [47] Nav precīzi zināms, cik daudz svaiga gaisa jāievada telpā, lai novērstu infekcijas slimību attīstību, taču tā noteikti ir jāvēdina biežāk, nekā tas ir pieņemts mūsdienu slimnīcās, skolās un birojos. [48]

21. gadsimta pandēmijas un no tām gūtās mācības

Pandēmijas ir notikušas nepārtraukti visā cilvēces vēsturē, un tās turpinās to darīt. 2020. gadā pasaule saskārās ar jaunu koronavīrusu SARS-CoV2, kas kļuva par Covid-19 epidēmijas cēloni. Cilvēki nekad iepriekš nebija saskārušies ar šo koronavīrusa variantu, tāpēc mums nebija pārbaudītas informācijas par tā virulenci, spēju izraisīt nāvi un iespējamām slimības ilgtermiņa sekām. Tomēr mēs zinām, ka SARS-CoV2 galvenokārt nogalina vecāka gadagājuma cilvēkus un cilvēkus ar vāju vielmaiņu. Ja paskatās uz statistiku par iedzīvotājiem kopumā, mirstības līmenis ar SARS-CoV2 slimībām ir gandrīz 3% (Amerikas Savienotajās Valstīs šis rādītājs ir 2,86%). [50] Šie skaitļi, visticamāk, ir pārvērtēti un neatspoguļo patieso nāves gadījumu biežumu (daudzi cilvēki ar SARS-CoV2 nemeklēja medicīnisko palīdzību un izdzīvoja pēc infekcijas). Tomēr saskaņā ar Pasaules Veselības organizācijas datiem 2020. gada 29. septembrī vairāk nekā 33 miljoniem cilvēku visā pasaulē bija diagnosticēta SARS-CoV2 infekcija, no kuriem viens miljons nespēja pārdzīvot šo slimību.

Pirmais bīstamais koronavīrusa uzliesmojums, kas pazīstams kā smags akūts respiratorais sindroms (SARS), notika 2003. gadā. Tad inficējās 8000 cilvēku, no kuriem 774 nomira (kas veidoja aptuveni 10% letālo gadījumu). Jādomā, ka vīruss Ķīnā sāka izplatīties no sikspārņiem un caur palmu civetēm, kas ir kaķiem līdzīgs dzīvnieks, uz cilvēkiem. Vēl viena koronavīrusa epidēmija, saukta par Tuvo Austrumu elpošanas sindromu (MERS), sākās kamieļu vainas dēļ 2012. gadā Saūda Arābijā. Kopumā līdz 2020. gadam ar vīrusu bija inficējušies 2500 cilvēku, no kuriem 866 pacienti nomira (kas veidoja aptuveni 35% letālo gadījumu). Tad nāca Ebola, kas kopš 1976. gada ir pārbaudījusi Subsahāras Āfrikas spēkus. Tika ziņots, ka 2013.gadā ar Ebolas vīrusu bija inficējušies 2387 cilvēki, no kuriem 1590 nespēja tikt galā ar šo slimību (kas veidoja aptuveni 66,6% letālo gadījumu). Protams, šie skaitļi nav tik pārsteidzoši kā pagājušo gadsimtu nāvējošās sērgas un pandēmijas. Tomēr pašreizējā situācija ar SARS-CoV2 mums atgādina, ka nākamā lielākā slimība, visticamāk, slēpjas tepat aiz stūra. Un pašreizējos apstākļos mēs kā indivīdi un sabiedrības locekļi nevaram vienkārši gulēt uz lauriem. Nevar noliegt faktu, ka mūsdienās dažādi planētas reģioni ir ciešāk saistīti viens ar otru nekā agrāk, un cilvēki var pārvietoties pa pasauli daudz ātrāk. Tas nozīmē, ka problēmas var izcelties vienas dienas laikā.

Atšķirībā no Spānijas gripas, koronavīrusa infekcija COVID-19 pārsvarā inficēja vecos un slimos cilvēkus, un izrādījās, ka tā nav tik lipīga. Protams, jebkura zaudētā dzīvība ir iemesls sērām, taču nāves gadījumu skaits ir nesamērīgs ar 1918. gada Spānijas gripas epidēmiju. Toreiz cilvēki nomira dažas dienas vai pat stundas pēc inficēšanās. Protams, tajā laikā higiēnas ieteikumi bija daudz zemāki par mūsdienu, taču padomājiet, cik daudz cilvēku, kurus jūs pazīstat, saslima ar koronavīrusa infekciju un nomira dažu dienu laikā? Lielākā daļa COVID-19 nāves gadījumu notiek pēc divām vai trim nedēļām, nevis pēc divām vai trim dienām.

Saskaņā ar jaunākajiem pētījumiem SARS-CoV2 vīrusa upuri visbiežāk ir gados vecāki cilvēki, cilvēki ar novājinātu imūnsistēmu un tādām blakusslimībām kā diabēts, hipertensija, onkoloģija, sirds un asinsvadu slimības, aknu slimības un aptaukošanās. [51] Riska faktori parasti ietver neveselīga dzīvesveida pazīmes, kuras var labot. Jebkura nāve ir traģēdija, taču tas ir arī svarīgs atgādinājums, ka mūsu pirmā aizsardzība pret vīrusiem ir vielmaiņas veselība un spēcīga imūnsistēma. Mēs nevaram paredzēt jauna vīrusa parādīšanos citā planētas daļā, tāpat kā mēs nevaram kontrolēt tā izplatību visā pasaulē. Vienīgais, ko mēs patiešām varam kontrolēt, ir mūsu veselība un imunitāte. Dzīve mūsdienu sabiedrībā rada drošības ilūziju, un mēs esam pieraduši gaidīt neizbēgami laimīgas beigas. Diemžēl dabā valda dažādi likumi, un, ja vēlamies izdzīvot pandēmijas laikā, tad par visa organisma veselību ir jārūpējas pēc iespējas labāk.

Iepriekšējās pandēmijas mums ir devušas daudzas svarīgas mācības. Vīrusiem ir tendence mainīties un mutēt, tāpēc medicīniskajai pieejai tiem ir jābūt adaptīvai. Tomēr slimību uzliesmojumi gandrīz vienmēr notiek vienādi, īpaši attiecībā uz cilvēka dabu un sabiedrības reakciju.

●**Pandēmijas raksturo vairāki viļņi.** Visas mēra epidēmijas un infekcijas slimību uzliesmojumi notika vairāk nekā vienu reizi. Acīmredzot tie ir dzīves noteikumi līdzās pastāvīgi attīstošiem vīrusiem. Ik pēc dažiem gadsimtiem cilvēce saskārās ar trim visnežēlīgākajiem mēra uzliesmojumiem. Ir biedējoši domāt, bet pasaulē joprojām katru gadu ir vismaz 12 buboņu mēra gadījumi. [52] Spānijas gripa nāca un pārgāja divus gadus, un Antonijas mēris plosījās 15 gadus, līdz beidzot izzuda. Un, neskatoties uz to, cilvēki turpināja dzīvot un tikt galā ar šo postu. Mēs nevaram paredzēt, cik konkrētas pandēmijas viļņu pārņems mūsu sabiedrību un cik ilgi tā turpināsies. Tāpēc ir ārkārtīgi svarīgi būt aktīviem un veikt papildu aizsardzības pasākumus.

●**Vakcīnas var nebūt.** Mums nav vakcīnas pret Spānijas gripu vai koronavīrusu infekcijām, piemēram, smagu akūtu respiratoro sindromu (SARS). Esošās vakcīnas pret buboņu mēri un pat gripu ne vienmēr darbojas pret jauniem celmiem, kas parādās katru gadu. Vakcīnas pret RNS vīrusiem arī nedarbojas labi, jo šie vīrusi pastāvīgi mainās. Protams, mēs nesakām, ka vakcīnas nedarbojas, lai gan to faktiskās efektivitātes apjoms joprojām ir atklāts jautājums. Tomēr vakcīna nav panaceja.

Vissvarīgākais ir tas, ka vakcīnas var nedot vēlamo efektu tiem, kam tās visvairāk vajadzīgas: gados vecākiem cilvēkiem un aptaukošanās cilvēkiem. [53, 54, 55]

Varētu teikt, ka cilvēcei līdz šim ir veicies. Galu galā mēs spējām saglabāt savu sugu dzīvu un tūkstošiem gadu veiksmīgi tikt galā ar infekciju, mēra un vīrusu uzbrukumiem. Tomēr mēs to esam parādā ne tik daudz veiksmei, cik mūsu spējai pielāgoties un izdzīvot. Cilvēka ķermenis ir pašpielāgošanās ierīce, kas vairāku tūkstošu gadu laikā ir attīstījusies nelabvēlīgos vides apstākļos. Tas ļāva mums izveidot modernu civilizāciju, taču diemžēl tā radītā aizsardzība var atstāt mūs neaizsargātus pret negaidītām nākotnes pandēmijām. Nav šaubu, ka priekšā būs daudzas pandēmijas, un nesenie traucējumi ir atgādinājuši, cik svarīgi ir aktīvi uzraudzīt mūsu veselību un imūnsistēmu. Un, lai to izdarītu, jums ir jāatgriežas pie pamatiem, proti, jākoncentrējas uz uzturu, vingrinājumiem, miegu, stresa mazināšanu un pastaigām ārā.

Otrā nodaļa:
Imūnsistēmas un imūnās novecošanas pamatelementi

Imūnsistēma ir dzīvu organismu būtisku sastāvdaļu un procesu kopums, kas ir iesaistīts dažādu funkciju veikšanā. Tas droši pasargā mūs no ārpasaules draudiem un infekcijas izraisītājiem. Spēcīga imūnsistēma pārliecinoši atgrūž svešus mikroorganismus un uztur organismu homeostāzes stāvoklī.

Pilnīgi visi dzīvie organismi, tostarp vienšūņi un baktērijas, ir apveltīti ar primitīvu imūnsistēmu, ko sauc par ierobežojumu-modifikācijas sistēmu. [56] Augu un eikariotu imunitātes pamatfunkcijas ietver pretmikrobu defensīna peptīdu ražošanu, lielu daļiņu uzņemšanu fagocitozes ceļā un komplementa kaskādi, kas uzlabo antivielu efektivitāti. Cilvēkiem un gnatostomām ir uzlaboti aizsardzības mehānismi, piemēram, spēja laika gaitā efektīvāk atpazīt noteiktus patogēnus un pielāgoties tiem (adaptīvā imunitāte). [57]

Imūnsistēma ir pārsteidzoši sarežģīta parādība. Tas ir sadalīts daudzās mazākās kategorijās un sazinās ar visām ķermeņa sistēmām, piemēram, sirds un asinsvadu, endokrīno un nervu sistēmu. [58] Īsāk sakot, imūnsistēma ir atbildīga par patogēnu atpazīšanu un pretdarbību tiem, taču patiesībā tās pienākumi ir daudz plašāki.

Šajā nodaļā mēs apskatīsim imūnsistēmas pamatelementus un uzzināsim, kā tie darbojas. Apspriedīsim arī imūnsistēmas sastāvdaļas, to imūnreakciju un aizsardzības mehānismus. Papildus uzzināsim, kā stress un novecošanās process – neatņemamas organisma imūnās atbildes regulēšanas sastāvdaļas – ietekmē imunitāti.

Imūnsistēmas klasifikācija

Vārds "imunitāte" nāk no latīņu valodas "immunis", kas nozīmē "imūns". Tas ir, spēja pretoties infekcijām, patogēniem, kaitīgiem mikroorganismiem un attīstīt imunitāti pret slimībām. Lai imūnsistēma darbotos optimāli, tai ir jāspēj atrast un likvidēt pēc iespējas vairāk patogēnu, vienlaikus nošķirot tos no veseliem ķermeņa komponentiem. Pretējā gadījumā organisms var uzbrukt pats sev, tas ir, provocēt autoimūnu reakciju, kas organismam nodara tikpat lielu kaitējumu kā pati infekcija.

Imūnsistēma sastāv no daudzām kategorijām un apakšsistēmām, kas darbojas dažādos infekcijas vai slimības attīstības posmos. Tas darbojas kā daudzslāņu aizsardzība, kur fiziskas barjeras, piemēram, āda un gļotādas, nodrošina pirmo aizsardzības slāni. Tie novērš lielāko un mazāk sarežģīto kaitīgo mikroorganismu iekļūšanu organismā. Tomēr lielākā daļa baktēriju un vīrusu ir tik mazi, ka izspiežas cauri pat vismazākajām atverēm. Šajā brīdī imūnsistēma pārņem kontroli pār situāciju un nekavējoties reaģē uz iebrukumu.

Ir divas galvenās imūnsistēmas kategorijas, kas kontrolē mūsu aizsardzības mehānismus:

•**Iedzimta (dabiskā) imunitāte**, kas ietver lielāko daļu ķermeņa aizsargfunkciju. [59] Cilvēks piedzimst ar to un pēc noklusējuma iegūst spēju atpazīt svešas vielas un reaģēt uz tām nespecifiski, vispārināti. Iedzimtā imūnsistēma ir aktīva, kad mikrobi vai patogēni iekļūst organismā, un modeļu atpazīšanas receptori (PRR) atpazīst šīs mikrobu sastāvdaļas. [60] Tas pats notiek traumas, fiziskās integritātes zaudēšanas un stresa laikā. [61] Visi dzīvie organismi izmanto OPP receptorus.

• **UZvirsmas aizsargbarjeras**kas neļauj patogēniem iekļūt organismā, ir dzīvnieku āda un gļotādas, kukaiņu eksoskelets un lapu ārējā membrāna. Pastāv arī ķīmiskas barjeras, piemēram, pretmikrobu peptīdi, ko izdala āda, [62] antibakteriālie enzīmi siekalās, asarās, [63] mātes pienā un kuņģa sulā. [64] Kad daļiņas iekļūst caur funkcionālām ķermeņa atverēm, piemēram, nāsīm vai muti, mehāniskas reakcijas, piemēram, šķaudīšana, klepus un urinēšana, palīdz ātri novērst draudus. [65]

•**Rakstu atpazīšanas receptori** galvenokārt pārstāv iedzimtas imūnās šūnas, piemēram, dendrītiskās šūnas, makrofāgi, monocīti, neitrofili un epitēlija šūnas. [66] Viņi atpazīst ar patogēniem saistītus molekulāros modeļus (PAMP) un ar defektiem saistītus molekulāros modeļus (DAMP). Ekstracelulāros PAMP daļēji mediē nodevām līdzīgi receptori. [67] Nodevām līdzīgi receptori izraisa citokīnu sekrēciju, kas ieslēdz organisma turpmākos aizsardzības mehānismus.

–**Patogēna izvadīšanas process** antivielas tiek realizētas caur kaskādes jeb komplementa sistēmu, kurā piedalās vairāk nekā 30 dažādi proteīni. Šī sistēma ir lielākā iedzimtās imunitātes humorālā saite. [68] Komplementa sistēma aktivizē fagocitozi, iekaisumu un kaitīgo baktēriju šūnu membrānu uzbrukumus.

–**Antivielas vai imūnglobulīni (Ig)** ir lieli Y formas proteīni, ko ražo plazmas šūnas, lai neitralizētu patogēnus. Viņi atpazīst noteiktu antigēnu patogēnu specifiskās molekulārās īpašības un atzīmē tos iznīcināšanai. Zīdītājiem ir pieci antivielu veidi (IgA, IgD, IgE, IgG un IgM). [69]

•**Iedzimta imūnsistēma** ar balto asins šūnu (leikocītu) starpniecību, kas ietver fagocītus (makrofāgus, neitrofilus, dendrītiskās šūnas), iedzimtas limfoīdo šūnas, tuklo šūnas, eozinofilus, bazofilus un dabiskās killer šūnas. Viņi vai nu fiziski uzbrūk un iznīcina patogēnus, vai patērē tos. [70] Otro procesu sauc par fagocitozi, un tas ir vecākais imūnās aizsardzības veids organismā. [71] Fagocīti migrē pa visu ķermeni, meklējot svešas daļiņas, un reaģē uz citokīnu aicinājumu. [72]

–**Dendritiskās šūnas** ir fagocīti, kas dzīvo uz ādas, deguna, plaušās un zarnās. Tie uztur saziņu starp ķermeņa audiem un imūnsistēmu, uzrādot antigēnus T limfocītiem. [73]

- **Dabiskās killer šūnas (NK šūnas)** - Tie ir limfocīti, kas tieši neuzbrūk svešām daļiņām. Tā vietā tie likvidē disfunkcionālas ķermeņa aizsardzības šūnas, piemēram, audzēja šūnas, novecojošas vai inficētas šūnas, izdalot citotoksiskas molekulas. [74] Dabiskās slepkavas šūnas atpazīst inficētās šūnas pēc "pašzaudēšanas" pazīmes, kas piemīt šūnām ar zemu membrānas marķiera MHC I (lielākā histokompatibilitātes kompleksa I) līmeni. Normālas veselas šūnas uztur optimālu MHC antigēnu līmeni, un NK šūnas tām nepieskaras. [75]

•Iekaisums - Tā ir iedzimtas imūnsistēmas tūlītēja reakcija uz infekcijas sākumu. [76] Šīs reakcijas rezultātā rodas pietūkums, karstums, svīšana, sāpes un palielināta asins plūsma ievainotajā zonā. Temperatūras paaugstināšanos izraisa prostaglandīni, kas ir eikozanoīdu lipīdu grupa, kam ir hormoniem līdzīga iedarbība. [77] Iekaisuma procesu var izraisīt arī citokīni, piemēram, interleikīni, kas atbalsta komunikāciju starp balto asins šūnu un interferoniem, kas kontrolē šūnu funkcijas vīrusu infekcijas laikā. [78] Citokīni piesaista imūnās šūnas, lai iznīcinātu patogēnus un uzsāktu dzīšanas procesu. [79]

•Adaptīvā imūnsistēma cilvēks iegūst mijiedarbības rezultātā ar dažādiem patogēniem visa mūža garumā. Katra pārciestā infekcija tiek ierakstīta imunoloģiskajā atmiņā, kas glabā atmiņas par visiem infekcijas izraisītājiem un apveltī tos ar personīgajiem antigēniem. [80] Šī ir specifiskāka reakcija, ko izraisa svešu antigēnu atpazīšana tā sauktā antigēna prezentācijas laikā. Adaptīvo imunitāti var iegūt dabiski, saskaroties ar kaitīgiem mikroorganismiem, vai mākslīgi ar vakcināciju. Pirmo reizi adaptīvā imūnsistēma sāka darboties mugurkaulniekiem, jo bezmugurkaulnieku sugās tās nav. [81] Ņemiet vērā, ka adaptīvā imunitāte var palīdzēt cīnīties pat pret tām infekcijām, ar kurām jūs iepriekš neesat saskāries. Piemēram, iepriekšēja saaukstēšanās, ko izraisījuši plaši izplatīti koronavīrusa celmi, nodrošina zināmu aizsardzību pret SARS-CoV2, jo šo vīrusu struktūras ir līdzīgas. [82, 83] Jāatzīmē, ka T-šūnu imunitāte ilgst gadu desmitiem, turpretim antivielu aizsardzība ilgst tikai dažus mēnešus. Pareizi funkcionējošu T limfocītu klātbūtne ir būtiska adaptīvai imunitātei. Diemžēl vecuma, nepilnvērtīga uztura un hronisku slimību dēļ to funkcijas pasliktinās.

•Adaptīvā imūnsistēma sastāv no limfocītiem, piemēram, T šūnām (killer T šūnām, palīgšūnām T šūnām) un B šūnām (antivielas producējošām šūnām), kas rodas no asinsrades cilmes šūnām kaulu smadzenēs. T šūnas ir saistītas ar šūnu mediētu imūnreakciju, savukārt B šūnas ir iesaistītas humorālajā imūnreakcijā. Tiklīdz šūnā nonāk kaitīga sveša daļiņa, kas nozīmē, ka tai izdodas viegli apiet antivielu barjeru, organisms aktivizē T šūnas, lai iznīcinātu patogēnu.

- **T-killers** iznīcina inficētās, bojātās un disfunkcionālās šūnas, [84] kuras tās atpazīst pēc MCH I molekulām piesaistītajiem antigēniem. Šo procesu veicina CD8 koreceptori, kas atrodas uz T limfocītiem. Kad starp tām ir izveidots kontakts, T šūnas atbrīvo citotoksīnus, kas iekļūst mērķa šūnas membrānā un ierosina apoptozi (programmētu šūnu nāvi) [85], lai apturētu vīrusa replikāciju.

– **T-palīgi** (vai CD4 T šūnas) ietekmē iedzimto un adaptīvo imunitāti, palīdzot izlemt, kura imūnā atbilde ir vislabāk piemērota konkrētam patogēnam. [86] Tiem nav citotoksisku vai tiešu patogēnu īpašību. Tomēr pēc aktivācijas T-helper šūnas atbrīvo citokīnus, kas pastiprina makrofāgu baktericīdo iedarbību un palielina T-killer šūnu aktivitāti. [87] T palīgšūnas un regulējošās T šūnas atpazīst antigēnus uz MCH II molekulām, ekspresējot receptorus uz T šūnām.

– **Gamma/delta T limfocīti** ir tādas pašas īpašības kā killer T šūnām, palīgšūnām T šūnām un NK šūnām. [88] Tie satur netipiskus T-limfocītu receptorus, kas sastāv no vienas γ (gamma) ķēdes un vienas δ (delta) ķēdes, atšķirībā no parastās $\alpha\beta$ (alfa/beta). Vislielākā gamma/delta T šūnu koncentrācija ir novērojama zarnu gļotādā, kas ir iesaistītas adaptīvajā un iedzimtajā imūnreakcijā. [89] Gamma/delta T limfocīti atpazīst neskartus antigēnus, kas saistīti ar MCH receptoriem.

• Uz B limfocītu virsmas atrodas antigēniem specifiski B šūnu receptori, kas pilnībā atpazīst patogēnus, bez nepieciešamības apstrādāt antigēnus. Tie saistās ar svešiem antigēniem un proteolīzes ceļā pārvērš tos antigēnos peptīdos. [90] Šie peptīdi parādās uz MCH II molekulām, kas atrodas uz B limfocītu virsmas, un piesaista T palīgšūnas. Helper T šūnas ražo limfokīnus, kas aktivizē B šūnas. [91] Rezultātā B šūnas sāk dalīties un to pēcnācēji izdala miljoniem antivielu, kas nonāk asinsrites un limfātiskajā sistēmā, kur atpazīst specifisku antigēnu ekspresējošus patogēnus. Pēc tam tie saistās ar šiem patogēniem un iezīmē tos iznīcināšanai. Katra saistītā B šūnu līnija ekspresē specifisku antivielu, tāpēc viss antigēnu receptoru komplekss atspoguļo antivielu kopumu, ko mūsu ķermenis spēj ražot. [92]

Patogēni ir izstrādājuši daudzus mehānismus, lai veiksmīgi iekļūtu un inficētu ķermeni, neatklājot modrīgās imūnās šūnas. [93] Baktērijas izlaužas cauri ārējiem šķēršļiem, izdalot gremošanas enzīmus caur 2. tipa sekrēcijas sistēmu. [94] Izmantojot 3. tipa sekrēcijas sistēmu, tie iekļūst mērķa šūnā ar šļircei līdzīgu kanālu, pa kuru tie virza inficētos proteīnus un izslēdz šūnas aizsardzības sistēmas. [95] Daži patogēni, piemēram, Salmonella, kas izraisa saindēšanos ar pārtiku, un Plasmodium falciparum, kas ir atbildīga par malāriju, slēpjas saimniekšūnā, lai neatklātos. Koha bacilis (Mycobacterium tuberculosis) noslēdzas aizsargkapsulā. [96] Citas baktērijas, piemēram, Pseudomonas aeruginosa un Burkholderia cenocepacia pacientiem ar cistisko fibrozi, veido bioplēvi, kas aizsargā tās no imūnās šūnām. [97] Daži virsmas patogēni ražo olbaltumvielas un savienojumus, kas padara antivielas neefektīvas. [98]

B limfocītiem un T limfocītiem ir ilgtermiņa atmiņa, kas saglabā "reģistru" par visiem patogēniem, ar kuriem tie saskaras. Tāpēc nākamajā tikšanās reizē viņi varēs viņiem efektīvi pretoties. Šeit mēs nonākam pie adaptīvās imunitātes imunoloģiskās atmiņas funkcijas, kas veidojas cilvēka dzīves laikā. Tas var būt pasīvās īstermiņa vai aktīvas ilgtermiņa atmiņas formā.

Epizodiskas kaites pozitīvi ietekmē organismu ilgākā laika periodā. Drudzis un ne pārāk agresīvas infekcijas, kas pārciestas agrā bērnībā, aizsargā pieaugušā vecumā.

Saskaņā ar 2019. gadā veiktā pētījuma rezultātiem maziem bērniem, kuri ir slimojuši ar gripu, nākotnē izveidosies spēcīga imunitāte pret tā paša vīrusa mutētiem celmiem. [99] Iegūstot pieredzi ar infekcijām, organisms iemācās efektīvi iznīcināt līdzīgus patogēnus. Tomēr ir gadījumi, kad notiek tieši pretējais. Piemēram, masalas var izdzēst iegūto imūnsistēmas atmiņu, atstājot cilvēku neaizsargātu pret slimību. [100] Līdz ar to nopietnas slimības nenāk par labu, jo noplicina organisma imūnos resursus, savukārt ik pa laikam piedzīvotās kaites, gluži pretēji, palīdz cilvēkam adaptēties.

Pārnestā infekcija caur T-limfocītiem un B-limfocītiem rada ilgstošu aktīvu imunitāti. To var izveidot arī mākslīgi, vakcinējot. Vakcīnas darbojas pēc principa, ka tad, kad sistēmā tiek ievadīts neliels daudzums patogēna antigēna, imunitāte pret šo konkrēto patogēnu veidojas, ierosinot imūnreakciju. Tās darbojas pēc dabiskās infekcijas modeļa, vienīgā atšķirība ir ievadīšanas metode. Vakcinācija ir viena no veiksmīgākajām metodēm infekcijas slimību izplatības ierobežošanai, un tā ir palīdzējusi izskaust tādas slimības kā bakas, poliomielīts un stingumkrampji. [101] Tomēr ir daudzi vīrusi, piemēram, gripas un HIV vīrusi, kas regulāri mutē un novērš pastāvīgas imunitātes veidošanos vai viena veida ārstēšanas attīstību. [102] Tāpēc mums jau iepriekš jāpievērš uzmanība imūnsistēmas funkciju optimizēšanai un imūnās atbildes reakcijas vājināšanās novēršanai.

Imūnās sistēmas traucējumi

Pareizi funkcionējoša imūnsistēma ir veselības un vitalitātes pamats. No otras puses, novājinātai imūnsistēmai ir tieši pretēja ietekme uz organismu, palielinot uzņēmību pret slimībām, infekcijām un ļaundabīgiem audzējiem.

Imūnās sistēmas traucējumus var iedalīt trīs kategorijās:

●**Imūndeficīts** vai imūnsistēmas traucējumi ir apstākļi, kuros organisms zaudē spēju cīnīties ar infekcijām. Tie rodas, ja viens vai vairāki imūnsistēmas komponenti ir neaktīvi. Piemēram, humorālais imūndeficīts rodas, ja trūkst B un T limfocītu funkcijas, komplementa deficīts, granulocītu deficīts vai liesas disfunkcija.

● Vairumā gadījumu imūndeficīti tiek iegūti ārējo faktoru dēļ, piemēram, nepareizs uzturs, novecošanās, noteiktu medikamentu lietošana, ķīmijterapija, saindēšanās ar smagajiem metāliem, saindēšanās ar dzīvsudrabu, alkoholisms, smēķēšana vai HIV infekcija, [103] ko sauc par sekundāriem imūndeficītiem. Daži cilvēki piedzimst ar traucētu imūnsistēmu, un tādā gadījumā tos sauc par primāro imūndeficītu. Nav zināms, kuri gēni ir atbildīgi par šī stāvokļa attīstību. Imūndeficīti palielina uzņēmību pret patogēniem un samazina imūnnovērošanas efektivitāti pret audzēja šūnām. [104]

● Mums novecojot, samazinās organisma spēja radīt imūnreakciju, un šo parādību sauc par imūnsistēmas novecošanos. [105] Tas galvenokārt ietekmē adaptīvo imūnsistēmu, nevis iedzimto imūnsistēmu un traucē T šūnu veidošanos, kas atpazīst patogēnus. [106] Samazinās arī dabisko killer šūnu citotoksicitāte, B šūnu veidošanās un kopējais fagocītu skaits. [107, 108] Tiek zaudēta spēja attīstīt ilgtermiņa imunoloģisko atmiņu, tostarp ar vakcinācijas palīdzību. [109] Ar vecumu saistīts imūndeficīts rodas visām dzīvajām būtnēm un darbojas kā galvenais mirstības un patoloģiju attīstības faktors. Tomēr šis process, visticamāk, ir saistīts ar bioloģisku, nevis hronoloģisku novecošanos. [110] Hroniska patogēnu un vīrusu iedarbība paātrina imūnsistēmas novecošanos. [111]

●**Autoimūna reakcija** ir organisma imūnā atbilde uz savām veselajām šūnām un audiem. Imūnsistēma zaudē spēju atšķirt savas struktūras no svešām struktūrām un rezultātā uzbrūk saimniekam. Apstākļi, kas izraisa šo reakciju, tiek saukti par autoimūnām slimībām. Tie ir celiakija, 1. tipa cukura diabēts, Hašimoto tireoidīts, Greivsa slimība, reimatoīdais artrīts un multiplā skleroze (MS).

● Autoimūnas slimības rodas vairāku mehānismu dēļ. Tie ietver nesaskaņotu T limfocītu un B limfocītu aktivitāti, kas izraisa autoreaktīvu B limfocītu [112] rašanos un infekcijas, kas var izkļūt no T limfocītiem. Tā parādās superantigēni, kas aktivizē B un T šūnas. Svešs antigēns var būt līdzīgs saimnieka antigēniem, un tādā gadījumā antivielas uzbrūk dažiem ķermeņa antigēniem, saasinot imūnreakciju. Pavājināta apoptoze dendrītiskajās šūnās nepareizi aktivizē limfocītus un izraisa tolerances samazināšanos pret "sevis". [113] T limfocītu, imūnglobulīnu un MCH kompleksu ģenētiskās anomālijas ir saistītas ar autoimūnu reakciju attīstības riska faktoriem.

● Sievietes ir vairāk uzņēmīgas pret dažām autoimūnām slimībām, jo viņām ir spēcīgāka imūnreakcija nekā vīriešiem. Grūtniecība palielina autoimūnu slimību attīstības risku, jo notiek tieša šūnu apmaiņa starp māti un bērnu. [114]

● Pastāv apgriezta sakarība starp infekcijām un autoimūnām reakcijām. Dažos pētījumos parazitāras infekcijas ir saistītas ar samazinātu autoimūno slimību, piemēram, 1. tipa cukura diabēta,[115] autoimūna encefalīta[116] un multiplās sklerozes, aktivitāti. [117] Hipotētiski dažādi patogēni spēj paaugstināt regulējošo T limfocītu un pretiekaisuma molekulu koncentrāciju, kas nodrošina organismam aizsardzību. Jāpiebilst, ka maniakāla apsēstība ar higiēnu un jebkādu baktēriju likvidēšanu vājina imūnsistēmu.

● Imūndeficītiem piemīt autoimūno slimību pazīmes. Vājināta imūnsistēma var izraisīt autoimūnu reakciju, hroniski aktivizējot imūnsistēmu. [118] Piemērs ir mainīgs neklasificējams imūndeficīts (VID), kas ietver vairākas autoimūnas slimības, piemēram, iekaisīgu zarnu slimību (IBD), autoimūnu trombocitopēniju un autoimūnu tiroidītu (AIT).

●**Paaugstināta jutība** ir vēl viens imūnsistēmas traucējumu piemērs, kam ir postoša ietekme uz ķermeni. Ir ierasts runāt par četrām paaugstinātas jutības kategorijām, kas atšķiras pēc to darbības mehānismiem un ilguma.

● Pirmā veida paaugstināta jutība izraisa tūlītējas IgE izraisītas alerģiskas reakcijas, kas ietver tādus simptomus kā izsitumi, balsenes pietūkums, vemšana vai apgrūtināta elpošana (elpas trūkums). Tie svārstās no viegliem simptomiem līdz nāvei. Šāda veida slimības ir astma, atopiskās slimības un tūska.

● Otrs paaugstinātas jutības veids, ko izraisa IgM un IgG, rodas, kad antivielas saistās ar saimniekšūnu antigēniem un iezīmē tos iznīcināšanai. Šāda veida slimības ir trombocitopēnija, Greivsa slimība, autoimūna hemolītiskā anēmija un reimatiskas sirds slimības.

• Trešo paaugstinātas jutības veidu izraisa IgG antivielas, kas saistās ar šķīstošiem antigēniem un veido imūnkompleksu. Tas var nogulsnēties dažādos ķermeņa audos, piemēram, locītavās un nierēs, izraisot lokālas iekaisuma reakcijas. Šāda veida slimības ir reimatoīdais artrīts, sistēmiskā vilkēde, membrānas nefropātija un seruma slimība.

• Ceturtais paaugstinātas jutības veids ir aizkavēta reakcija, kas sākas pēc dažām dienām. Antigēnu prezentējošā šūna aktivizē palīga T limfocītus, kas ierosina makrofāgu aktivitāti un izraisa iekaisumu. Šāda veida slimības ir kontaktdermatīts (indes efejas izsitumi), multiplā skleroze, celiakija, Hašimoto tiroidīts un hroniska transplantāta atgrūšana.

Medicīnas praksē imunitāti un autoimūnas reakcijas pārvalda ar imūnsupresantu un pretiekaisuma līdzekļu palīdzību. Tos izmanto, lai kontrolētu iekaisuma procesus, autoimūnas lēkmes un apturētu transplantēto orgānu atgrūšanu. [119] Diemžēl dažiem no tiem, piemēram, glikokortikoīdiem, ir nelabvēlīgas blakusparādības, piemēram, hiperglikēmija, svara pieaugums un osteoporoze. [120] Citotoksiskas zāles, piemēram, metotreksāts un azatioprīns, kavē imūnreakciju, iznīcinot aktivētos T limfocītus, vienlaikus ietekmējot arī citas šūnas un orgānus, kā rezultātā rodas toksiskas blakusparādības. Imūnsupresanti, piemēram, ciklosporīns, bloķē T šūnas un neļauj tām atbilstoši reaģēt. [121] Tas nedaudz apdraud šo zāļu lietošanas mērķi, jo to izraisītās sekas var izraisīt tādu pašu imūndeficītu, no kura pacients tiek ārstēts vispirms.

Ķermeņa imūnā aizsardzība

Ņemot vērā, ka imūnsistēma ir iesaistīta daudzos fizioloģiskajos procesos organismā, tā ir jāapsver kombinācijā ar citām sistēmām. Endokrīnās, nervu, diennakts un vielmaiņas sistēmas ir tikpat svarīgas imunitātes optimizācijas procesā kā pati imūnsistēma.

Hormoni un to blakusprodukti darbojas kā imūnmodulatori, ietekmējot organisma izturību. Sieviešu dzimumhormoniem, piemēram, estrogēniem, piemīt imūnstimulējošas īpašības [122], bet vīriešu dzimuma hormoni, piemēram, testosterons, darbojas kā imūnsupresanti. [123] Citi hormoni, piemēram, vairogdziedzera hormons, cilvēka augšanas hormons, IGF-1 un prolaktīns, arī ietekmē imūnsistēmu. [124] Turklāt, lai hormonus ražojošie enzīmi pareizi darbotos, nepieciešami vitamīni un minerālvielas. Vairogdziedzera hormonu gadījumā šī misija gulstas uz jodu, kas apliecina mikroelementu ārkārtīgi svarīgo stāvokli imūnsistēmas stiprināšanā.

Tālāk ir norādītas ķermeņa aizsardzības sistēmas, kas modulē imūnsistēmu un palielina izturību pret slimību attīstību. Šie faktori ir jāsaglabā, lai sasniegtu optimālu imūno veselību:

•**Kaulu smadzenes** – Šeit dzimst mūsu imūnās šūnas. Cilmes šūnas rodas kaulu smadzenēs un pēc tam attīstās imūnās šūnās. Imūnsistēma sūta T limfocītus no kauliem uz aizkrūts dziedzeri, kur tie paliek līdz nobriešanai.

•**Aizkrūts dziedzeris vai aizkrūts dziedzeris** – Tas ir svarīgākais limfātiskās sistēmas orgāns, kas visspēcīgāk ietekmē imūnsistēmu. Tas atrodas priekšpusē, krūšu augšdaļā, aiz krūšu kaula un sirds priekšā. Aizkrūts dziedzeris palīdz nobriest T-limfocītiem, kuriem ir liela nozīme adaptīvajā imunitātē. Aizkrūts dziedzera patoloģija izraisa autoimūnu slimību attīstību. [125] Lai no tiem izvairītos, nepieciešams stimulēt aizkrūts dziedzera funkcijas, palielinot limfas atteci, ēst veselīgu pārtiku un izvairīties no hroniska stresa.

• Ar vecumu aizkrūts dziedzera izmērs samazinās, kas var izskaidrot imūnsistēmas novecošanos. [126] Ar vecumu saistīta vairogdziedzera funkcijas nomākšana arī veicina imunitātes samazināšanos. [127] Hipotireoze samazina aizkrūts dziedzera aktivitāti, samazina liesas un limfmezglu apjomu [128] un nomāc humorālo imūnreakciju. T4 hormona ievadīšanas rezultātā vecākiem dzīvniekiem pētnieki ir novērojuši aizkrūts dziedzera augšanu, endokrīnās sistēmas funkcijas atjaunošanos un ar vecumu saistītu imūnsistēmas disregulācijas novēršanu. [129] Vienlaicīga augšanas hormona un IGF-1 ievadīšana gados vecākiem dzīvniekiem veicina aizkrūts dziedzera atjaunošanos. [130, 131]

•**Liesa** - otrs lielais limfātiskās sistēmas orgāns, kas atrodas pa kreisi, vēdera augšdaļā. Intrauterīnās attīstības laikā liesa kontrolē hematopoēzi, citiem vārdiem sakot, hematopoēzi - asins šūnu komponentu veidošanos, piemēram, sarkano asins šūnu veidošanos. [132] Liesas galvenā funkcija ir asiņu filtrēšana un veco vai bojāto sarkano asins šūnu un trombocītu noņemšana. Tas var uzglabāt atkritumus, piemēram, dzelzi, vai atgriezt dzelzi kaulu smadzenēs, lai ražotu hemoglobīnu. [133] Ar antivielām marķētās baktērijas tiek pārveidotas un izvadītas liesā. [134] Šis orgāns uzglabā asinis, sarkanās asins šūnas un trombocītus ārkārtas vajadzībām. Liesa spēj atpazīt patogēnus un palīdz atbrīvot baltās asins šūnas, reaģējot uz infekciju. Ar limfas kustību liesā uzkrājas monocīti, kas paātrina audu dzīšanu, pārveidojot dendrītiskās šūnas un makrofāgus. [135] Tādas slimības kā sirpjveida šūnu anēmija, malārija, leikēmija, Hodžkina slimība, cistas un audzēji var palielināt liesu, tādējādi samazinot tās spēju efektīvi filtrēt asins šūnas. Acīmredzot liesa atrodas smadzeņu pārziņā, kas caur veģetatīvo nervu sistēmu sūta tai komandas no augšas, kas veicina antivielu veidošanos. [136,137] Divi galvenie ar liesu saistīti smadzeņu reģioni – amigdala un hipotalāms – kontrolē bailes un stresa reakcijas. [138] Glikokortikoīdiem, kas izdalās stresa laikā, ir imūnsupresīva iedarbība un tie rada antivielas vieglā stresa apstākļos. [139]

•**Vairogdziedzeris** kontrolē enerģijas apmaiņu un šūnu homeostāzi. Vairogdziedzera hormoni ir tiroksīns (T4) un trijodtironīns (T3). Tos ražo vairogdziedzera šūnas, kas no pārtikas iegūst jodu un saista to ar aminoskābi tirozīnu. Nokļūstot sistēmiskajā asinsritē, viņi sāk kontrolēt ķermeņa temperatūru, vielmaiņas ātrumu, elpošanu un sirdsdarbību. Vairogdziedzera darbība ietekmē imunitāti, jo tas nosaka tauku un liesās masas daudzumu organismā, [140] atbalsta limfocītus, [141] veic iekaisuma reakciju, [142] kontrolē imūnās šūnas, [143] un novērš attīstību. no autoimūnām slimībām. Ir svarīgi uzsvērt, ka vienas joda molekulas transportēšanai vairogdziedzerī ir nepieciešamas divas nātrija molekulas. Tāpēc optimālai vairogdziedzera un imūnsistēmas veselībai ir svarīgi uzturēt pieņemamu nātrija līmeni.

• Hipertireoze samazina monocītu un makrofāgu proinflammatorisko iedarbību, savukārt hipotireoze palielina reaktīvās skābekļa sugas un palielina fagocitozi. [144] Liesas un limfmezglu involucija hipotireozes dēļ samazina šūnu mediēto imūnreakciju, [145, 146], kas savukārt pastiprina vīrusu infekcijas un sepsi. [147,148] Vairogdziedzera hormoni ietekmē arī dabisko killer šūnu darbību, un vairogdziedzera disfunkcija nomāc dabisko slepkavas šūnu darbību. [149] Palielinot T3, aktīvā vairogdziedzera hormona, līmeni, šis process tiek mainīts. [150]

• Pazemināta vairogdziedzera darbība palielina risku saslimt ar imūndeficīta slimībām, piemēram, diabētu, aptaukošanos, autoimūniem traucējumiem un iekaisumu. Ar zemu vielmaiņas ātrumu ir vieglāk iegūt lieko svaru un ir grūtāk veikt svarīgus aizsardzības procesus. Pietiekams saražotās enerģijas daudzums nodrošina visu imūno funkciju darbību, savukārt enerģijas trūkums samazina imunitāti. Tomēr hipertireoze var izraisīt arī autoimūnas slimības, piemēram, Greivsa slimību un paaugstinātu pro-iekaisuma citokīnu līmeni.

• Vairogdziedzera hormoni pārvērš holesterīnu steroīdos hormonos, piemēram, testosteronā, D vitamīnā, DHEA un progesteronā. Šiem hormoniem ir daudzas labvēlīgas īpašības, tostarp veicina muskuļu augšanu, stiprina kaulus un palielina auglību. Cilvēki ar zemu vairogdziedzera hormonu līmeni cieš no augsta holesterīna līmeņa, jo viņiem nav pietiekami daudz vairogdziedzera hormonu, lai pārvērstu holesterīnu citos hormonos. Augsts vairogdziedzera stimulējošā hormona (TSH) līmenis paaugstina holesterīna līmeni[151], un hipertireoze samazina holesterīna koncentrāciju un izraisa hormonālo nelīdzsvarotību. [152]

• Stress nomāc vairogdziedzera darbību, pateicoties virsnieru mazspējai. [153] Proinflammatoriskie citokīni, piemēram, interleikīns-6 (IL-6), interleikīns-1 beta (IL-1β) un audzēja nekrozes faktors (TNF vai TNF) alfa samazina T4 pārvēršanos par T3. [154] IL-6 tieši samazina seruma T3. [155] Zems vairogdziedzera hormonu līmenis nelabvēlīgu apstākļu ietekmē izraisa stresu visā organismā, kas vēl vairāk nomāc vairogdziedzera darbību. Tajā pašā laikā hipotireoze var neatkarīgi izraisīt stresa izmaiņu kaskādi.

•**Aknas** ir visu vielmaiņas reakciju centrs organismā. Tas izfiltrē toksīnus, atbalsta ķermeņa iekšējo detoksikācijas sistēmu, nodrošina imūno uzraudzību, iznīcina patogēnus un uztur enerģijas līdzsvaru. [156] Daudzu veidu imūnās šūnas, tostarp dabiskās killer šūnas, komplementa komponenti, citokīni un kemokīni, ir atrodami aknās. [157] Izmantojot transformējošo augšanas faktoru β, aknas vajadzības gadījumā inhibē imūnglobulīnus, T un B limfocītus. [158] Transformējošajam augšanas faktoram β ir vairākas lomas visos imūnās atbildes posmos, transformējot imūnās šūnas.

Zems vairogdziedzera hormonu līmenis vājina imūnsistēmu

• Aknas ir primārais detoksikācijas iekšējais orgāns, kas izvada no organisma patogēnus, smagos metālus un apkārtējās vides toksīnus. Saindēšanās ar smagajiem metāliem vājina imūnsistēmu, [159] izraisot autoimūnu patoloģiju attīstību, vēzi, paaugstinātu jutību un citas veselības problēmas. [160] Ciroze un aknu mazspēja palielina uzņēmību pret bakteriālām infekcijām, samazina imūnās uzraudzības efektivitāti un saasina iekaisuma procesus. [161] Alkohola pārmērīgas lietošanas izraisītas taukainas aknas, kā arī bezalkoholiska taukainu aknu slimība, kas saistīta ar pārmērīgu rafinētu ogļhidrātu, cukura un augu eļļas patēriņu, kavē aknu darbību. Šajā gadījumā galvenais ir izvairīties no nelīdzsvarotības starp organisma attīrīšanu un dziedināšanu imūnsistēmas darbības un pārmērīga iekaisuma rezultātā. [162]

•**Glutations (GSH)** ir galvenais ķermeņa antioksidants, ko ražo aknas. Tas aizsargā pret brīvajiem radikāļiem, smagajiem metāliem [163] un palīdz novērst lipīdu peroksidācijas (LPO) produktus un toksīnus, izmantojot Nrf2 mediētu M1 līdzīgu makrofāgu polarizāciju. [164] Imūnās šūnas darbojas vislabāk, ja ir optimāls glutationa līmenis, kas uztur līdzsvarotu redox statusu. [165] GSH ir spēcīgāks un praktiskāks nekā parastie antioksidantu piedevas, jo organisms to ražo pats, mijiedarbojoties ar imūnsistēmu. [166, 167] Glutations stimulē vai otrādi kavē imūnreakciju, lai kontrolētu iekaisumu. Tādējādi tas aizsargā pret autoimūno patoloģiju attīstību, sagatavojot T limfocītus iekaisumam. [169] Endogēnais glutations ne tikai ierobežo iekaisuma reakcijas, bet arī precīzi noregulē iedzimto imūnsistēmu, proti, pretvīrusu signālu ceļus, kad notiek infekcija, neatkarīgi no glutationa antioksidanta īpašībām. [170]

–**Vielas, kas palīdz paaugstināt glutationa līmeni**, tie ir: N-acetilcisteīns (NAC), glicīns, alfa liposkābe, sulforafāns (atrodams brokoļos), magnijs, selēns un glutations.

•**Nrf2 vai faktors-2**Ar eritroīdo kodolfaktoru saistīts transkripcijas faktors, kas saistās ar DNS, lai izteiktu dažādus gēnus. Tas darbojas kā galvenais organisma antioksidantu sistēmu regulators un aktivizē antioksidantu atbildīgo elementu, kas izraisa tādu antioksidantu kā glutationa, NADPH, bilirubīna, tioredoksīna līmeņa paaugstināšanos. Tas aizsargā šūnu, [171] rada plašas pretiekaisuma izmaiņas [172] un samazina oksidatīvo stresu. [173] Nrf2 ir būtiska iedzimtas un adaptīvās imunitātes sastāvdaļa, [174] īpaši iekaisuma laikā. [175] Pelēm antioksidanta atbildes elementa Nrf2 ceļš kontrolē fibrozi un autoimūnas reakcijas sklerodermijas gadījumā. [176] Nrf2 trūkums pelēm pastiprina autoimūno encefalomielītu. [177]

–**Vielām un produktiem, kas aktivizē Nrf2/antioksidantu atbildes elementu** ietver brokoļus (satur sulforafānu), kurkumīnu, kafiju (hlorogēnu/kafeīnu/ferulskābi un diterpēnus, piemēram, kafestolu), [178] sarkanvīnu (kvercetīnu un resveratrolu), [179] veselus graudus (ferulskābi), olīveļļu, zaļo tēju. (epigallokatehīna gallāts EGCG), ķiploki, sīpoli, [180] kanēlis, [181] hopvine (ksantohumols), spirulīna (hēma oksigenāze-1, fikocianīns, [182, 183, 184, 185] astaksantīns, [186,] ogas īpaši mellenes), rieksti (pterostilbēns), vīnogas, pasifloras augļi, baltā tēja, japonika (piceatannol), [187] griķi un sparģeļi (rutīns).

•**Enerģijas apmaiņa.** Aktīvai imūnsistēmai ir nepieciešams liels enerģijas daudzums, tāpēc organisms nemitīgi cenšas izlemt, vai tērēt savus resursus paaugstinātas imūnās aktivitātes uzturēšanai dažādās situācijās. [189] Dzīvībai bīstamos apstākļos, piemēram, badā vai bēgot no plēsoņa, imunitāte nav tik svarīga kā izdzīvošana. Tāpēc fiziskais nogurums izraisa īslaicīgu imūnsistēmas darbības samazināšanos. [190] Eksperimenta laikā, kad izsalkušām kamenēm tika veikti papildu imūnsistēmas testi, kukaiņi nomira ātrāk, jo imūnsistēmas aktivācija šādos apstākļos nav pietiekami adaptīva. [191] Ieguvums no imūnās atbildes aktivizēšanas ir aizsardzība pret patogēniem, taču šis komforts rodas uz iespējamu autoimūnu problēmu vai iekaisuma attīstības rēķina. Piemēram, temperatūras paaugstināšana virs homeostāzes par mazāk nekā 2 grādiem prasa katru dienu sadedzināt 250 papildu kalorijas siltuma ražošanas dēļ. [192] Arī imūno šūnu un antivielu ražošana ir ārkārtīgi energoietilpīgs uzņēmums. [193] Inficētie dzīvnieki un cilvēki tiek galā ar palielinātiem enerģijas izdevumiem, samazinot fiziskās aktivitātes, ātri nogurst un mazāk mijiedarbojas ar citiem sabiedrības locekļiem. [194] Tāpēc imūnsistēmai, lai tā darbotos optimāli, ir nepieciešams daudz enerģijas ATP un citu molekulu veidā. Muskuļu audu veidošanās un stiprināšana stimulē mitohondriju ražošanu (un tādējādi vairāk ATP ražošanu), un magnijs palīdz aktivizēt ATP. Tādējādi vingrinājumi, īpaši spēka treniņi, un magnija papildināšana ir lieliski "enerģijas aktivatori", savukārt pārmērīgs rafinētu ogļhidrātu un cukura patēriņš iznīcina ATP. [195]

•**NAD+ jeb nikotīnamīda adenīna dinukleotīds** ir primāri svarīgs koenzīms, kas piedalās gandrīz visos šūnu procesos un enerģijas ražošanā. Samazināts NAD+ līmenis ir saistīts ar novecošanos, slimībām un novājinātu imūnsistēmu. [196] Šis savienojums ir nepieciešams, lai uzturētu visas aizsardzības reakcijas, kā arī reģenerācijas procesu. NAD biosintētiskie ceļi virza imūnās šūnas un iedzimto imunitāti. [197] Imūnās atbildes laikā makrofāgi pārregulē nikotīnamīda fosforiboziltransferāzi (NAMPT), kas pazīstama arī kā pre-B šūnu koloniju pastiprinošais faktors 1 (PBEF1), kas virza NAD pārstrādes ceļu, lai kontrolētu iekaisumu un šūnu izdzīvošanu. NAD regulē arī citokīnu, limfocītu un monocītu skaitu. [198] Pēc NAD ievadīšanas pelēm bija palielināta aizsardzība pret autoimūnu slimību attīstību un pagarināts paredzamais dzīves ilgums pēc ādas transplantācijas. [199, 200]

•**NADPH vai nikotīnamīda adenīna dinukleotīda fosfāts (NADP+)** ir anabolisko procesu, piemēram, šūnu augšanas un nukleīnskābju sintēzes, kofaktors. NAD+ pārstrādes ceļā rodas papildu fosfātu grupa. NADPH ir reducētā NADP+ forma. Šis savienojums aizsargā pret pārmērīgu reaktīvo skābekļa sugu (ROS) koncentrāciju un ierosina glutationa reģenerāciju. [201]

•**Autofagija jeb "pašēdēšana"** – Tas ir svarīgākais organisma attīrīšanās process. Tas modulē imūnsistēmu, iznīcina patogēnus, [202] likvidē bojātos šūnu komponentus, atbalsta DNS labošanas procesu un samazina iekaisuma aktivitāti. Autofagija pastiprinās fizioloģiska stresa, badošanās, fiziskās slodzes vai infekcijas apkarošanas laikā, taču pat parastā laikā šis process tiek veikts pakāpeniski. Autofagijai ir nozīme imūnsistēmas veidošanā, tā nodrošina enerģiju imūnās atbildes reakcijai un tieši kontrolē intracelulāros mikrobus kā no šūnām neatkarīgu iedzimtu aizsardzību. [203]

•**Urīnskābe** ir visvairāk koncentrētais antioksidants cilvēka asinīs, kas mazina oksidatīvo stresu, īpaši hipoksijas laikā. [204] Nelielos daudzumos tas labvēlīgi ietekmē ķermeni, bet liela urīnskābes koncentrācija izraisa podagru un fibromialģiju. [205] Mēs iegūstam urīnskābi no pārtikas produktiem, kas bagāti ar purīniem, piemēram, gaļu, augļiem, zivīm un graudiem, un uzkrājam to organismā, izmantojot fizisko slodzi un pārmērīgu fruktozes patēriņu.

•**Veselīgas zarnu sienas.** Paaugstināta zarnu caurlaidība vai caurejas zarnu sindroms ir saistīts ar autoimūnu un vairāku iekaisuma slimību attīstību. [206,207] Zemas pakāpes iekaisums paver ķermeni infekcijai. [208] Kaulu buljons, saites un cīpslas satur kolagēnu un glicīnu, kas veicina audu atjaunošanos. [209] Sviestskābe ir nepieciešama arī zarnu sieniņu veselībai – tas ir svarīgs enerģijas avots resnās zarnas šūnām. [210] Šī viela ir atrodama fermentētās uztura šķiedrās, piemēram, pupās, dārzeņos un lēcās, kā arī gī un sviestā. Mikrobu metabolīti caur Nrf2 ceļu veicina zarnu barjeras integritāti. [211]

•**Zarnu mikrobiotas daudzveidība** ir saistītas ar spēcīgu imunitāti [212], jo mikrobiem ir svarīga loma organisma aizsargsistēmu modulēšanā. Tie palīdz saimniekam pielāgoties mikrobu un patogēnajai ārējai videi, kas to ieskauj.

•**Ādas integritāte** – vēl viena imūnsistēmas neatņemama sastāvdaļa, kas uzlabo tās barjerfunkcijas. Āda pastāvīgi tiek pakļauta dažādiem ārējiem patogēniem un iekšējām reaktīvām skābekļa sugām. Nrf2 ir galvenā funkcija oksidatīvā stresa modulēšanā. [213]

Faktori, kas samazina imunitāti
- Zems vairogdziedzera hormonu līmenis
- Stress/glikokortikoīdi
- Vājināta limfas aizplūšana
- Aizkrūts dziedzera/liesas/cepešu disfunkcija
- Mikroelementu trūkums
- Suboptimāls hormonālais stāvoklis
- Smago metālu uzkrāšanās
- Rafinēts cukurs, ogļhidrāti un augu eļļas (no sēklām)

- Nepietiekams glutationa līmenis
- Paaugstināta zarnu caurlaidība (caurlaidīgo zarnu sindroms)

Faktori, kas stiprina imunitāti

- Vairogdziedzera hormoni
- Limfodrenāža
- Mikroelementi (vitamīni un minerālvielas)
- Vingrojiet
- Hipertermija
- Glutationa/Glutationa aktivatori (vairāk lasiet iepriekš)
- Nrf2 aktivatori (vairāk lasiet iepriekš)
- Autofagija
- Kolagēns/glicīns

Interferons un pretvīrusu aizsardzība

Ar vīrusu inficēta šūna sāk izdalīt interferonus, ar kuru palīdzību tā sūta signālu kaimiņu šūnām, lai tās dubultotu modrību un labāk aizstāvētos. Interferoni (IFN) ir signālu proteīnu kopums, ko šūnas atbrīvo, reaģējot uz vīrusu infekciju. [214] Nosaukums interferoni atgriežas no angļu valodas darbības vārda "interfere", kas nozīmē "traucēt, traucēt" vīrusiem. Tie saistās ar specifiskiem receptoriem un aktivizē dažādus imūnmodulējošus un pretvīrusu ceļus. Lai rastos pretvīrusu efekts, ir nepieciešama papildu proteīnu – "efektoru" jeb regulējošo elementu – klātbūtne. Tādējādi interferoni drīzāk darbojas kā stimulējošas molekulas, bet faktiski neuzrāda pretvīrusu aktivitāti.

Interferoni pieder pie citokīnu proteīnu klases un ir sadalīti trīs galvenajās kategorijās: alfa, beta un gamma. Atšķirību starp tām nosaka to izcelsme un pretvīrusu aktivitāte. Alfa un beta interferons kopā ir iekļauti pirmā tipa apakšklasē, un gamma interferons pieder citam, otrajam tipam. Interferoni aktivizē imūnās šūnas, piemēram, dabiskās killer šūnas un makrofāgus, palielina antigēnu un citu citokīnu koncentrāciju, kas paaugstina ķermeņa temperatūru. [215] Šo citokīnu ražošanas dēļ rodas muskuļu sāpes un gripai līdzīgi simptomi.

Apskatīsim trīs interferonu veidus un to galvenās funkcijas:

•**Pirmais interferonu veids ietver IFN-α, IFN-β, IFN-ε, IFN-κ un IFN-ω.** [216] Tos ražo fibroblasti un monocīti, kad organisms konstatē šūnām uzbrūkoša vīrusa klātbūtni. Kad interferoni ir ražoti, tie saistās ar mērķa šūnu receptoriem un ekspresē proteīnus, kas traucē vīrusa replikāciju. [217] IFN-α ir efektīvs pret B un C hepatītu, un IFN-β labi iedarbojas pret multiplo sklerozi.

• Otrs cilvēka interferona veids ir IFN-γ, ko sauc arī par imūninterferonu. To aktivizē interleikīns-12 un atbrīvo T limfocīti. Tomēr otrā tipa interferons spēj kavēt otrā tipa T-limfocītu proliferāciju. Tā rezultātā tiek samazināta Th2 imūnreakcija un tiek aktivizēta papildu Th1 imūnreakcija, kas izraisa tādu slimību attīstību kā multiplā skleroze. [218]

• Trešais interferonu veids ietver četras IFN-λ (lambda) molekulas IFN-λ1, IFN-λ2, IFN-λ3 un IFN-λ4. [219] Tiem piemīt pretvīrusu iedarbība un imūnreakcija pret vīrusu un sēnīšu infekcijām. [220, 221]

Pirmā un otrā veida interferoni pēc vīrusa atpazīšanas var tikt ekspresēti gandrīz visu veidu šūnās. Otro veidu stimulē citokīni, un tas attiecas tikai uz imūnām šūnām.

Visiem interferoniem ir pretvīrusu un imūnmodulējoša iedarbība. Tie signalizē šūnām, ka ir laiks ražot dažādus enzīmus un olbaltumvielas, reaģējot uz vīrusu. Proteīnkināze R un RNāze L nonāk aktīvajā fāzē interferonu ietekmē. Tie kavē vīrusu un šūnu gēnu proteīnu sintēzi šūnā. Proteīnkināze R ir pašnāvības enzīms, kas pilnībā aptur proteīna biosintēzi šūnā, tādējādi nogalinot šūnu un vīrusu vienā sitienā. Interferons signalizē blakus esošajām šūnām, ka tās atrodas tiešā tuvumā ar vīrusu inficētai šūnai un tām ir jāaktivizē proteīnkināze R, lai sagatavotos infekcijai. Kad proteīnkināze R konstatē vīrusa divpavedienu RNS, tā nogalina šūnu kopā ar vīrusu. Tehniski mēs ciešam zaudējumus kaujā, jo mūsu šūnas mirst, bet tās paņem sev līdzi vīrusu. Interferonu izdalīšanās veicina arī ķermeņa temperatūras paaugstināšanos, kas traucē vīrusa replikāciju. Tomēr vīrusi, piemēram, H5N1 putnu gripas vīruss, var cīnīties pret interferoniem. Tās var palikt nepamanītas nestrukturāla proteīna dēļ, kas saistās ar vīrusa divpavedienu RNS un droši slēpj to no modrīgās pašnāvības proteīna kināzes R, tādējādi novēršot šūnu pašnāvību. Kā atzīmēja kāds ārsts: "Interferons velk tapu, bet šūna nevar izlaist granātu." [223] Šis piemērs pierāda, ka vīrusi nenodarbina prātu. Viņi apmāna mūsu imūnsistēmas atpazīšanas sistēmu, padarot tos ļoti grūti nogalināt, jo mēs nevaram iznīcināt to, ko neredzam. Interferona stimulētie gēni ierobežo infekcijas izplatīšanos, palielinot p53 proteīna līmeni, kas apoptozes ceļā nogalina inficētās šūnas. [224]

Interferoni arī palielina galveno histokompatibilitātes kompleksu molekulu (MHC I un MHC II) līmeni un uzlabo imūnproteasomu aktivitāti. Tas savukārt dod jaunu impulsu no MHC atkarīgo antigēnu prezentācijai. Paaugstināta MHC I koncentrācija veicina proteīnu veidošanos, kas palīdz atpazīt un iznīcināt vēža šūnas. MHC II ekspresija palielina proteīnu līmeni, kas palīdz palīga T šūnām koordinēt savu darbību ar citām imūnsistēmām. [225] Interferoni spēj inhibēt audzēja šūnas, nomācot angiogēzi, tas ir, jaunu asinsvadu augšanu ļaundabīgā audzējā. Tas palēnina endotēlija šūnu proliferāciju un samazina vaskularizāciju un augšanu. [226]

Interferonu pretvīrusu iedarbība ir atkarīga no vīrusa veida, kā arī no stimulācijas ceļa. Tie var vai nu palielināt šūnas jutību pret jauniem vīrusu uzbrukumiem, vai arī izraisīt tajā pretvīrusu cīņas stāvokli, kad šūna neielaiž vīrusu sevī vai tiek iznīcināta proteīnu ietekmē. Ja visas šīs darbības ir neveiksmīgas, tad tiek aktivizēts trešais, specifiskāks mehānisms.

RNS un DNS vīrusiem nepieciešama vīrusa gēna transkripcijas un replikācijas aktivizēšana, jo šie faktori palīdz tiem inficēt citas šūnas. Bet pēc tam, kad infekcija nonāk organismā, interferoni pastiprina šūnu gēnu ekspresiju un nomāc vīrusa gēna ekspresiju, kas noved pie vīrusa replikācijas pārtraukšanas. Tas, vai šī taktika izdosies, ir atkarīgs no tā, cik lielu atbalstu vīruss jau saņēmis un cik labi organisms ražo interferonus.

Diemžēl daudzi vīrusi ir iemācījušies pretoties vai slēpties no interferona aktivitātes. [227] Tie izvairās no organisma atbildes reakcijas, bloķējot signālus no interferoniem un novēršot to atkārtošanos, traucējot interferona aktivēto proteīnu darbu. [228]

• Vīrusi, kas traucē interferona signālu pārraidi, ir Japānas encefalīta vīruss, tropu drudža 2. tipa vīruss, herpes vīrusi, piemēram, citomegalovīruss (CMV) un 8. tipa herpes vīruss (KSHV vai HHV8), kas saistīti ar Kapoši sarkomu. [229]

• Vīrusu proteīni, kas iedarbojas uz interferoniem, ietver Epšteina-Barra vīrusa kodola antigēnu 1 (EBNA1) un Epšteina-Barra vīrusa kodola antigēnu 2 (EBNA2), poliomas vīrusa lielo T antigēnu, cilvēka papilomas vīrusa (HPV) E7 proteīnu un B18R proteīna vakcinācijas vīrusu. [230]

Daži vīrusi izvairās no pretvīrusu aktivitātes gēnu un olbaltumvielu mutāciju dēļ. H5N1 gripas vīruss uzrāda rezistenci pret interferoniem un citiem citokīniem, jo notiek vienas aminoskābes ķēdes izmaiņas nestrukturālajā proteīnā 1. [231] Tas izskaidro tā augsto virulenci cilvēkiem.

Interferoni galvenokārt tiek ražoti, reaģējot uz vīrusiem, baktērijām, sēnītēm vai to klātbūtnes noteikšanas dēļ. Mikrobu materiāla atpazīšana, piemēram, glikoproteīni uz vīrusa apvalka, vīrusa RNS, lipopolisaharīdu endotoksīns, CpG motīvi un baktēriju flagellas, izraisa interferonu izdalīšanos. Citokīni IL-1, IL-2, IL-12, TNF-alfa un citi veic to pašu funkciju. [232]

Dažus vēža veidus un citas slimības, piemēram, multiplo sklerozi, ārstē ar interferona terapiju. [233] Vielu ievada intramuskulāri. Ir arī iekšķīgi lietojamas zāles, kas inducē interferonu, piemēram, tilorons. [234]

Kā dabiski palielināt interferona līmeni:

•**Astragalus sakne** ir ķīniešu ārstniecības augs, kas stimulē antivielu veidošanos un autofagiju. Astmas pacientiem astragalus palīdz ražot vairāk palīgu T-limfocītu un gamma interferona. [235] Astragalus saknes un plūškoka ekstrakts uzlabo beta interferona veidošanos. [236]

•**Hlorella un hlorofils.** Augu sulīgās lapas ir tumši zaļas to hlorofila satura dēļ. Tam ir antioksidanta un dezodorējošas īpašības. Uztura bagātinātāji ar hlorellu samazina aknu enzīmu koncentrāciju pacientiem ar hronisku C hepatītu [237] Hlorofils samazina lipopolisaharīdu izraisītu iekaisumu. [238]

•**Lakrica sakne.** Lakrica saknes aktīvā sastāvdaļa glicirizīns samazina klīniskās izpausmes un mirstību pelēm, kas inficētas ar nāvējošām gripas vīrusa devām. [240] Šis efekts netika novērots, ja to lietoja vienlaikus ar anti-interferona-γ monoklonālo antivielu.

●**Melatonīns** ir miega hormons, kas modulē imūnsistēmu, kamēr cilvēks guļ. Turklāt tas ir ļoti spēcīgs antioksidants, kas kontrolē T-šūnu receptorus, kas aktivizē interferonus. [241]

●**Ārstniecības sēnes**, piemēram, chaga un reishi, ir slaveni ar savām antioksidanta un imūnmodulējošām īpašībām. Ir pierādīts, ka čagas ekstrakts palielina Th1 un Th2 citokīnu sekrēciju, kas regulē antigēnu un interferonu veidošanos. [242]

●**Žeņšeņs.** Pelēm, kas saņēma Korejas sarkanā žeņšeņa ekstraktu, palielinājās imūnglobulīna G2a līmenis un palielinājās gamma interferona ražošana, kā arī samazinājās IL-4 koncentrācija. [243]

Uztura līdzekļi, kas potenciāli uzlabo 1. tipa interferona reakciju uz RNS vīrusiem (saraksts no mūsu 2020. gada publikācijas) [244]

●**Glikozamīns** – palielina mitohondriju pretvīrusu signalizācijas proteīna (MAVS) O-Glyc-Na-cilēšanu, aktivizē interferona regulējošo faktoru 3 un uzlabo 1. tipa interferonu veidošanos. Peles tika barotas ar glikozamīnu un pēc tam inficētas ar vairākiem vīrusiem (cilvēka gripas vīrusu, vezikulārā stomatīta vīrusu, koksaki vīrusu), kā rezultātā ievērojami samazinājās mirstības līmenis. Aptuvenā deva cilvēkiem, kas, domājams, rada līdzīgu efektu, ir 3 grami glikozamīna trīs reizes dienā, kas ir aptuveni trīs reizes lielāka nekā osteoartrīta gadījumā.

● Spirulīna – inhibē NADPH oksidāzi un oksidatīvo stresu, uzlabo toll-like receptoru 7 aktivāciju un 1. tipa interferonu veidošanos. Dienā ir jāuzņem aptuveni 15 grami spirulīnas, lai palīdzētu organismam tikt galā ar akūtu RNS vīrusa infekciju.

● Ferulīnskābe jeb liposkābe – palielina 2. fāzes enzīmu koncentrāciju un aktivizē endogēnās antioksidantu sistēmas, pastiprina 1. tipa interferonu veidošanos. Ferulīnskābe 500-1000 mg dienā vai liposkābe (alfa vai R-liposkābe) 600 mg 2-3 reizes dienā palīdz organismam cīnīties ar RNS vīrusiem.

● N-acetilcisteīns (NAC) – lietojot 600 mg 2-3 reizes dienā, paaugstina glutationa koncentrāciju un tai ir mukolītiska iedarbība.

● Selēns – 50 līdz 200 mcg dienā paaugstina glutationa peroksidāzes līmeni un veicina imūno šūnu proliferāciju.

● Cinks – 30 līdz 500 mg cinka dienā kopā ar 2 līdz 3 mg vara atbalsta imūnsistēmas darbību. Uztura bagātinātāji parasti uztur 20/1 attiecību starp cinku un varu.

● Rauga beta-glikāns – 250–500 mg palīdz stiprināt imūnsistēmu.

● Plūškoka ekstrakts – 600–1500 mg dienā (pēc standartiem līdz 10–15% antocianīnu).

Imunitāte un stress

Ikviens zina par imūnsistēmas un stresa saistību. [245] Stress ir organisma iekšējā līdzsvara, homeostāzes, pārkāpums, kas rada fizioloģisku un psiholoģisku diskomfortu un liek imūnsistēmai reaģēt uz kairinātāju.

Hronisks stress ir galvenais imūnsistēmas nelīdzsvarotības faktors un organisma nosliece uz slimību attīstību. [246 247] Pacientiem ar vīrusu infekcijām parasti ir paaugstināts kortizola līmenis. [248] Kairinātu zarnu sindroma simptomi ir saistīti ar augstu kortizola līmeni. [249] Ilgstošs stress palielina risku saslimt ar autoimūnām slimībām. [250] Hronisks stress aktivizē arī snaudošos vīrusus, kas grauj imūnsistēmu un padara organismu neaizsargātu pret citām infekcijām. Problēma ir tā, ka mēs nonākam pie šī rezultāta gan fiziska stresa faktoru ietekmē, gan atgremojoties, kavējoties pie tām pašām domām.

Psihoneuroimunoloģija ir zinātne par to, kā psiholoģiskais stress un centrālā nervu sistēma ietekmē cilvēka imūnsistēmas stāvokli. [251] Tas apvieno psiholoģijas, neirozinātnes, imunoloģijas, fizioloģijas, ģenētikas, farmakoloģijas, molekulārās bioloģijas, psihiatrijas un citu disciplīnu iezīmes.

Daudzu pētījumu rezultāti parāda, kā psiholoģija un nervu sistēma ietekmē imunitāti:

●**2016. gada pētījumu pārskats atklāja, ka bērnības stress un psiholoģiskas traumas palielina citokīnu plūsmu.** [252] Pētījumā uzsvērts, ka galīgo stresa ietekmes pakāpi uz cilvēku nosaka tādas individuālās īpašības kā vecums, personības iezīmes, neirotisma pakāpe, [253] bērnības pieredze un pagātnes traumas. [254]

●**Psiholoģiskais stress, saskaņā ar pētījumiem, palielina uzņēmību pret dažādām infekcijām un slimībām, kas saistītas ar imūndeficītu, piemēram, vēzi un HIV.** [256] Tas arī palielina sirds un asinsvadu slimību attīstības risku. [257]

● Žurkas, kas pakļautas dažādiem stresa faktoriem, ražo dažāda veida pro-iekaisuma citokīnus, kas atšķiras atkarībā no fiziskas traumas un sociālā stresa. [258]

● Cilvēkiem ar psoriāzi ir paaugstināts kortizola, galvenā stresa hormona, līmenis, kas pasliktina simptomus. [259] Psiholoģiskais stress ir saistīts arī ar reimatoīdo artrītu. [260] Sistēmisks iekaisums ietekmē cilvēka psiholoģiju un fizioloģiju, izraisot savārgumu, sāpes, stresu un akūtās fāzes reakcijas. [261]

●**Augsts citokīnu un iekaisuma līmenis ir saistīts ar smagiem depresijas traucējumiem, stresu un pašnāvības domām.** [262] Turklāt ir konstatēta saikne starp krūts vēzi, depresiju un sociālo atbalstu. 2013. gada pētījumu pārskats atklāja, ka sievietēm ar augstu ģenētisku noslieci uz vēzi, reaģējot uz stresu, ir imūnsistēmas disfunkcija. [263]

Jebkura rakstura kognitīvais, sociālais un psiholoģiskais stress ir stresa faktors, kam ir tāda pati kaitīga ietekme uz ķermeni kā fiziskajam stresam. Smadzenes neredz atšķirību starp iztēli un realitāti. Iedomāts drauds liek "iedegties" tām pašām smadzeņu daļām kā faktiskā stresa situācija. [264]

Stress var mainīt uzvedību un psiholoģisko stāvokli, izraisot trauksmi, depresiju, maldus, skumjas, dusmas, sociālo izolāciju, panikas lēkmes un galvassāpes. [265] Hipokamps var arī atrofēties, samazinot organisma spēju adekvāti reaģēt uz stresa faktoriem. [266] Dažus cilvēkus stress nospiež uz sliktiem ieradumiem, piemēram, smēķēšanu, alkohola lietošanu, pārēšanās, pārmērīgu fizisko aktivitāti, negatīvām attiecībām un narkotiku atkarību.

Imūnsistēma un smadzenes ir savienotas viena ar otru caur hipotalāma-hipofīzes-virsnieru asi (HPA asi) un simpātisko nervu sistēmu. Stresa epizodes vai imūnās atbildes laikā abas sistēmas signalizē ķermenim par uztvertu draudu. HPA ass ir plaša neiroendokrīnā sistēma, kas kontrolē stresa reakcijas un regulē ķermeņa procesus, piemēram, gremošanu, diennakts ritmus, imunitāti, garastāvokli un seksuālās funkcijas. [267] Tas reaģē uz stresu, regulējot kortizola līmeni organismā. HPA ass disfunkcija ir saistīta ar daudzu ar stresu saistītu slimību attīstību. [268]

No smadzenēm iegūtais neirotrofiskais faktors (BDNF) palīdz atgūties no hroniska stresa, veicinot neiroplastiskumu un smadzeņu pielāgošanos pārmaiņām. [269] BDNF dažreiz sauc par smadzeņu mēslojumu, jo tas veicina jaunu smadzeņu šūnu un sinapsu augšanu.

Aktīva stresa pārvaldība palīdz veidot noturību pret turpmākajām stresa epizodēm. Ja cilvēks ir izturīgs pret stresu, viņš var tikt galā ar lielāko daļu tā izpausmju, pirms tās noved pie negatīvām sekām.

Vairāki veidi, kā palielināt smadzeņu radītā neirotrofiskā faktora (BDNF) līmeni:

●**Sapņot** spēlē galveno lomu BDNF ražošanā un stresa pielāgošanā. [270] Ja jūs nesaņemat pietiekami daudz miega, jūsu emocionālais diapazons ir ievērojami samazināts.

●**Stress** sadala magniju, aktivizējot simpātisko nervu sistēmu. [271] Lielākajai daļai cilvēku magnija deficīts ir arī bez stresa, un tā rezerves ir ārkārtīgi grūti papildināt ar pārtiku.

●**Saules gaismas iedarbība** paaugstina BDNF līmeni, uzlabo diennakts ritmus, un tas ir galvenais faktors garastāvokļa un visu vielmaiņas procesu regulēšanā. [272]

●**Akupunktūras terapija** uzlabo neiroloģisko atveseļošanos pēc traumatiskas smadzeņu traumas, aktivizējot BDNF/TrkB ceļu. [273] Vienkārša akupunktūras matrača izmantošana var palīdzēt atpūsties un uzlabot miegu.

●**Mūzika** palielina BDNF koncentrāciju, [274] tas uzlabo garastāvokli un noņem "cīnies vai bēdzies" stāvokli.

●**Fiziskie vingrinājumi** būtiski veicina BDNF parādīšanos. [275] Tomēr pārmērīga fiziskā slodze var izraisīt hronisku stresu, tāpēc vingrinājumi jāveic ar mēru.

●**Kurkumīns** novērš hroniskā stresa negatīvās sekas, ietekmējot HPA asi un BDNF ekspresiju. [276] Šis augu savienojums mazina iekaisumu un veicina relaksāciju.

● Zemas un augstas temperatūras iedarbība veicina termoregulācijas plastiskuma attīstību, piedaloties BDNF. Šo procedūru laikā ir svarīgi nereaģēt uz šiem stimuliem pārmērīgi, pretējā gadījumā var veidoties sāpīga atmiņa.

Citu atbalsts palīdz nomierināties un tikt galā ar stresu. Kādā pētījumā kādai sievietei tika dota iespēja turēt vīra roku, kamēr viņai potītei tika doti sāpīgi elektrošoki. Šis apstāklis mīkstināja reakciju uz sāpēm daudzās smadzeņu zonās. [278] Turot svešinieku pie rokas, efekts var būt mazāk izteikts, taču tas arī palīdz.

Zinātnieki optimismu saista ar spēcīgu imūnsistēmu. [279] Tomēr, ja apstākļus ir pārāk grūti kontrolēt, optimisms ir saistīts ar novājinātu imūnsistēmu. Tas, iespējams, notiek tāpēc, ka optimistiem ir jātērē vairāk enerģijas, lai tiktu galā ar smagu stresu, jo pats optimisms jau ir diezgan energoietilpīgs pasākums. [280] Īslaicīgas, akūtas stresa epizodes laikā optimistiem ir labāka imūnsistēma nekā pesimistiem, taču smagu stresa faktoru apstākļos situācija ir pretēja.

Imūnās šūnas pastāvīgi cenšas pielāgoties izaicinājumiem, ko tām rada vide. Tāpēc tie satur stresa hormonu receptorus, piemēram, kortizolu un adrenalīnu, lai tie varētu savlaicīgi ierosināt imūnreakciju. [281] Stresa situācijās imūnās šūnas var attīstīt rezistenci pret glikokortikoīdiem un citiem iekaisuma stimuliem. [282]

Akūts stress mobilizē imūnās šūnas un paaugstina pro-iekaisuma citokīnu līmeni. [283] Neregulāri stresa stimuli, piemēram, eksāmena kārtošana, nomāc šūnu imunitāti, bet saglabā humorālo imunitāti. [284] Tikmēr hronisks stress palielina iekaisuma marķieru, piemēram, C-reaktīvā proteīna (CRP) un IL-6, līmeni. [285] Iekaisums ir nepieciešams, lai iznīcinātu patogēnus un uzsāktu dzīšanas un adaptācijas procesus. Bet ir vērts atzīmēt, ka hronisks iekaisums veicina tādu ar stresu saistītu slimību attīstību kā ateroskleroze un osteoporoze. [286] Psiholoģiskais stress arī veicina reimatoīdā artrīta attīstību. [287]

Lietderības pakāpe

Tomēr stresam var būt imunitāti pastiprinoša ietekme, pozitīvi regulējot saimniekorganisma aizsardzības funkcijas, piemēram, glutationa sistēmu un autofagiju. Hormēzes jēdziens parāda, kā nelielas stresa vai toksīnu devas padara ķermeni stiprāku un izturīgāku pret nākotnes izaicinājumiem. Nelielos daudzumos tiem ir stimulējoša iedarbība, bet, ja to daudzums ir pārmērīgs, tie grauj veselību. Hormēzi pirmo reizi aprakstīja vācu farmakologs Hugo Šulcs 1888. gadā. Viņš atklāja, ka nelielas nāvējošās indes devas nenogalināja raugu, ar kuru viņš eksperimentēja, bet gan veicināja to augšanu. Terminu hormesis izdomāja un pirmo reizi izmantoja Sauthems un Ērlihs 1943. gadā. [288] Tas cēlies no grieķu vārda "hórmēsis", kas nozīmē "ātra kustība, degsme, uzbudināt" vai "sākt darboties".

Gormēzes fenomens

Hormēzes piemēri ir:

- vingrinājums
- saules gaismas iedarbība
- augstas temperatūras iedarbība
- zemas temperatūras iedarbība

- intermitējoša badošanās
- intervāla hipoksija
- zems radioaktīvā starojuma līmenis
- uztura fitoelementi
- akūts stress

Hormēzes fenomens māca ķermenim izdzīvot un attīstīties nelabvēlīgā vidē un sarežģītos apstākļos. Bez šī pašaizaugsmes izturības mehānisma mūsu sugas nebūtu spējušas izdzīvot simtiem un tūkstošiem gadu. Grūti izaicinājumi un diskomforts patiesībā ir ļoti labvēlīgi veselībai, jo uzlabo ķermeņa aizsardzības sistēmas. Hormēzes pārmērīgās iedarbības dēļ imūnsistēma īstermiņā rada zināmas izmaksas, taču tā viegli pielāgojas pēc pienācīgas atveseļošanās. [289] Nākamajās nodaļās mēs uzzināsim, kā var panākt hormēzes pozitīvo ietekmi.

Trešā nodaļa:
Imunitāte un vēzis. Kā tie ir saistīti?

Pastāv saistība starp vēzi un imunitāti. Vēzis rada imūndeficītu, un novājināts imūnsistēmas stāvoklis palielina uzņēmību pret ļaundabīgiem audzējiem. Imūnās šūnas veic procesu, ko sauc par imūnuzraudzību. Ar tās palīdzību viņi identificē un iznīcina pirmsvēža un vēža šūnas. Līdz ar to nomākta imūnsistēma palielina dažādu vēža veidu risku. Šī iemesla dēļ daži medikamenti, kas nomāc imūnsistēmu, palīdz ārstēt autoimūnas slimības, bet tajā pašā laikā veicina audzēju rašanos. [290, 291, 292, 293]

Jūs droši vien to neapzinājāties, bet cilvēka imūnsistēma ir paredzēta vēža šūnu iznīcināšanai. Turklāt vēzis vājina pacienta imunitāti un atstāj viņa ķermeni neaizsargātu pret citām slimībām. Bet skumjākais ir tas, ka lielākā daļa vēža ārstēšanas veidu nogalina veselās šūnas, liedzot organismam spēju pašam cīnīties ar audzējiem.

Vēzis grauj imūnsistēmu, ietekmējot dažādas ķermeņa daļas, kas ir iesaistītas imūno šūnu ražošanā. Piemēram, leikēmija un limfoma, kad tās izplatās kaulu smadzenēs, samazina balto asins šūnu veidošanos, kas cīnās ar infekcijām. Ķīmijterapija un citas mērķtiecīgas vēža zāles samazina neitrofilu līmeni, palielinot vīrusu un baktēriju infekciju risku.

Vīrusi paši var izraisīt vai būtiski palielināt vēža risku, piemēram, ir tādas kombinācijas kā C hepatīts un aknu vēzis, Epšteina-Barra vīruss un limfoma, cilvēka papilomas vīruss (HPV) un dzemdes kakla vēzis. Tādējādi viss, kas palielina vīrusa virulenci, īpaši neefektīva imūnsistēma, palielina vēža attīstības risku.

Saikne starp imunitāti un vēzi jau sen ir noteikta un detalizēti pētīta. Vēža slimnieki cieš no novājinātas imūnsistēmas, un nespēja cīnīties ar slimību vēl vairāk novājina organismu. Spēcīga imūnsistēma kalpo kā uzticama aizsardzība pret slimībām, palīdz organismam iznīcināt vēža un pirmsvēža šūnas, uzlabo dzīves kvalitāti un ļauj labāk panest ķīmijterapijas ietekmi. Efektīva imūnsistēmas darbība darbojas kā preventīvs pasākums, kas samazina slimību iespējamību un nedod iespēju infekcijas izraisītājiem.

Šajā nodaļā mēs uzzināsim, kā notiek mijiedarbība starp imūnsistēmu un vēzi. Mēs neapgalvojam, ka piedāvājam nekādus īpašus līdzekļus vai ārstēšanu. Viss, kas rakstīts šajā nodaļā, ir balstīts uz jaunākajiem zinātniskajiem pētījumiem. Mēs neiesakām šo informāciju uzskatīt par profesionālu medicīnisku padomu un iesakām konsultēties ar savu ārstu pirms jebkādu dzīves pārmaiņu veikšanas.

Kas notiek ar ķermeni vēža laikā?

Vēzis ir slimība, kas saistīta ar patoloģisku šūnu proliferāciju, ko raksturo audzēju, mezgliņu parādīšanās, imūnsistēmas traucējumi un infekciju parādīšanās. Vēža jēdziens neietver labdabīgus veidojumus, jo tie nerada draudus dzīvībai.

Ir seši vēža kritēriji, kas veicina ļaundabīga audzēja parādīšanos: [294]

- Šūnu augšana un dalīšanās bez atbilstošiem signāliem
- Turpina augt un dalīties pat pretēju signālu klātbūtnē
- Programmētas šūnu nāves ignorēšana
- Neierobežotas šūnu dalīšanās iespējas
- Asinsvadu veidošanās stimulēšana
- Iekļūšana apkārtējos audos un metastāžu veidošanās

Mūsdienās ir zināmi vairāk nekā 100 dažādi vēža veidi. Visizplatītākie ir plaušu vēzis, prostatas vēzis, krūts vēzis, dzemdes kakla vēzis, kolorektālais vēzis, leikēmija un kuņģa vēzis. [295] 2015. gadā vairāk nekā 90 miljoni cilvēku visā pasaulē cīnījās ar vēzi, no kuriem 8,8 miljoni nomira (15,7% no vēža izraisītiem nāves gadījumiem). [296] Vēzis 2018. gadā prasīja 9,6 miljonu cilvēku dzīvības, kas nozīmē, ka katrs sestais nomira no vēža. [297] Līdz 2019. gadam katru gadu tika atklāti 18 miljoni jaunu šīs slimības gadījumu. [298] Apmēram puse no visiem pacientiem, kuri tika ārstēti ar invazīvu vēzi, nomira vai nu no savas slimības, vai no ārstēšanas. [299] 2010. gadā vēža ārstēšanas izmaksas visā pasaulē bija 1,1 triljons USD gadā. [300]

Pirmie ieraksti par vēzi tika atrasti Senajā Ēģiptē, datēti ar 1600. gadu pirms mūsu ēras. e. [301] Hipokrāts vēzim līdzīgus ļaundabīgos audzējus aprakstīja ar vārdiem karkinos, karcinos (grieķu valodā – krabis) un karcinoma. Arī citi eksperti izmantoja šos nosaukumus, jo ļaundabīgos audzējus apņemošie asinsvadi ir līdzīgi krabja kājām. [302] 2. gadsimtā grieķu ārsts Galens ierosināja terminu "onkos" (tulkojumā no grieķu valodas kā "tūska"), lai apzīmētu visus audzējus, no kā arī radies medicīnas nozares nosaukums "onkoloģija". [303] Senie ārsti nonāca pie secinājuma, ka agrīna audzēju atklāšana un noņemšana nodrošina vislabākos rezultātus.

Galvenie faktori vēža attīstībai ir smēķēšana, alkohols, aptaukošanās, nepilnvērtīgs uzturs, fizisko aktivitāšu trūkums un vecums. [304] Tabakas lietošana izraisa nāvi no vēža 25–30 % gadījumu. [305] Deguna dobuma vēzis attīstās no šņaucamā tabaka, kas tika aprakstīts jau 1761. gadā. [306] Slikts uzturs un liekais ķermeņa svars ir saistīti ar nāves gadījumiem no vēža aptuveni 30–35% gadījumu. [307] Citi audzēju cēloņi ir vides piesārņojums, jonizējošais starojums, stress un noteikta veida infekcijas. [308] Šķiet, ka fizioloģiskais stress nepalielina vēža attīstības risku, taču tas pasliktina tā ietekmi, ja cilvēks jau ir slims. [309] Jaunattīstības valstīs līdz 25 % vēža gadījumu izraisa tādas infekcijas kā H. pylori, B hepatīts, C hepatīts, Epšteina-Barra vīruss, cilvēka papilomas vīruss (HPV) un cilvēka imūndeficīta vīruss (HIV). [310]

Kancerogēni ir savienojumi, kas veicina audzēju augšanu. Viņi ir atbildīgi par kanceroģenēzi, citiem vārdiem sakot, vēža attīstību. Genotoksiskie kancerogēni, piemēram, N-nitrozo-N-metilurīnviela, ultravioletais starojums, jonizējošais starojums un daži vīrusi, saistoties ar DNS, izraisa neatgriezeniskus bojājumus vai mutācijas. Negenotoksiskie kancerogēni tieši nebojā DNS. Zināmi kancerogēni, kas ir bīstami cilvēkiem, ir radionuklīdi, ultravioletais starojums, rentgena starojums, gamma starojums, ķīmiskās vielas pārstrādātos gaļas produktos, tabakas dūmi, pārtikas konservantu nitrīti, vielas, kas parādās, gaļai degot ugunī, arsēns, benzīns, kadmijs, niķelis. , svinu, degvielu, spirtu un simtiem citu rūpniecisko ķīmisko vielu un smago metālu. Citi iespējamie kancerogēni ietver ķīmiskās emisijas, androgēnos steroīdus, plastmasu un maiņu darbu. [311]

Pasaules Veselības organizācija elektrisko strāvu, elektropārvades līnijas, radioviļņus, elektromagnētiskos viļņus un mobilos tālruņus uzskata par iespējamiem kancerogēniem [312], taču mums vēl nav pietiekami daudz pierādījumu, lai apstiprinātu šo pieņēmumu.

Šķiet, ka diēta ar augstu augļu un dārzeņu saturu samazina vēža risku, taču pētījumu metaanalīze nebija pārliecinoša. [313] Vislielāko labumu sniedz svara zudums un ierobežots alkohola patēriņš. 2014. gada metaanalīze nekonstatēja saikni starp augļu un dārzeņu patēriņu un vēzi, taču, ēdot augu izcelsmes diētu, tika samazināta nāves iespējamība no visiem cēloņiem, īpaši no sirds un asinsvadu slimībām. [314] Pārmērīgs apstrādātas gaļas patēriņš ir saistīts ar paaugstinātu kolorektālā vēža risku, taču pierādījumi ir dažādi. [315] Gaļas un olbaltumvielu vārīšana augstā siltumā veicina kancerogēnu savienojumu, piemēram, heterociklisko amīnu un polinukleāro aromātisko ogļūdeņražu veidošanos. [316] Ceptas gaļas ēšana ar noteikta veida garšvielām, kafiju un citiem augu savienojumiem mazina tās kaitīgo ietekmi uz ķermeni. Jautrs fakts: kafija ir saistīta ar samazinātu vairāku veidu vēža, tostarp aknu vēža, risku. [317]

Vairumā gadījumu vēža attīstība (90–95%) notiek vides faktoru ietekmē. Tās izraisa ģenētiskas mutācijas, taču tās var novērst, veicot nepieciešamās izmaiņas dzīvesveidā. [318] Apmēram 5–10% vēža gadījumu ir iedzimtu ģenētisku traucējumu dēļ. [319] Cilvēkiem ar iedzimtām mutācijām BRCA1, BRCA2, nesakritības labošanas un CDH1 gēnos ir daudz lielāks risks (apmēram 75%) saslimt ar krūts un olnīcu vēzi, kolorektālo vēzi, endometrija vēzi vai kuņģa vēzi. [320] Tomēr šīs mutācijas ir ārkārtīgi reti (<0,3% no kopējās populācijas) un katru gadu veido tikai 3 līdz 10% jaunu vēža gadījumu. [321] Tiem, kuru tuvākajiem ģimenes locekļiem (vecākiem un brāļiem un māsām) ir kolorektālais vēzis, ir divreiz lielāka iespēja kļūt par vēža slimniekiem ar tādu pašu slimību. Un, ja ir divi vai vairāk slimu radinieku, tad risks palielinās četras reizes neatkarīgi no vecuma un diagnozes. [322] Ja kādam ģimenes loceklim ir plaušu vēzis, risks ir 1,5 reizes lielāks [323] un 1,9 reizes lielāks, ja kādam ģimenes loceklim ir prostatas vēzis. [324] Ja tuvs radinieks saslimis ar krūts vēzi pēc 50 gadu vecuma, tad risks ir 1,8, un, ja līdz 50 gadiem, tad 3,3. [325] Gariem cilvēkiem ir lielāks risks saslimt ar iedzimtu vēzi, jo viņiem ir vairāk šūnu, kas ir uzņēmīgas pret ļaundabīgām transformācijām. [326]

Epiģenētiskās izmaiņas, kas saistītas ar vēža attīstību, diez vai ir mazāk svarīgas nekā ģenētiskās mutācijas. [327] Šādu izmaiņu piemēri ir DNS metilēšana, histonu modifikācijas, hromatīna struktūras anomālijas un hromosomu mutācijas. [328] Tie piedalās gēnu ekspresijas regulēšanā, nemainot DNS secību. DNS atjaunošanā iesaistīto proteīnu aktivitātes samazināšanās notiek vēža attīstības sākumposmā un grauj ģenētisko stabilitāti. [329] Šajā sakarā īpaši svarīgi šķiet mazināt ārējo faktoru kaitīgo ietekmi uz DNS, kas ietver starojumu, smēķēšanu, vīrusus un ķīmiskos savienojumus, kā arī iekšējos apdraudējumus, tostarp reaktīvās skābekļa sugas un brīvos radikāļus. DNS remonta sistēmas defekti palielina mutāciju biežumu un padara šūnas neaizsargātākas pret ļaundabīgām transformācijām. [330] Tas nozīmē, ka jo vairāk ir oksidatīvā stresa un iekaisuma, jo vairāk ir nepieciešami aizsargājoši antioksidanti, lai saglabātu veselību.

Iespējamie vēža attīstības cēloņi

Agrīnās vēža stadijās simptomi ir viegli vai vispār nav. Veselas šūnas sāk veidoties kamols, un audzēja progresēšanas rezultātā parādās vēža audzējs. Vietējie simptomi ir mezgliņi vai gabali, zarnu aizsprostojums, asinis klepojot (plaušu vēzis), asiņošana no taisnās zarnas (taisnās zarnas vēzis) vai asinis urinējot (urīnpūšļa vēzis). Sistēmiski simptomi ir hronisks nogurums, straujš svara zudums, pastāvīgi paaugstināta ķermeņa temperatūra un muskuļu masas zudums un vājums, citiem vārdiem sakot, kaheksija. [331] Tomēr mēs atzīmējam, ka šīs zīmes nevar saukt par stingri noteiktām, jo tās var parādīties vairāku iemeslu dēļ. Vēža slimniekiem ir lielāks asins recekļu veidošanās risks, kas var izraisīt nāvi. [332]

Metastāzes rodas patoloģiskā procesa laikā, kad vēzis atdalās no pirmās veidošanās vietas un ar asinīm izplatās limfmezglos un citās attālās ķermeņa vietās. Lielākā daļa vēža pacientu mirst metastāžu rezultātā. [333] Metastāžu izplatīšanās uz dažādām ķermeņa daļām pirmo reizi tika atklāta 18. gadsimtā, pateicoties mikroskopiskai izmeklēšanai. Kodoleritrocītu transkripcijas faktora Nrf2 deficīts veicina metastāžu veidošanos plaušās, izjaucot redoksu līdzsvaru hematopoētiskajā un imūnsistēmā. [334] Audzējus raksturo ne tikai vēža šūnas, bet arī mikrovide, ko rada apkārtējie asinsvadi, fibroblasti, imūnās šūnas un signālu molekulas, kas veicina vēža šūnu augšanu. [336]

Tradicionālās vēža ārstēšanas metodes ietver zāļu terapiju, ķīmijterapiju, staru terapiju, lāzerterapiju, hormonālo terapiju, imūnterapiju, paliatīvo aprūpi un ķirurģiju. Apskatīsim katru no tiem nedaudz sīkāk:

●**Ķīmijterapija** nogalina ātri dalošās šūnas, izmantojot citotoksiskas pretaudzēju un ķīmijterapijas zāles. Tos iedala vairākās kategorijās, piemēram, alkilējošos aģentos un antimetabolītos. [337] Kombinētā terapija uzlabo pacientu dzīvildzi un aptur progresēšanu labāk nekā ārstēšana ar jebkuru atsevišķu medikamentu. [338] Tomēr šāda veida ārstēšana neuzlabo vispārējo veselību augstās toksicitātes dēļ. [339] Mērķtiecīga ķīmijterapija, kas ņem vērā galvenās atšķirības starp vēzi un veselām šūnām, sastāv, piemēram, no estrogēnu receptoru inhibīcijas un mutanta Bcr-Abl gēna inhibīcijas. Ķīmijterapija kopā ar operāciju ir izrādījusies efektīva dažādu audzēju veidu, tostarp krūts vēža, kolorektālā vēža, sēklinieku vēža, olnīcu vēža un aizkuņģa dziedzera vēža ārstēšanā. Lai gan ārstēšanas efektu ierobežo augsta toksicitāte.

• Pētījumi liecina, ka badošanās uzlabo ķīmijterapijas efektivitāti žurkām un cilvēkiem, aizsargājot pret toksisku ietekmi un izraisot vairāk vēža šūnu bojāeju. [340, 341] Badošanās veicina ļaundabīgo un bojāto šūnu izvadīšanu, izmantojot dabisko autofagijas procesu.

• Ķīmijterapija vai ķīmijterapijas zāles darbojas labāk, ja tās lieto naktī, un tām ir arī mazāk blakusparādību. [342] Dienas laikā organisma steroīdie hormoni var bloķēt epidermas augšanas faktora (EGF) receptoru darbību, lai gan šīs olbaltumvielas ir vērstas pret vēža zālēm.

●**Radiācijas terapija.** Jonizējošā starojuma ietekmē vēža skartie audi tiek bojāti un iet bojā. To lieto tikai pusē gadījumu pēc ķīmijterapijas un operācijas. Visizplatītākā staru terapija ādas vēža ārstēšanā ir cietais rentgena starojums. [343] Stars ir vērsts uz audzēju noteiktos leņķos, lai aizsargātu veselos audus no nāves. Tomēr starojums bojā DNS šūnās, kas atrodas blakus audzējam, vairāk nekā citās šūnās. Staru terapija ir efektīva metastāzēm kaulos 70% pacientu. [344]

• Pētnieki ir savākuši daudz preklīnisko un klīnisko datu, kas liecina, ka nelielas starojuma devas veicina pacientu atveseļošanos vai nu kā atsevišķu ārstēšanas metodi, vai kombinācijā ar standarta terapiju. [345, 346] Vēža sākuma stadijā zemas devas starojums nodrošina spēcīgu imūnsistēmas stimulu, izraisa radiācijas hormēzi un palielina ķermeņa izturību. [347] Zemas devas starojums starp standarta staru terapiju uzlabo primārā audzēja kontroli un samazina metastāzes pacientiem ar ne-Hodžkina limfomu. [348]

• Tomēr jāuzsver, ka jonizējošais starojums ir atzīts onkogēns faktors, kas palielina risku nākotnē saslimt ar vēzi, īpaši leikēmiju. Lielas jonizējošā starojuma devas izraisa genoma nestabilitāti, DNS bojājumus, epiģenētiskas izmaiņas un traucējumus, kas izraisa mutācijas un padara organismu uzņēmīgu pret slimībām, kā minēts iepriekš. Dabiskais starojuma avots – radona gāze – un medicīniskās diagnostikas attēlveidošanas tehnoloģijas nodrošina vidusmēra cilvēkam noteiktu starojuma devu. Radiācijas negadījumi, piemēram, Černobiļā vai Fukušimā, ir reti, taču tie neapšaubāmi palielina vietējo iedzīvotāju vēža un nāves gadījumu skaitu no staru slimības. [349] Pakļaušana mazas devas starojumam, ko cilvēks saņem, piemēram, dzīvojot netālu no atomelektrostacijas, tiek uzskatīta par veselībai nekaitīgu. [350]

●**Lāzera terapija.** Lāzerterapija izmanto augstas intensitātes, fokusētu gaismu, lai iznīcinātu audzēju un pirmsvēža šūnas. Visbiežāk šo metodi izmanto, lai ārstētu bojātās šūnas uz ādas virsmas vai uz iekšējo orgānu oderēm kombinācijā ar citām terapeitiskām metodēm. Lāzers ir mērķtiecīgāks un precīzāks salīdzinājumā ar starojumu un ķirurģiju, taču tas ir arī dārgāks. Lāzera izraisīta hipertermija palīdz ārstēt vēzi, bojājot ļaundabīgās šūnas.

●**Ķirurģija** - Šī ir galvenā metode izolētu, cietu veidojumu noņemšanai. Operācijas laikā tiek noņemta vai nu visa ļaundabīgā masa, vai skartie limfmezgli. Dažos gadījumos tas ir pietiekami, lai izārstētu vēzi.

●**Imūnterapija** ietver mākslīgu imūnsistēmas stimulēšanu, izmantojot dažādas terapeitiskas metodes, kas uzlabo tās spēju cīnīties ar vēzi. Imūnterapija ir sadalīta aktīvajā, pasīvajā un hibrīdajā. Ar imūnterapijas modificētu antivielu palīdzību audzēja antigēni tiek marķēti iznīcināšanai. [351] Aktīvā terapija no audzēja noņem imūnās šūnas, izmantojot dabiskās killer šūnas, citotoksiskos T limfocītus un dendrītiskās šūnas. Pasīvā humorālā terapija ir vērsta uz šūnu virsmas receptoriem, izmantojot antivielas CD20, CD274 un CD279.

●**Paliatīvā aprūpe** Palīdz pacientam tikt galā ar fiziskajiem, garīgajiem un emocionālajiem izaicinājumiem, kas rodas ārstēšanas laikā. Šīs metodes galvenais mērķis ir uzlabot dzīves kvalitāti. Paliatīvā aprūpe ir ieteicama pacientiem visās vēža stadijās.

Pacientiem, kuri ir veiksmīgi ārstēti pret vēzi, ir divreiz lielāks risks saslimt ar papildu primāro audzēju, salīdzinot ar tiem, kuriem vēzis nekad nav bijis. [352] Viens no svarīgākajiem faktoriem, kas nodrošina veiksmīgu ārstēšanu, ir vecums un vispārējais veselības stāvoklis. Blakusslimības, hroniskas slimības un imūndeficīts samazina pacientu izredzes izdzīvot. Pacienti, kuri augstu vērtē savu dzīves kvalitāti, parasti dzīvo ilgāk. [353]

Otto Warburg un kas ir Warburg efekts

20. gados vācu zinātnieku grupa fiziologa Oto Heinriha Vorburga vadībā atklāja, ka bez piekļuves glikozei un skābeklim vēža šūnas mirst. 1931. gadā Oto Vorburgs saņēma Nobela prēmiju fizioloģijā vai medicīnā par "elpošanas enzīma dabisko īpašību un darbības mehānisma atklāšanu". [354]

Vorburga efekts ir bioķīmiska parādība, kas saistīta ar faktu, ka vēža šūnas dod priekšroku glikozes sadedzināšanai ar glikolīzi skābekļa klātbūtnē. Parasti ķermenis sadedzina taukskābes efektīvākā veidā, ko sauc par oksidatīvo fosforilāciju, un anaerobos apstākļos pāriet uz glikogēnu, bet vēža šūnas uzvedas savādāk. Enerģijas ražošanas ziņā aerobā glikolīze ir mazāk efektīva nekā oksidatīvā fosforilēšana. Tomēr šis process rada vairāk blakusproduktu, piemēram, pienskābes, kas veicina vēža šūnu augšanu un fermentāciju. [355]

1929. gadā angļu bioķīmiķis Herberts Krabtrs nonāca pie secinājuma, ka ļaundabīgo audzēju šūnās notiek ne tikai aerobā glikolīze, bet arī fermentācija ārējo vai ģenētisko faktoru ietekmē. [356]

Šo fenomenu sauca par Krabtrī efektu, un bez Vorburga pētījumiem tas nebūtu atklāts. Vienkārši sakot, ja mēs sadedzinām tikai cukuru pat skābekļa klātbūtnē, tad vēža šūnas izraisa laktacidozi, kas tālāk izplata ļaundabīgās šūnas un atņem skābekli normālām šūnām. Laktātacidoze, pateicoties Warburg efektam, ir saistīta ar vairākiem vēža un iekaisuma slimību veidiem. [357]

Pienskābes acidozes gadījumā organismā veidojas liels daudzums laktāta jeb pienskābes, kas uzkrājas organismā. Tas ir metaboliskās acidozes veids, kas veicina slimības un var izraisīt nāvi. Ir divi laktacidozes veidi – A un B.[358]

● A tipa laktacidoze rodas sliktas audu piesātinājuma ar skābekli un sliktas asinsrites dēļ.

● B tipa laktacidoze parādās vielmaiņas slimību, mitohondriju disfunkcijas rezultātā, medikamentu vai alkohola ietekmē.

Pienskābe uzkrājas, ja organismā nav pietiekami daudz skābekļa, kas glikolīzes laikā sadala glikogēnu un glikozi. Ja laktacidozi pavada sepsi, strauji palielinās nāves risks. [359]

Otto Warburg izvirzīja hipotēzi (sauktu par "Warburg efektu"), ka aerobā glikolīze ir galvenais vēža attīstības cēlonis. 1966. gadā Nobela prēmijas laureātu lekcijā viņš ziņoja:

"Salīdzinot ar citām slimībām, vēzim ir daudz vairāk sekundāru attīstības iemeslu. Bet pat tik mānīgai slimībai ir tikai viens galvenais cēlonis. Īsāk sakot, ļaundabīgo veidojumu galvenais cēlonis ir skābekļa elpošanas aizstāšana veselīgā šūnā ar cukura fermentāciju. [360]

No 2000. līdz 2015. gadam tika veikti vairāk nekā 18 000 pētījumu par Vorburgas efektu un ATP lomu vielmaiņas procesā. Lielākajā daļā no tiem zinātnieki pievērsa uzmanību Vorburgas efekta funkcijām. Mūsdienās ir vispāratzīts, ka Vorburga efekts ir ļaundabīgo šūnu mutāciju rezultāts. [361]

Glikolīze ir piruvāta ražošanas process no glikozes caur Krebsa ciklu. Tas tiek aktivizēts, lai ražotu enerģiju anaerobos apstākļos, bet vēža šūnas paļaujas uz šo procesu pat aerobās elpošanas laikā. Tā rezultātā attīstās iekaisums, parādās pienskābe un fermentācija. Augsta glikozes koncentrācija asinīs palielina vēža šūnu proliferāciju*in vitro*, savukārt glikozes trūkums nodrošina pretēju efektu. Zems cukura līmenis asinīs progresējoša vēža gadījumā ir saistīts ar labvēlīgiem veselības rezultātiem. [362]

2008. gadā zinātnieku komanda atklāja, ka galvenais vēža enzīms M2-PK izraisa Vorburga efektu. Audzēja M2-PK enzīms tiek ražots ātri dalošās šūnās un ļauj vēža šūnām patērēt glikozi trīskāršā ātrumā. [363] 2006. gadā pētnieki mēģināja novērst vēža šūnu piruvāta pārvēršanu pienskābē. Viņi likvidēja enzīmu laktātdehidrogenāzi A [364], kā rezultātā vēža šūnas nespēja vairoties hipoksijas apstākļos. No tā izriet, ka pienskābe (laktāts) palielina audzēja šūnu proliferāciju, un pienskābes koncentrācijas samazināšana palīdz cīnīties ar vēzi.

Ir vairāki iespējamie laktacidozes cēloņi:

● Iedzimtas slimības - glikozes, fruktozes, laktāta un piruvāta vielmaiņas traucējumi. [365]

● Sirds un asinsvadu sistēmas slimības – ateroskleroze, sirdsdarbības apstāšanās un sastrēguma sirds mazspēja pasliktina asinsriti un šūnu piesātināšanas procesu ar skābekli. Šie apstākļi vienlaikus darbojas kā laktacidozes cēlonis un sekas.

● Diabētiskā ketoacidoze – vienlaikus paaugstināts ketonvielu un glikozes līmenis.

● Nieru un aknu mazspēja – iekšējie orgāni, kas iesaistīti šķidruma un skābju-bāzes līdzsvara regulēšanā, primāri kontrolē skābuma pakāpi organismā. Slimās nieres nevar buferēt laktātu.

● Infekcijas – sepse un citas infekcijas apdraud imūnsistēmu, samazina hemoglobīna piesātinājumu ar skābekli asinīs un izraisa laktacidozi. [366] Dažas baktērijas rada labvēlīgus apstākļus glikolīzei un fermentācijai.

● Vēzis un audzēji – ļaundabīgo audzēju šūnas pastāvīgi iesaistās glikolīzes procesā un ražo pienskābi, kas uzkrājas organismā.

● Alkohola lietošana – alkohola intoksikācija izraisa ketoacidozi un laktacidozi. [367] Alkohols iznīcina aknas un nieres, kuru galvenais uzdevums ir uzturēt skābju-bāzes līdzsvaru organismā.

● Narkotikas — dažas zāles, piemēram, tylenols, acetaminofēns, epinefrīns un metformīns, izraisa laktacidozi. [368] HIV medikamenti arī palielina pienskābes koncentrāciju organismā.

● Pārmērīga slodze – slodzes laikā organisms ražo pienskābi, un lielākā daļa tās ir jābuferē. Ja vingrojat pārāk smagi un pastāvīgi jūtat sāpes muskuļos, tad tā ir droša pienskābes uzkrāšanās pazīme.

Lai atbrīvotos no laktātacidozes, jums jāuzsāk laktāta sadalīšanās vai jāizvairās no darbībām, kas izraisa pienskābes uzkrāšanos. Visbiežāk sastopamās acidozes ārstēšanas metodes ir šķidruma terapija, skābekļa terapija, hidratācija, vitamīni un bikarbonātu hemodialīze.[2][1]. Neatkarīgi no tā, cik rūpīgi jūs ārstējat savus simptomus, kamēr jūs nekoncentrēsit savus spēkus uz slimības pamatcēloņa izskaušanu, jums nebūs labāk.

Daži padomi, kā izvairīties no laktacidozes:

● Ārstēt aknu slimības – nepieciešams atbrīvoties no viscerālajiem taukiem no aknām un iekšējiem orgāniem, lai tie atkal varētu normāli funkcionēt. Ierobežojiet cukura, fruktozes un alkohola patēriņu. Turklāt jums ir jāatbrīvojas no liekā svara.

● Normalizē cukura līmeni asinīs – diabēts un insulīna rezistence pastāvīgi liek organismam ķerties pie glikolīzes, ražojot laktātu. Pirmais solis ir uzlabot biomarķierus ar veselīgu uzturu.

● Pārtrauciet lietot alkoholu – alkohols ir toksisks pat mērenā daudzumā, tas veicina pienskābes veidošanos un stimulē rūgšanas procesu. Nemaz nerunājot par aknu slimībām.

● Vingrojumi – nepietiekama mitohondriju elpošana izraisa glikolīzi un pienskābes uzkrāšanos. Ja uzturēsit savu ķermeni labā formā un rūpēsieties par savu veselību, jūs varat izvairīties no mitohondriju disfunkcijas un uzlabot skābekļa patēriņu.

---

1.   http://flibusta.site/b/781081/read#n_2

• Dzeriet pietiekami daudz ūdens – dehidratācija palielina skābumu organismā un pasliktina šķidruma kustību. Tas noved pie vielmaiņas atkritumu un laktāta uzkrāšanās.

• Intermitējoša badošanās – periodiska badošanās paātrina pienskābes izvadīšanas procesu no asinīm, glikozes pārveidojoties glikoneoģenēzes ceļā. [369] Badošanās normalizē cukura līmeni asinīs un dziedē iekšējos orgānus.

Laktātacidoze parasti skar cilvēkus ar nopietnām veselības problēmām, piemēram, aknu slimībām, sirds un asinsvadu slimībām, sistēmisku iekaisumu, fizisku traumu vai smagu dehidratāciju. Vairāki simptomi norāda uz laktacidozi: dzelte (ādas un acu baltumu dzelte), apgrūtināta elpošana, panikas lēkmes, apjukums, hronisks nogurums, sirds aritmija un slikta dūša. Lai iegūtu informāciju par savu stāvokli, no rīta tukšā dūšā jāveic asins analīze. Pirms testa veikšanas jums vajadzētu ēst tikai iepriekšējā vakarā un nevajadzētu vingrot.

Patiešām, glikozes metabolisms dažādu veidu vēža šūnās atšķiras, tomēr visi audzēji dod priekšroku aerobai glikolīzei. Atkal aplūkojot M2-PK piemēru, mēs to atrodam pat veselās šūnās, kurām ātri jādalās, piemēram, lai dziedētu brūces.

Aerobā glikolīze (process, kurā tiek sadedzināts tikai cukurs, neizmantojot skābekli) ATP ražošanas efektivitātes ziņā ir zemāka par oksidatīvo fosforilāciju (procesu, kurā galvenokārt tiek sadedzināti tauki, izmantojot skābekli). Ja ir pietiekami daudz skābekļa, veselas šūnas saņem enerģiju ar aerobo elpošanu, tas ir, tās sadedzina taukus[3][2]. Bet vēža šūnas pāriet uz aerobo glikolīzi, lai ātrāk augtu un konkurētu par enerģiju. Evolūcijas spēļu teorija ierosina, ka šūnas, kas ražo ATP ar lielu ātrumu, bet ar zemu pieaugumu, iegūst selektīvas priekšrocības konkurencē par kopīgiem, ierobežotiem enerģijas resursiem. [370, 371] Šūna augšanai un proliferācijai izmanto daudz mazāk ATP, nekā nepieciešams normālai funkcionēšanai un izdzīvošanai. [372] Šī iemesla dēļ augsti glikozes metabolisma rādītāji veicina anabolismu un šūnu proliferāciju dzīvajā dabā planētu līmenī. [373]

Otto Warburg uzskatīja, ka šis nesabalansētās glikolīzes process, kas veicina ļaundabīgo audzēju augšanu, rodas mitohondriju traucējumu dēļ ATP sintēzē. Rezultātā cilvēks saslimst ar vēzi un citām slimībām, jo organisms nevar normāli saražot enerģiju. Glikolīzes blakusprodukti nodrošina vēža šūnas ar pietiekami daudz materiāla, lai veiksmīgi vairotos, neskatoties uz skābekļa klātbūtni. [374] Daži pierādījumi liecina, ka cēlonis varētu būt pārmērīga mitohondriju heksokināzes ekspresija, kas paātrina glikolīzi. [375] Kad mitohondriji ir bojāti vai vairs nespēj normāli funkcionēt, tie stimulē laktacidozes un glikolīzes attīstību audu elpošanas zemās efektivitātes dēļ. Tie nevar ražot pietiekami daudz enerģijas, tāpēc tie pasliktina iekaisumu un oksidatīvo stresu.

Mitohondriji tiek bojāti oksidatīvā stresa rezultātā organismā, vides piesārņojuma, iekaisuma, paaugstināta cukura līmeņa asinīs, pārstrādātu pārtikas produktu patēriņa, mazkustīga dzīvesveida un elpošanas problēmu dēļ. Mūsu organismā ir iebūvēti mehānismi bojāto šūnu un to daļu iznīcināšanai

---

2.   http://flibusta.site/b/781081/read#n_3

– tie ir apoptoze, autofagija un citi lizosomu ceļi. Diemžēl ļaundabīgās šūnās šie mehānismi nedarbojas, un tos nomāc arī mūsdienu cilvēka uzturs.

Imunitātes loma cīņā pret vēzi

Onkoimunoloģija pēta imūnsistēmas un vēža savstarpējās ietekmes procesus. Imūnterapija ir izcilākais šīs zinātnes praktiskā pielietojuma piemērs. [376] Viena no imūnsistēmas galvenajām lomām ir audzēju atpazīšana un noņemšana, ko sauc par audzēju imūnuzraudzību. Uzraudzība inhibē kanceroģenēzi un uztur šūnu homeostāzi [377], aktīvi darbojoties dabiskām killer šūnām (NK), [378] 1. tipa interferoniem (IFN-α/β), interferonam-γ (IFN-γ), [379] limfocītiem, [378] 380] perforīns un Fas/FasL sistēma. [381]

Imūnsistēma ir iesaistīta visos kanceroģenēzes posmos, turklāt audzēji satur tādus imūnkomponentus kā markofāgi, neitrofili, dendrītiskās šūnas, NK limfocīti, dabiskās killer šūnas un adaptīvie leikocīti. [382] Lai gan imūnsistēma spēj ierosināt pretvēža reakciju, to bieži bloķē daudzi inhibitori, ko ražo audzēja mikrovide. [383] Tas veidojas no fermentiem, metabolītiem un šķīstošām daļiņām, kas var izraisīt imūno šūnu darbību audzēja labā. [384]

Audzēju infiltrējošie limfocīti (TIL) iznīcina audzēja šūnas un, strādājot kopā ar CD8+ T limfocītiem vēža šūnu vietā, palielina izdzīvošanas rādītājus kolorektālā vēža [385], barības vada vēža [386], olnīcu vēža [387] melanomas gadījumā. 388] un citas onkoloģiskās slimības. T-limfocīti, kas ieskauj audzēju, nav vienīgie, kas atbild par pretvēža reakciju - intratumorālie T-limfocīti iznīcina ļaundabīgo audzēju no iekšpuses. NK šūnu mediēta iejaukšanās ļaundabīgos audzējos pozitīvi korelē ar izdzīvošanu kuņģa vēža, [389] kolorektālā vēža [390] un plakanšūnu plaušu vēža gadījumā. [391]

Citi trauksmes signāli, kas uzlabo imūno uzraudzību, ir urīnskābe, [392] karstuma šoka proteīni [393] un ekstracelulārās matricas atvasinājumi. [394] Tie ierosina nelielas proinflammatoriskas reakcijas, kas aktivizē iedzimto imūnsistēmu, lai cīnītos ar patogēniem. Šie signāli paātrina dendritisko šūnu nobriešanu, lai tās varētu ātrāk uzrādīt antigēnus un stimulēt T šūnas.

Pirts izmantošana un beta-glikānu (atrodams raugā vai ārstniecības sēnēs) patēriņš ir divi galvenie veidi, kā uzlabot imūno uzraudzību. Pirts sasilda ķermeni, imitējot dabisko temperatūras paaugstināšanos infekciju laikā, un sagatavo imūnsistēmu darbībai. Beta-glikānu gadījumā mēs patērējam svešas vielas, piemēram, rauga šūnu membrānas sastāvdaļas, kas padara imūnsistēmu pilnā gatavībā. Abos gadījumos organisms saņem signālu, ka pastāv potenciāli draudi no infekcijas izraisītājiem vai kaitīgām daļiņām, tāpēc imūnsistēma savāc armiju un apgādā savus cīnītājus ar labākajiem ieročiem. Pieaug imūno šūnu skaits, tās sāk aktīvāk kustēties, modrāk skenē vidi un uzrāda citotoksicitāti.

Dažas audzēja šūnas ražo vairākus faktorus, piemēram, transformējošo augšanas faktoru beta (TGF-β), IL-10 un prostaglandīnus, kas nomāc makrofāgu un limfocītu aktivitāti, tādējādi kavējot imūnreakciju. [395] Makrofāgi var arī stimulēt audzēja attīstību un augšanu, atbrīvojot augšanas faktorus, piemēram, audzēja nekrozes faktoru alfa (TNF-alfa). [396] Audzēja attīstības sākumposmā M1 makrofāgiem ir pretvēža iedarbība, bet pamazām tie sāk palīdzēt audzējam augt. Hipoksiska audzēja vide samazina citokīnu pretvēža efektivitāti un stimulē audzējam labvēlīgu iedarbību. [397] Daļa no šīs toksiskās vides ir saistīta ar pH līmeņa pazemināšanos, citiem vārdiem sakot, skābuma palielināšanos audzēja mikrovidē. Zinātnieki ir ierosinājuši, ka nātrija bikarbonāta lietošana, kas padara vidi sārmainu un paaugstina pH, palīdz samazināt skābumu audzēja mikrovidē. [398 399] Audzēja skābuma neitralizācija uzlabo pretvēža imūnterapijas efektu. [400] Bikarbonāts palielina audzēja pH un kavē spontānas metastāzes. [401] Nātrija bikarbonāta nanodaļiņas pat veicina labāku ķīmijterapijas zāļu uzņemšanu audzējos. [402] Sārmaina diēta kopā ar iekšķīgi lietojamu nātrija bikarbonātu (3–5 g dienā) padara urīnu sārmainu, tas ir, paaugstina pH līmeni (6,85 pret 6,39) pacientiem ar progresējošu aizkuņģa dziedzera vēzi. Ir svarīgi uzsvērt, ka aizkuņģa dziedzera vēža pacienti ar augstu urīna pH (>7,0) dzīvo ilgāk nekā pacienti ar zemu urīna pH (<7,0). [403] No tā izriet, ka sārmains uzturs, kas balstīts uz sārmainu pārtiku un/vai uztura bagātinātājiem, palīdz ārstēt vēzi. Sārmainā pārtikā ietilpst augļi un dārzeņi, savukārt skābie ēdieni ir cukurs, graudi un sieri. Visticamāk, ka augļu un dārzeņu aizstāšana ar ātri sagremojamiem cukuriem un graudiem izraisīja vēža izplatību un mirstību no tiem Rietumvalstīs.

Kā imūnsistēma mijiedarbojas ar vēža šūnām? Visu procesu no audzēja imūnnovērošanas līdz vēža izplatībai sauc par vēža imūnrediģēšanu, kas veido pamatu attiecībām starp audzēja šūnām un imūnsistēmu. Šis process ir sadalīts trīs posmos, kas apvieno visu, sākot no ierosināšanas līdz izvairīšanās no:[404]

1.**Iznīcināšana** imūnsistēmas vēža šūnas ir veiksmīgas imūnsistēmas uzraudzības pazīme. Imūnsistēma vienreiz un uz visiem laikiem izskauž audzēju, kas attīstās, izmantojot gan iedzimtās, gan adaptīvās imunitātes spēkus. Iekaisuma citokīni, kas ģenerē audzēja šūnas, aktivizē ķermeņa imūnās šūnas, piemēram, dabiskās killer šūnas un T limfocītus, kas pēc tam atbrīvojas no vēža šūnām. [405] Šis process ir sadalīts četros papildu posmos: [406]

a) audzēja šūnu atpazīšana ar imūno šūnu palīdzību, ko veic interferons-γ

b) Dendritisko šūnu nobriešana un migrācija, kamēr interferonam-γ ir zināma citotoksiska iedarbība [407]

c) Audzēja antigēnam specifisku T limfocītu veidošanās, kam ir vēl lielāka citotoksicitāte [408]

d) audzēja antigēnu specifisko šūnu atgriešana audzējā un audzēja šūnu iznīcināšana ar interferona-γ atbalstu

2.**Līdzsvars.** Šajā posmā tiek ražotas šūnas, kas ir izturīgas pret imūnsistēmas šūnām. [409] Šīs šūnas spēj izdzīvot imūndeficīta organismā. Šī procesa laikā daudzi sākotnējo audzēja šūnu varianti mirst, bet parādās jauni mutācijas varianti, kas var izturēt imūnsistēmas uzbrukumus.

3.**Izvairīšanās.** Audzēji izvairās no imūnās atbildes un progresē. Ir daudzi audzēju faktori, kas veicina imūnsupresiju un glābj vēža šūnas no nāves, piemēram, asinsvadu endotēlija augšanas faktors (VEGF), [410] IL-10, [411] transformējošais augšanas faktors beta (TGF-beta) [412] un prostaglandīns E2. [413]

a) Audzēja šūnas ekspresē īpašus antigēnus papildus histokompatibilitātes kompleksa 1 (MHC I) molekulām, kas atšķiras no normālām šūnām. Pamatojoties uz šo pazīmi, tos atpazīst T-limfocīti un T-helperlimfocīti. [414 415] Tādējādi turpmākā kanceroģenēze tiek apturēta, ja šūnas tiek atklātas agrīnā attīstības stadijā. Tomēr, ja audzēja šūnām ir mazāk MHC I molekulu nekā parasti, tās var izvairīties no atpazīšanas, [416] izraisot tās neatklāšanu imūnnovērošanā un izraisot ļaundabīgu transformāciju. [417] Par laimi, ja tās izvairās no imūnsistēmas, dabiskās slepkavas šūnas pārņem šo uzdevumu un nogalina audzēja šūnas, pirms tās kļūst par ļaundabīgām. [418] Komplementa sistēma spēj arī iznīcināt audzēja šūnas, ražojot antivielas. [419]

Imūnrediģēšanas laikā audzējiem var attīstīties imūnrezistenti varianti un mutācijas, lai pretotos pretvēža imūnreakcijai. Paaugstināta imunitāte tiek novērota arī HIV rezervuāra šūnās, kas apgrūtina organisma imūno šūnu iznīcināšanu. [420] Dažiem vēža veidiem tiek izmantoti imūnsistēmas kontrolpunkti, lai izvairītos no imūnsistēmas uzbrukumiem. Imūnās kontroles punkti ir imūnregulatoru reģioni, kas izlemj, kurām šūnām uzbrukt un kuras saglabāt. Tie var gan kavēt, gan stimulēt. Imūnsistēmas kontrolpunktu bloķēšana atspējo negatīvās atgriezeniskās saites cilpas, kas var izraisīt audzēja rezistenci. [421] Pašreizējie pārbaudītie imūnās kontrolpunkta inhibitori bloķē citotoksiskos T šūnu proteīnus CTLA-4, ieprogrammēto šūnu nāves proteīnu 1 (PD-1 vai PDCD-1) un ligandu 1 (PD-L1). [422] Vēža šūnu ligands PD-L1 inhibē interferonus un aizsargā pret citotoksiskajiem T limfocītiem. [423] Mērķēšana uz PD-L1 palīdz atjaunot imūno funkciju audzēja mikrovidē. [424] CTLA4 kontrolē regulējošo T šūnu homeostāzi un uzlabo to nomācošo spēju. [425] Tomēr ārstēšana ar kontrolpunktu blokatoriem palielina negatīvu imūno vai autoimūnu reakciju risku T limfocītu aktivācijas dēļ. [426]

Iekaisums un imūndeficīts magnija deficīta dēļ

Pastāv pieņēmums, ka hronisks iekaisums izraisa mutācijas, veicina vēža šūnu izdzīvošanu un rada onkogēnu mikrovidi. [427] Termins "audzēja aktivizēts iekaisums" attiecas uz imūnām šūnām un citokīniem, kas tiek iekļauti audzēja mikrovidē [428], kur arī tiek konstatēti imūnsupresīvi apstākļi. Iekaisums tiek uzskatīts par septīto specifisko vēža pazīmi. [429] No evolūcijas viedokļa organisms izjūt spēcīgu atlases spiedienu, kas mudina to veicināt iekaisumu, lai dziedinātu brūces un likvidētu patogēnus, nevis vēža attīstību. Apmēram 20% vēža gadījumu ir saistīti ar hroniskām infekcijām, autoimūnām patoloģijām un iekaisumu tajos pašos audos. [430] Citi vēža riska faktori, piemēram, smēķēšana, diabēts, aptaukošanās un vides piesārņojums, izraisa lokālu un sistēmisku iekaisumu, kas veicina kanceroģenēzi. [431 432] Ir konstatēts, ka ilgstošs plaušu iekaisums var pamodināt arī neaktīvas vēža šūnas pelēm. [433]

Imūndeficīts un proinflammatoriskie traucējumi veselās un inficētajās šūnās, iespējams, ir pamatā konkrētai parādībai, kurā T limfocīti zaudē savas citotoksiskās īpašības. [434] Killer T šūnas (CD8 T šūnas) atklāj citotoksicitāti, uzsākot apoptozi, bet, kad tās zaudē spēju iznīcināt vīrusus, imūnsistēma piesauc citas rezerves, kas iznīcina patogēnus pro-iekaisuma veidā. Šajā sakarā CD8 T limfocītu citotoksicitātes samazināšanās izraisa blakus esošo veselīgu šūnu bojājumus un nāvi, kas pastiprina iekaisumu un palielina citokīnu vētras reakciju risku. Vīrusu infekcijas laikā tiek izmantotas stratēģijas, lai uzlabotu CD8 T šūnu citotoksicitāti, lai uzlabotu ķermeņa imūnreakciju. [435] Šāda veida iespējamās stratēģijas ietver magnija un selēna papildināšanu. [436, 437, 438] Magnija deficīta dēļ monocīti atbrīvo vairāk iekaisuma citokīnu, un ar papildu magniju citokīnu koncentrācija samazinās, kad tiek aktivizēti nodevām līdzīgi receptori. [439]

Intracelulārais brīvais magnijs regulē dabisko killer šūnu un CD8 T limfocītu citotoksicitāti. [440] Intracelulārais brīvā magnija deficīts izraisa patoloģisku dabisko killer šūnu receptoru NKG2D un CD8 T limfocītu ekspresiju, kā arī izraisa ieprogrammētas šūnu nāves defektus NK šūnās un CD8 T limfocītos. [441] NKG2D ir galvenā loma pretaudzēju un hematopoētisko cilmes šūnu transplantācijas (HSCT) panākumos. [442 443 444] Dabiskie citotoksiskie receptori (NCR), piemēram, NKp46, NKp44, NKp30 un NKG2D, tiek uzskatīti par galvenajiem NK limfocītu receptoriem, kas iesaistīti audzēja aizsardzībā. [445, 446]

Magnija transportētāja 1 (MAGT1) deficīts aptur magnija jonu (Mg2+) intracelulāro transportu, kas nepieciešams signālu pārraidei no T limfocītiem, un izraisa primāra cilvēka imūndeficīta attīstību, ko sauc par "XMEN slimību" [447] (ar X saistītu limfoproliferatīvu). sindroms 3-type, XLP3, Dremuk I.A. Disease XMEN: [Elektroniskais resurss] // GENOKARTA Genetic Encyclopedia 2022. – URL: URL: https://www.genokarta.ru/disease/Bolezn_XMEN (Piekļuves datums: 13.01.20.).) Cilvēki ar ģenētisku noslieci uz intracelulāru brīvā magnija deficītu, citiem vārdiem sakot, XMEN slimību, cieš no nekontrolētas Epšteina-Barra vīrusa ekspresijas un ir pakļauti limfomas attīstības riskam. [448 449] NKG2D trūkuma dēļ tiem ir traucēta T šūnu aktivācija un samazināta dabisko killer šūnu un CD8 T šūnu citolītiskā funkcija. Papildu magnija lietošana palīdz pacientiem ar šo slimību daļēji atjaunot CD8 T šūnu citotoksicitāti un gandrīz pilnībā atjaunot dabisko killer šūnu citotoksicitāti, vienlaikus samazinot Epšteina-Barra vīrusa slodzi.

[450] XMEN slimību raksturo biežas augšējo elpceļu infekcijas, sinusīts, Epšteina-Barra vīrusa infekcija, limfoma, autoimūnas slimības un mainīta CD4 un CD8 šūnu attiecība.

2. tipa cukura diabētu raksturo zema intracelulārā brīvā magnija koncentrācija, kas daļēji izskaidro pacientu paaugstināto jutību pret RNS vīrusiem. [451] Turklāt magnija papildināšana var inhibēt NF-κB, [452] kas kontrolē III koagulācijas faktoru. [453] Magnija deficīts veicina oksidatīvo stresu un noārda intracelulāro glutationu. [454] No tā izriet, ka intracelulārais magnijs spēlē izšķirošu lomu imūnsistēmas darbībā. Uztura magnija atbalsts, īpaši, ja imūnās šūnas magnija līmenis ir zems, palīdz veicināt veselīgu imūnreakciju.

Intracelulārais magnija deficīts

No 50 līdz 75% iedzīvotāju nesaņem pietiekami daudz magnija, lai apmierinātu ikdienas nepieciešamību pēc šī mikroelementa, kas ir 350-420 mg dienā. [455] Pētnieki ir atklājuši, ka gandrīz 30% iedzīvotāju, saskaņā ar asins analīzēm, cieš no subklīniska magnija deficīta, un dažās populācijās magnija deficīts sasniedz 90%. [456] Var secināt, ka magnija deficīts ir ļoti izplatīta problēma, kas pasliktina imūnsistēmas darbību.

Stress noārda magniju, aktivizējoties simpātiskajai nervu sistēmai. [457] Stresa epizodes, piemēram, vingrinājumi, badošanās, augsts cukura līmenis asinīs, insulīna rezistence, miega trūkums un trauksme, liek organismam vairāk sadedzināt magniju. Tātad, jo vairāk jūtaties stresa stāvoklī, jo vairāk magnija jums ir nepieciešams. Diemžēl, jo mazāk magnija organismā, jo ātrāk tas tiek izlietots. Pētījumos ar dzīvniekiem un cilvēkiem ir pierādīts, ka magnija papildināšana mazina stresa negatīvās blakusparādības, piemēram, trauksmi, depresiju un miega problēmas. [458]

Daudzi faktori, kas izraisa magnija deficītu, ir:
- Slikts uzturs
- Zems kuņģa skābums
- Pārmērīgs cukura/tauku patēriņš
- Pārmērīgs rafinētu ogļhidrātu patēriņš
- B6 vitamīna, selēna vai nātrija trūkums

- Zāles: diurētiskie līdzekļi un insulīns
- 2. tipa cukura diabēts, kuņģa-zarnu trakta disfunkcija, sirds mazspēja
- Pārmērīga kalcija, D vitamīna vai fosfora uzņemšana
- Protonu sūkņa inhibitori un bezrecepšu antacīdi
- Proteīnūrija

Magniju var iegūt ar pārtiku. Lai to izdarītu, jums jāpievērš uzmanība tādiem pārtikas produktiem kā zaļie lapu dārzeņi, rieksti, sēklas, tumšā šokolāde, skumbrija, pupiņas, pākšaugi un dārzeņi. Taču mikroelementu daudzums šajos produktos ir tieši atkarīgs no augsnes kvalitātes un magnija klātbūtnes.

USDA dati no 1950. līdz 1999. gadam skaidri parāda vitamīnu un minerālvielu koncentrācijas samazināšanos 43 kultūrās. Laikā no 1975. līdz 1999. gadam vidējais kalcija saturs dārzeņos samazinājās par 27%, dzelzs par 37%, beta-karotīns par 21% un C vitamīns par 30%. [459] Tie paši skumji dati tika savākti par magniju. No 1940. līdz 1991. gadam magnija saturs dārzeņos samazinājies par 24%, augļos par 17%, gaļā par 15%, sierā par 26%. [460] Apvienotajā Karalistē magnija koncentrācija dārzeņos ir samazinājusies par aptuveni 35%. [461]

Magnija izzušana no pārtikas galvenokārt ir saistīta ar pesticīdiem un mēslojumu, kas atņem augsni vitamīnus un minerālvielas. Tie iznīcina labvēlīgās baktērijas, tārpus un kukaiņus, kas bagātina augsni ar barības vielām.

Labs piemērs šeit ir vitamīns B12, ko ražo baktēriju metabolisms. Turklāt mēslojums neļauj augiem absorbēt minerālvielas.

Pārtikas pārstrādes metodes, piemēram, eļļu un graudu rafinēšana, izņem vēl vairāk magnija no pārtikas produktiem, kas ar to nav bagāti. Rafinēšanas procesā eļļa tiek pilnībā attīrīta no jebkāda magnija satura. Saflora sēklas satur 680 mg magnija uz 1000 kalorijām, savukārt saflora eļļā magnija nav vispār. [462] Tas pats attiecas uz cukuru un rafinētiem graudiem, kas zaudē 80 līdz 99% magnija. [463]

Beta-glikāni

Pētnieki ir spējuši izveidot saikni starp dabiskām killer šūnām, beta-glikāniem, imunitāti un ļaundabīgiem audzējiem. Beta-glikāni ir polisaharīdi, kas atrodami dažu graudaugu, piemēram, auzu un miežu, klijās maizes rauga, sēņu un aļģu šūnu sieniņās. [464 465] Galvenais efekts ir spēja modificēt bioloģiskās reakcijas, kontrolēt iekaisuma procesus un iedzimto un adaptīvo imūnšūnu funkcijas. [466] Beta-glikāni nonāk cilvēka organismā ar pārtiku vai kā ar patogēniem saistītie molekulārie modeļi (PAMP), jo tie ir atrodami dažu rauga sēnīšu un baktēriju membrānās. [467]

Beta-glikāni ir slaveni ar savām pretiekaisuma, pretalerģiskajām, pretparazītu īpašībām un aizsargā pret aptaukošanos un osteoporozi. [468] Saskaņā ar pētījumu rezultātiem*in vitro*, beta-glikāni no rauga, sēnītēm un graudiem uzlabo galveno cilvēka imūno šūnu, īpaši monocītu, makrofāgu un dendritisko šūnu, funkcionalitāti. [469] Turklāt tie palielina proinflammatorisko citokīnu koncentrāciju. [470] Lai kontrolētu sēnīšu patogēnus, ir jārada oksidantu molekulas, piemēram, reaktīvās skābekļa sugas (ROS). [471] Plaši pierādījumi, kas iegūti pētījumos ar cilvēkiem un dzīvniekiem, liecina par iespējamu beta-glikānu aizsardzības funkciju pret infekcijām. Tie arī palīdz atbrīvoties no audzējiem un palielina vakcīnu efektivitāti. [472 473 474] I–II fāzes klīniskajos pētījumos ar veseliem brīvprātīgajiem ir pierādīts, ka beta-glikāni ir droši un netoksiski. [475, 476, 477]

• Pētījums parādīja, ka pēc trīs mēnešu uztura bagātinātāju lietošanas ar Pleurotus ostreatus beta-glikāniem sportistiem, kuri regulāri trenējās, bija ievērojami augstāka dabisko slepkavas šūnu koncentrācija, salīdzinot ar placebo. [478] Subjekti ziņoja par mazāku augšējo elpceļu infekciju simptomu skaitu. Divus mēnešus pēc piedevas lietošanas sākšanas aktīvā viela novērsa dabisko killer šūnu līmeņa pazemināšanos asinīs un imunitātes nomākšanu, kas augsta līmeņa sportistiem rodas intensīvas fiziskās aktivitātes dēļ. [479]

• Beta-glikāni stimulē NK limfocītu citotoksisko aktivitāti, saistoties ar aktivējošo receptoru NKp30. [480] Veseliem pieaugušajiem beta-glikāni stimulē NK limfocītu aktivitāti. [481] Audzēja un vecāku šūnām trūkst beta-glikānu uz apvalka, tāpēc tās nevar izraisīt pretvēža aktivitāti. Šo mehānismu var stimulēt, papildinot beta-glikānu ievadīšanu. [482]

• Beta-glikāni inhibē imūnpatogēnos procesus cilvēkiem ar alerģisku rinītu. [483] Beta-glikāna papildināšana 12 nedēļu laikā samazināja alerģisku reakciju biežumu deguna šķidrumos.

• Regulāra kaltētu šitaki sēņu lietošana (5-10 g dienā) četras nedēļas būtiski palielina iedzimtajā imunitātē iesaistīto limfocītu koncentrāciju un likvidē sistēmiskā iekaisuma marķierus. [484]

• Uztura atbalsts ar beta-glikāniem palīdz aktīvi cīnīties ar melanomu, samazina audzēja apjomu un kavē sarkano asins šūnu bojājumus. [485] Šos efektus vismaz daļēji veicina dabiskās slepkavas šūnas.

• Kad šitaki ekstrakts un Imunex tika ievadīti pacientēm ar progresējošu krūts vēzi, šo uztura bagātinātāju aktīvās sastāvdaļas aizsargāja pret dabisko slepkavu un limfokīnu aktivēto killer (LAK) šūnu aktivitātes samazināšanos, ko izraisīja ķīmijterapija. [486 487] Turklāt pēc šitaki ekstrakta un Agaricus blazei ekstrakta lietošanas vēža pacientiem palielinājās dabisko killer šūnu un LAK citotoksicitāte. [488] Pacientiem ar mielomu, kuriem tika veikta lielu devu ķīmijterapija, dažādu imūno šūnu un proteīnu IL-Ra, IL-5 un IL-7 populācijas palielinājās, lietojot sēnes Agaricus brasiliensis šķidro ekstraktu (no ražotāja AndoSan).). [489] Beta-glikāna piedevas mazina arī citas nevēlamās ķīmijterapijas sekas, piemēram, apetītes zudumu, emocionālu nestabilitāti, matu izkrišanu un trauslumu. [490] Beta-glikānu spēja pretoties ķīmijterapijas negatīvajai ietekmei uz sarkanajām asins šūnām uzlabo hematopoēzes un reģenerācijas procesus. [491]

Pētījumu rezultāti liecina, ka beta-glikāniem piemīt pretvēža īpašības, tajā skaitā: 1. Ļaundabīgo šūnu augšanas kontrole, 2. Audzēja mikrovides un imūnsistēmas modulācija, 3. Savstarpēji pastiprinoša iedarbība kopā ar tradicionālo pretvēža ārstēšanu. Tie arī palīdz novērst nevēlamās ķīmijterapijas un starojuma blakusparādības. Audzēja mikrovides modulācija novērš metastāžu izplatīšanos. [492]

Vislielāko efektivitāti imūnsistēmas stiprināšanā un organisma pretaudzēju aizsardzībā uzrāda sēnēs un maizes raugā atrodamie beta-glikāni, bet holesterīna un glikozes koncentrāciju asinīs vislabāk samazina graudaugu beta-glikāni. [493 494] Graudaugu beta-glikānu struktūra ir atšķirīga, un tie netiek atzīti par PAMP. [495] Pēc izkļūšanas kuņģī beta-glikāni nesagremotā veidā nonāk tievajās zarnās un ar zarnu epitēlija šūnām tiek nogādāti imūno šūnu populācijās. [496] Turklāt beta-glikāni caur limfu un asinīm var sasniegt attālos limfātiskās sistēmas orgānus. [497, 498]

Rezumējot, mēs varam teikt, ka imunitāte ir nesaraujami saistīta ar organisma uzņēmību pret vīrusiem un vēzi. Aktīva un optimizēta imūnsistēma spēj atbrīvoties no patogēniem un audzēju šūnām, pirms tie kļūst par vēzi. No otras puses, imūndeficīta stāvokļi palielina infekciju iespējamību un samazina imūno šūnu citotoksicitāti, kas ļauj vēža šūnām vieglāk cīnīties par savu eksistenci.

Ceturtā nodaļa:

Kā pārāk aktīva imūnsistēma izraisa iekaisumu un autoimūnas slimības

Mēs esam ieinteresēti, lai mūsu imūnsistēma ātri reaģētu uz draudiem un efektīvi cīnītos ar patogēniem. Bet dažreiz tas sāk parādīt pārmērīgu aktivitāti un šajā gadījumā var kaitēt ķermenim. Šo parādību sauc par "pārmērīgu imūnsistēmu", un tā izraisa hronisku iekaisumu, sāpes, alerģiskas reakcijas, paaugstinātu jutību un autoimūnas slimības.

Autoimūna reakcija ir nepiemērota imūnsistēmas reakcija, kad tā pārstāj atšķirt veselas ķermeņa šūnas no patogēniem un uzbrūk tām. Tā rezultātā persona piedzīvo virkni simptomu, piemēram, drudzi, izsitumus, vājumu, locītavu sāpes, savārgumu un zarnu problēmas. Ir vairāk nekā simts autoimūnu slimību, tostarp 1. tipa cukura diabēts, celiakija, Greivsa slimība, multiplā skleroze, iekaisīga zarnu slimība (IBD), reimatoīdais artrīts, sarkanā vilkēde un psoriāze. Autoimūnas slimības skar 50 miljonus amerikāņu, un šādu pacientu skaits nepārtraukti pieaug. [499]

Autoimūnām slimībām ir daudz iemeslu, tostarp iedzimtība, nosliece un vides faktori. Tomēr šie cēloņi galvenokārt ir saistīti ar pārmērīgi aktīvo imūnsistēmu, kas noved pie ķermeņa hroniska iekaisuma un autoimūnas reakcijas. Iekaisumi un autoimūnas reakcijas ir līdzīgas, jo tās izraisa ķermeņa aizsargsistēmu pastāvīgu modrību un aizdomīgumu par veseliem audiem organismā.

Šajā nodaļā mēs apskatīsim autoimūnās reakcijas fizioloģiju, to, kas to izraisa, kā tā ietekmē citas slimības un ko var darīt, lai problēmu atrisinātu. Jūs arī uzzināsiet, kāpēc iekaisums ir galvenā blakusparādība un vienlaikus stimulējošais faktors imūnsistēmas disfunkcijai. Iekaisums norāda uz infekciju rašanos un slimību attīstību, bet tajā pašā laikā kalpo par to rašanās cēloni. Tāpēc ir ārkārtīgi svarīgi saprast, ko darīt ar iekaisumu un kā nezaudēt kontroli pār to.

Kas izraisa autoimūnas slimības

19. gadsimta beigās un 20. gadsimta sākumā tika uzskatīts, ka imūnsistēma nevar uzbrukt savam ķermenim. Pols Ērlihs, ebreju izcelsmes vācu ārsts, noliedza šīs parādības iespējamību, nosaucot to par "pašsaindēšanās šausmām". [500] Tomēr 1904. gadā viņa students Ernsts Vitebskis pierādīja, ka pastāv autoimūnas reakcijas [501]. Viņš atklāja, ka pacientu ar aukstu paroksizmālu hemoglobinūriju sarkanās asins šūnas reaģē ar citu seruma savienojumu. Mūsdienās visi atzīst, ka autoimūna reakcija ir neatņemama mugurkaulnieku imūnsistēmas īpašība, ko sauc par dabisko autoimunitāti. [502]

Lai gan spēcīgas autoimūnas reakcijas ir kaitīgas organismam, mazās devās tās pozitīvi ietekmē veselību. Autoimunitāte palīdz ātri atpazīt svešas antivielas infekcijas pirmajās stadijās, kad nav tik daudz patogēno mikroorganismu, un nodrošina ātru palīgu T-limfocītu reakciju. [503] Pateicoties tam, organisms iegūst adaptīvas priekšrocības salīdzinājumā ar jauniem vīrusiem un infekcijām, ar kurām tas iepriekš nav saskāries, un iemācās ātri no tiem atbrīvoties. Blakus bojājums šajā gadījumā nav tik kritisks, jo tas izpaužas mēreni, turklāt mūsu šūnas jau tagad sadalās un katru dienu atjaunojas. Problēmas sākas, kad "savējo" un "nesavējo" atpazīšanas process kļūst nekontrolējams un sāk neizdoties. Tas dod impulsu autoimūno slimību attīstībai.

Ir vispāratzīts, ka autoimunitāte ir imūnās atbildes regulējošo mehānismu neveiksmes rezultāts, kas izjauc imūnsistēmas efektoršūnas. [504] Autoimūnās reakcijas pamatā ir autoreaktīvo limfocītu, piemēram, B limfocītu, T limfocītu un dabisko killer šūnu, iznīcināšanas procesa pārkāpums. [505] Turklāt ir atrasti pierādījumi, ka situācijas attīstību veicina izmaiņas autoantigēnā, kas aktivizē nestandarta T limfocītus ar patogēnu potenciālu. [506] Šķiet, ka dendritiskās šūnas uztur T-limfocītu līdzsvaru. [507 508] Tie veicina paštoleranci, iznīcinot T limfocītus vai veidojot regulējošos T limfocītus. [509]

Neskatoties uz milzīgo autoimūno slimību daudzveidību, tās visas iziet cauri trim identiskiem posmiem: ierosināšana, attīstība un izzušana. [510] Apskatīsim katru no tiem tuvāk:

1.Autoimunitātes uzsākšana Tas ir brīdis, kad slimība sāk progresēt. Tā kā slimība sākas ilgi pirms jebkādu simptomu parādīšanās, ir ļoti grūti noteikt, kas tieši rada dzirksteli, no kuras parādās liesma. Ir gan ārēji, gan ģenētiski faktori, kas dod impulsu autoimūnas reakcijas sākšanai.

A. Ar autoimūnu slimību attīstību saistītie iedzimtie faktori ietver vairākus ģenētiskus polimorfismus [511], kas ietekmē imūnglobulīnus, T-šūnu receptorus un galveno histokompatibilitātes kompleksu (MHC).

i. HLA DR2 ir MHC II klases šūnu sienas receptors, kas pozitīvi korelē ar sistēmisku vilkēdi, narkolepsiju un multiplo sklerozi. [512] HLA DR3 korelē ar 1. tipa cukura diabētu un Šegrena sindromu. HLA DR4 ir saistīta ar reimatoīdo artrītu, 1. tipa cukura diabētu un pemphigus vulgaris.

ii. Vēl viens gēns cilvēkiem, PTPN22, ir saistīts ar 1. tipa diabēta, reimatoīdā artrīta, sistēmiskās vilkēdes, Hašimoto tiroidīta, Greivsa slimības, multiplās sklerozes un Adisona slimības attīstību. [513, 514, 515, 516, 517]

iii. TNFRSF1A gēns, 1. tipa audzēja nekrozes faktora receptors, ir membrānas receptors, kas saistās ar audzēja nekrozes faktoru-alfa (TNF-alfa), galveno iekaisuma citokīnu. TNFRSF1A (definēts ar TNFR1, rs1800693) ir cieši saistīts ar multiplo sklerozi. [518]

iv. Interleikīna-2 (IL-2) receptoru α (CD25) ekspresija tiek ekspresēta uz aktivizētiem T limfocītiem un regulējošajiem T limfocītiem. Riska alēles pie CD25 (rs2104286) ir saistītas ar multiplo sklerozi un 1. tipa cukura diabētu. [519] Interleikīna 23 receptora (IL23R) ģenētiskie polimorfismi ir konstatēti Krona slimības, psoriāzes un čūlainā kolīta gadījumā. [520]

v. Sievietēm ir lielāks risks saslimt ar noteiktām autoimūnām slimībām, jo viņām ir lielāka iekaisuma reakcija nekā vīriešiem. Tieša šūnu apmaiņa starp māti un augli grūtniecības laikā var izraisīt arī autoimunitāti.

b.**Uz ārējiem autoimunitātes izraisītājiem** ietver infekcijas, uzturu, stresu, ķīmiskas vielas, ultravioletā starojuma izraisītu apoptozi un saindēšanos ar smagajiem metāliem. [521, 522, 523] Pārtikas produkti un pārtikas sastāvdaļas, kas ir saistītas ar palielinātu zarnu caurlaidību un autoimūnām slimībām, ir lipeklis, graudi, naktsvijoļi, lektīni, piena produkti, cukurs un daudzi citi. [524, 525, 526, 527] Daži "savstarpēji reaģējoši" pārtikas produkti, piemēram, piens, kafija, kukurūza, rīsi un prosa, noteikta veida jutīgu indivīdu organismā uzvedas kā lipeklis un izraisa līdzīgu autoimūnu reakciju. [528] Maziem bērniem elpceļu infekcijas īslaicīgi ir saistītas ar autoimūnu 1. tipa cukura diabētu. [529] Tas nenozīmē, ka glutēns, kas atrodams veselos, neapstrādātos graudos, ir kaitīgs veselībai (vienīgais izņēmums ir tie, kuriem ir celiakija). Daudzi cilvēki ar bojātu zarnu oderējumu ēd rafinētus graudus un viņiem ir grūtības panest lipekli.

ar**Molekulārā mīmika** ir parādība, kurā dažiem patogēniem ir strukturāla līdzība ar saimnieka antigēniem. Jebkura antiviela, kas tiek radīta, reaģējot uz antigēnu, saistās ar saimnieka antigēniem un veicina iespējamu autoimūnu reakciju. [530] Šķiet, ka molekulārā mīmika ir iesaistīta reimatoīdā artrīta un sirds un asinsvadu slimību patoģenēzē. [531] Daudzi vīrusi un baktērijas izmanto arī molekulāro mīmiku, piemēram, Streptococcus pyogenes, H. pylori, Salmonella, Escherichia coli, citomegalovīruss, Epšteina vīruss Barr un Coxsackie vīruss. [532]

2.**Attīstības stadijā autoimūna reakcija veicina iekaisuma liesmas un izraisa audu bojājumus.** Ja iekaisuma reakciju produkti netiek izvadīti, tie rada iekaisuma vidi, kas sāk izplatīties, veidojot apburto loku. Iekaisuma mediatori, kas ir atbildīgi par šo parādību, ir audzēja nekrozes faktors-alfa (TNF-alfa), NLRP3 iekaisuma process, kodolfaktors kappa B (NF-kB), interleikīns-12, interleikīns-17A un interleikīns-23. [533 534] Palielināta efektoru attiecība pret regulējošajām imūnšūnām, galvenokārt starp killer T šūnām un regulējošām T šūnām, arī izraisa autoimunitāti. [535]

3.**Autoimunitātes atrisināšana** dzēš iekaisuma uguni galvenokārt ierobežojot efektoru darbību un uzlabojot regulējošos mehānismus. Regulējošie T limfocīti kontrolē imūnreakciju pret sevi un svešām daļiņām (antigēniem) un novērš autoimūno slimību attīstību. Regulējošās T šūnas tiek ražotas aizkrūts dziedzerī un sekundārajos limfātiskajos orgānos. No tā izriet, ka šo orgānu bojājumi, regulējošo T limfocītu ražošanas vai darbības traucējumi var izraisīt autoimunitāti. Autoimūns iekaisums aktivizē regulējošos T limfocītus, kas sāk kontrolēt iekaisuma procesu un papildināt imunoloģisko atmiņu. [536] Citi inhibējošie receptori, piemēram, CTLA-4 un PD-1, arī nomāc autoimūnas reakcijas. CTLA-4 gēna dzēšana un mutācijas izraisa imūnsistēmas disfunkciju cilvēkiem. [537]

Attīstītajās valstīs autoimūno slimību biežums ir palielinājies kopš pagājušā gadsimta astoņdesmitajiem gadiem. 1989. gadā profesors Deivids Stračens izvirzīja "higiēnas hipotēzi", kas apgalvoja, ka antibiotiku, antiseptiķu, vakcīnu un sterilas vides aizraušanās potenciāli palielina autoimūno slimību risku bērniem. [538] Bērni, kuri nesadarbojas ar baktērijām, kas atrodamas augsnē, dzīvniekos, graudos un citos avotos, pieaugušā vecumā biežāk cieš no autoimūniem traucējumiem. [539] Bērni, kas dzimuši ar ķeizargriezienu, ir vairāk uzņēmīgi pret visu veidu hroniskām slimībām, piemēram, diabētu, aptaukošanos un astmu. [540] Ārstēšana ar antibiotikām zīdaiņa vecumā ir saistīta ar iekaisīgas zarnu slimības attīstību. [541] Novērots, ka insulīnatkarīgā cukura diabēta (1. tipa) sastopamības biežuma palielināšanās paralēli samazinās arī bakteriālo infekciju izplatība. Šis fakts apstiprina "higiēnas hipotēzi", citiem vārdiem sakot, mijiedarbība ar baktērijām nodrošina aizsardzību pret autoimūnām slimībām. [542] Aptaukošanās, kas daiļrunīgi norāda uz nepareizi izvēlētu uzturu, darbojas kā autoimūno slimību riska faktors. [543] No tā mēs varam secināt, ka labākais veids, kā uzturēt veselīgu imūnsistēmas līdzsvaru, ir veselu, dabisku pārtiku saturoša diēta.

Autoimūno patoloģiju ārstēšana

Tradicionāli autoimūnas slimības tiek ārstētas ar imūnsupresīviem līdzekļiem, pretiekaisuma līdzekļiem un paliatīvo aprūpi. Sarežģītākais uzdevums šādu slimību ārstēšanā ir kontrolēt iekaisuma procesu un nodzēst autoimūno reakciju uguni. [544] Šī iemesla dēļ Rietumu diēta, kurā ir daudz tauku, cukura un pārstrādātu pārtikas produktu, stimulē autoimūnas reakcijas pārtikas pro-iekaisuma īpašību dēļ. [545] Aptaukošanās gadījumā šūnu imunitāte vājinās pirms infekcijām, un tādējādi organisms nonāk hroniska, zemas pakāpes iekaisuma stāvoklī. [546]

Pētījumi liecina, ka ingvera piedevas uzlabo reimatoīdo artrītu, samazinot iekaisumu. [547] Pretiekaisuma citrusaugļu savienojums naringenīns bloķē bojātās T šūnas un palīdz atjaunot T šūnu homeostāzi. [548] Pelēm naringenīns mazina autoimūno encefalomielītu, modulējot autoimūnās iekaisuma reakcijas. [549] Zaļās tējas galvenais polifenols EGCG paaugstina regulējošo T šūnu līmeni, kas galvenokārt uztur līdzsvaru starp T šūnām. [550] Kurkumīns mazina reimatoīdā artrīta, multiplās sklerozes, psoriāzes un iekaisīgas zarnu slimības simptomus, efektīvi kontrolējot iekaisuma citokīnus un NF-kB signālu ceļu. [551]

Omega-3 taukskābēm ir arī spēja samazināt iekaisumu un inhibēt iekaisuma citokīnus. Pētījumi ar cilvēkiem ir parādījuši, ka omega-3 palīdz pret reimatoīdo artrītu, iekaisīgām zarnu slimībām, astmu un psoriāzi. [552] Auksti spiesta neapstrādāta augstākā labuma olīveļļa ir arī veselīgi tauki ar pretiekaisuma īpašībām. Saskaņā ar pētījumiem olīveļļa nomāc pro-iekaisuma gēnus pacientiem ar metabolisko sindromu, pateicoties tajā esošajiem polifenoliem. [553]

Attiecībā uz citiem antioksidantiem Somijā veikts piecus gadus ilgs pētījums nekonstatēja būtisku saistību starp antioksidantu uzņemšanu un 1. tipa cukura diabētu. [554] Tomēr pētījumi ar polifenoliem bagātu pārtiku ir parādījuši saistību starp uztura paradumiem, samazinātu iekaisuma slimību risku un samazinātu mirstību. [555] Polifenola savienojumus var atrast dabiski audzētos augu produktos, tostarp tumšos dārzeņos, piemēram, brokoļos, artišokos, lapu zaļumos un kāpostos, ogās, tostarp avenes, kazenēs, mellenēs, aronijās, tādos augļos kā granātāboli un ķirši, olīvas, zaļumi. tēja, melnā tēja, kafija un pākšaugi. Saskaņā ar pētījumu, kas publicēts žurnālā Nature 2010. gadā, visaugstākā polifenolu koncentrācija ir krustnagliņas, piparmētras, zvaigžņu anīss, kakao pulveris un oregano. [556] Kvercetīns ir vēl viens antioksidants jeb flavonoīds, kas atrodams sīpolos un dārzeņos, stiprina saspringtos zarnu savienojumus un stiprina zarnu barjeru. [557] Pamata aizsardzība pret svešķermeņu daļiņu un autoimūnu patogēnu iekļūšanu asinsritē ir veselīgi cieši savienojumi un zema zarnu gļotādas caurlaidība. Jāizvairās no jebkādām vielām, kas bojā zarnu sienas un palielina to caurlaidību.

Pastāv tieša saikne starp sistēmisku iekaisumu visā ķermenī un zarnu mikrobiomu. [558] Līdz 70% imūnsistēmas atrodas zarnās. Tas ne tikai sagremo pārtiku, bet arī sūta signālus uz visām ķermeņa daļām. [559] Mikrobioms lielā mērā nosaka iedzimtās un adaptīvās imunitātes veselību, palīdzot atpazīt patogēnus un daļiņas un atšķirt tos no saimnieka. [560] Uzturs pirmajos dzīves gados un mikrobiotas nobriešana liek pamatus mūža imunitātei un samazina hronisku slimību risku. [561]

Jaunākie pētījumi liecina, ka zarnu mikrobioms un baktērijas ir saistītas ar autoimūnām reakcijām. 1. tipa diabēts ir saistīts ar sliktu zarnu mikrobiotas daudzveidību. [562] Disbioze jeb mikrofloras nelīdzsvarotība kontrolē iekaisīgas zarnu slimības. [563] Krona slimībā tiek novērota neliela Faecalibacterium prausnitzii populācija. [564] Zems Akkermansia, Faecalibacterium un Bifidobacterium līmenis palielina jutību pret alerģijām, ietekmējot T limfocītus. [565] Bērniem ar 1. tipa cukura diabētu ir paaugstināta Globicatella sanguinis, Dialister invisus un Bifidobacterium longum koncentrācija [566], savukārt viņiem ir zemāka Bifidobacterium pseudocatenulatum un Bifidobacterium adolescentis koncentrācija nekā veseliem kontroles cilvēkiem. [567] Pastāv korelācija starp reimatoīdo artrītu un Prevotella copri. [568] Jāpiebilst, ka zarnu mikrobiotas daudzveidība galvenokārt ir atkarīga no uztura, tāpēc mūsu uzturs nosaka, kuras baktērijas dominēs – labvēlīgās vai kaitīgās.

Lai ārstētu disbiozi un palielinātu celmu daudzveidību, varat vērsties pie probiotikām. Clostridioides difficile infekcija palielina baktēriju, piemēram, Firmicutes, populāciju un samazina

Bacteroides skaitu, ko var ārstēt ar probiotikām. [569] Vispazīstamākie labvēlīgie baktēriju celmi ir Enterococcus spp. (enterokoki), Lactobacillus spp. (laktobaktērijas), Bifidobacterium spp. (bifidobaktērijas), Bacillus spp. (bacillus subtilis) un Streptococcus spp (streptokoki). [570]

• Lactobacillus rhamnosus GG lieto pseidomembranoza kolīta un ar antibiotikām saistītas caurejas ārstēšanai. [571] Probiotikas, piemēram, Lactobacillus, modulē proinflammatoriskus TNF-alfa signalizācijas faktorus. [572] Laktobacilli ir atrodami tādos pārtikas produktos kā skābēti kāposti, jogurts, tempe, miso, natto, kimchi un citi raudzēti pārtikas produkti. Tie ir arī bagāti ar citiem labvēlīgiem savienojumiem, piemēram, antioksidantiem, vitamīniem, īpaši B12, kas nepieciešams nervu sistēmai. [573] Raudzētu sojas pupiņu lietošana japāņu sievietēm ir saistīta ar zemu osteoporozes risku. [574, 575]

• Klasiskās (pienskābes) propionskābes baktērijas, piemēram, Propionibacterium freudenreichii, uzlabo mikrobiotas stāvokli, veicina labvēlīgo bifidobaktēriju celmu augšanu, [576] bloķē patogēnos mikroorganismus, piemēram, H. pylori, [577] Salmonella enterica un enteropatogēnos. Escherichia coli. [578] Propionskābes baktērijas nonāk organismā ar raudzētiem piena produktiem tās ir, piemēram, kefīrā, sierā, jogurtā; Pasterizētā pienā nav baktēriju, jo tās tiek izvadītas karsēšanas procesā. Rezultātā ražotājiem ir jāpievieno Lactobacillus un Bacillus celmi, lai bagātinātu piena produktus ar labvēlīgām īpašībām. [579] Mājas siers un kefīrs, kas saglabā dzīvās probiotikas, vislabāk atbalsta zarnu mikrobiomu veselību.

• Bifidobaktērijas var samazināt kairinātu zarnu sindroma smagumu, par ko liecina 2011. gada randomizēta kontrolēta pētījuma rezultāti. [580] Jaundzimušajiem probiotiku Bifidobacterium bifidum, Bifidobacterium lactis un Lactobacillus acidophilus maisījums samazina ekzēmas sastopamību. [581] Bifidobacterium bifidum PRL2010 kontrolē iedzimto imūnreakciju, regulējot interleikīnu un citokīnu veidošanos. [582]

• Bacillus coagulans ir grampozitīvas, sporas veidojošas baktērijas, kas ražo pienskābi. Viņi veiksmīgi tiek galā ar zarnu slimību simptomiem, palielina labvēlīgo baktēriju skaitu un uzlabo sviestskābes ražošanu. [583] Reimatoīdā artrīta gadījumā B. coagulans samazina iekaisuma marķierus un mazina sāpes. [584] Bacillus coagulans metabolīti veicina antigēnu prezentējošu šūnu nobriešanu*in vitro*. [585] Veseliem pieaugušajiem B. coagulans stimulē TNF-alfa izdalīšanos, reaģējot uz A gripas vīrusu un adenovīrusa infekciju. [586]

Zems D vitamīna līmenis ir saistīts ar autoimūnu slimību attīstību. [587] Ja imūnā atbilde ir pastāvīgi aktīva, tā var izraisīt autoimunitāti, bet, ja tā netiek stimulēta, infekcija var palaist garām. [588] Mutācijas D3 vitamīna sistēmas CYP27B1 gēnā ir saistītas ar paaugstinātu 1. tipa diabēta, [589] Adisona slimības, [590] Hašimoto tiroidīta un Greivsa slimības risku. [591] Lielākajai daļai šūnu, tostarp T un B limfocītiem, ir D vitamīna receptori, kas regulē imūnsistēmu. [592] Ņemiet vērā, ka šos receptorus stimulē tikai aktīvais D vitamīns (cits nosaukums ir kalcitriols), kam organismā nepieciešams pietiekams magnija daudzums. Citiem vārdiem sakot, ja vēlaties, lai jūsu imūnās šūnas darbotos pareizi, jums ir jālieto pietiekami daudz D vitamīna un magnija. D vitamīns ietekmē T-limfocītu un dabisko killer šūnu darbību. [593]

• Reta saules iedarbība un dzīvošana ziemeļu platuma grādos tiek uzskatīti par riska faktoriem multiplās sklerozes (MS) attīstībai. [594] Tiek atzīmēts, ka sezonāls dienasgaismas stundu samazinājums ir saistīts ar palielinātu MS aktivitāti. [595 596] Nepietiekams ultravioletais starojums ir saistīts ar multiplās sklerozes attīstības riska palielināšanos 100 reizes, liecina dati no vairāk nekā 320 Eiropas pētījumiem. [597] Turklāt saules iedarbība darba un bērnības laikā ir apgriezti korelē ar multiplās sklerozes attīstību un mirstību no šīs slimības. [598, 599]

• Nepietiekama saules iedarbība ir galvenais riska faktors 1. tipa diabēta attīstībai. Ziemeļu puslodē 1. tipa diabēta aktivitāte sasniedz maksimumu no oktobra līdz janvārim un sasniedz zemāko punktu vasarā. Tomēr dienvidu puslodē ir pretējais. [600] 1. tipa cukura diabēta attīstības risks ir atkarīgs no ultravioletā starojuma daudzuma. [601] Regulāra uztura papildināšana bērniem ar D3 vitamīnu ir saistīta ar 1. tipa diabēta attīstības riska samazināšanos par 88%. [602] 1. tipa cukura diabēta gadījumā CD4+ T limfocīti kļūst patoloģiski un autoreaktīvi, un to darbība ir vērsta uz audu bojājumiem. [603] Izrādījās, ka tas pats attiecas uz multiplo sklerozi. [604]

Ņemot vērā ciešo saistību starp D vitamīna līmeni, ultravioletā starojuma daudzumu un autoimūnu patoloģiju attīstības risku, D vitamīnu var uzskatīt par svarīgu vides faktoru. [605] Saskaņā ar pašreizējiem ieteikumiem kalcija homeostāzes uzturēšanai D vitamīna līmenis zem 30 nmol/L izraisa deficītu, 30–50 nmol/L neatbilst organisma vajadzībām, un tikai virs 50 nmol/L tiek uzskatīts par pietiekamu. [606] Ieteicamās devas autoimūnām slimībām nav zināmas, taču jebkurā gadījumā pacientiem ar Krona slimību, salīdzinot ar kontroles subjektiem, D vitamīna devas 2000 SV/dienā, kas sasniedz 75 nmol/L, ir saistītas ar normālu zarnu caurlaidību, uzlabotu zarnu caurlaidību. dzīvi un slimības marķieru samazināšanos. [607]

Cinks ir būtisks mikroelements, kas imūnās šūnām ir nepieciešams optimālai darbībai. [608] Tā ir atslēga vairāk nekā 300 enzīmu reakcijām un starpšūnu komunikācijai. Cinka deficīts veicina pro-iekaisuma citokīnu izdalīšanos un novājinātu imunitāti. [609] Kopš pagājuša gadsimta 70. gadiem zinātnieki ir vairākkārt pētījuši cinka īpašības un secinājuši, ka šī mikroelementa trūkums ir saistīts ar dažādām autoimūnām slimībām, tostarp 1. tipa cukura diabētu, reimatoīdo artrītu, multiplo sklerozi, sistēmisku vilkēdi, autoimūnu hepatītu, celiakiju. un Hašimoto vairogdziedzera iekaisums. [610] Cinka deficīts izjauc Th1 un Th2, regulējošos T limfocītu un killer T limfocītu līdzsvaru un ierobežo NK limfocītu darbību. [611] Iegūto nelīdzsvarotību var koriģēt ar pārtiku un uztura bagātinātājiem, kas bagāti ar cinku. [612] Dzīvnieku izcelsmes produkti satur īpaši lielu cinka daudzumu, un jāņem vērā, ka augu barībā šī mikroelementa ir mazāk, tāpēc veselīgā uzturā būtu jāiekļauj dzīvnieku izcelsmes produkti.

Vēl viens potenciāls risinājums tiem, kas cenšas pārvaldīt autoimūnu slimību vai novērst tās simptomus, ir eliminācijas diēta. Ja jūsu iecienītākie ēdieni pastāvīgi bojā zarnu gļotādu un izraisa pārmērīgu imūnreakciju, jūsu ķermenis nevar sevi labot. Ķermenis piedzīvo pastāvīgu iekaisumu un neveselīgas imūnsistēmas darbības atmosfēru, kas vēl vairāk saasina iekaisumu. Ir vērts noskaidrot, kā jūs reaģējat uz visbiežāk sastopamajiem pārtikas alergēniem, piemēram, lipekli, naktsvijokli, olām, zivīm, vēžveidīgajiem, soju, graudiem, piena produktiem un tā tālāk. Ja jūs mēģināt tos izslēgt no uztura dažas nedēļas, jūs varat uzzināt, ko jūsu ķermenis panes un kas ir problemātiski. Šie produkti ir jāatgriež pa vienam, lai precīzi noteiktu, kurš no tiem nedarbojas un izraisa audu bojājumus. Bet vispirms jums jākonsultējas ar savu ārstu, kurš ieteiks veikt testu, lai noteiktu zarnu mikrobioma daudzveidību, iekaisuma klātbūtni (piemēram, paaugstinātas jutības C-reaktīvā proteīna testu), palielinātu. zarnu caurlaidību (zonulīna līmeni) un sniegs atbilstošus ieteikumus.

COVID-19 un pārāk aktīva imūnsistēma

Pārāk aktīva imūnsistēma izraisa ne tikai autoimūnas slimības, bet arī daudzas citas veselības problēmas. Slavenāko no tiem, iespējams, mūsdienās var saukt par koronavīrusa infekciju (COVID-19), ko izraisa koronavīruss SARS-CoV2. Globālā COVID-19 pandēmija sākās 2020. gada 11. martā, kad par to paziņoja Pasaules Veselības organizācija. Infekcija skāra 30 miljonus cilvēku visā pasaulē un prasīja 1 miljona cilvēku dzīvības līdz 2020. gada septembrim. [613] Lai noskaidrotu šīs slimības būtiskās īpašības un patogenitāti, mēs nolēmām veltīt vairākas rindkopas tās darbības mehānismiem, pamatojoties uz jaunāko pētījumu datiem. Mēs nekādā veidā neapgalvojam, ka esam atraduši līdzekli pret COVID-19 vai SARS-CoV2. Mūsu mērķis ir izskaidrot, kā infekcija ietekmē ķermeni un kādas ārstēšanas metodes varētu būt vērts pārbaudīt lielos klīniskajos pētījumos nākotnē.

2019. gada koronavīrusa slimība jeb COVID-19 ir infekcijas slimība, ko izraisa SARS-CoV2 (smags akūts respiratorā sindroma koronavīruss 2) vīruss. Tas daudzējādā ziņā ir līdzīgs SARS-CoV vīrusam, kas parādījās laikā no 2003. līdz 2004. gadam.

Jaunās koronavīrusa infekcijas simptomi ir drudzis, klepus, nogurums, apgrūtināta elpošana, garšas un smaržas zudums, kas to atšķir no saaukstēšanās. [614] Krampji svārstās no viegliem līdz smagiem, progresējot līdz akūtam respiratorā distresa sindromam (ARDS), septiskajam šokam un hipoksēmijai. [615] Šīs vīrusu slimības izraisītās nāves cēlonis parasti ir elpošanas mazspēja, tostarp orgānu mazspēja [616, 617], kad tiek ietekmēta centrālā nervu sistēma. [618] Koronavīrusa infekcija galvenokārt ietekmē elpošanas sistēmu, jo vīruss nokļūst saimniekšūnās caur angiotenzīnu konvertējošā enzīma 2 (ACE2) receptoru, kas koncentrējas plaušās. [619] Vīruss izmanto smailo glikoproteīnu, lai pievienotos ACE2 receptoram un iekļūtu ķermeņa šūnā. [620]

SARS-CoV2 vīruss var izraisīt akūtu miokarda traumu un neatgriezeniskus sirds un asinsvadu sistēmas bojājumus [621], jo šajā apgabalā ir arī liels ACE2 receptoru kopums. [622] Tromboze un vēnu trombembolija bieži tiek novērota arī pacientiem ar COVID-19 koronavīrusa infekciju. [623]

Trombu veidošanās un asinsvadu disfunkcija izraisa plaušu emboliju un išēmiju, kas izraisa pacientu nāvi. [624] Tomēr līdz šim mirstības līmenis no COVID-19 ir 1% vai mazāks pacientiem vecumā no 59 gadiem, aptuveni 2–3,5% cilvēkiem vecumā no 60 līdz 69 gadiem un 6–13% pacientiem vecumā no 70 gadiem. līdz 79 gadiem un 13–20% vecumā no 80 gadiem un vecākiem. [625] No tā ir skaidrs, ka cilvēkiem vecumā no 70 gadiem ir vislielākais risks nomirt no koronavīrusa infekcijas. Tomēr pacientiem ar vielmaiņas sindromu, tas ir, tiem, kuriem ir bijuši trīs vai vairāki no šiem simptomiem: augsts cukura līmenis asinīs, augsts asinsspiediens, papildu collas ap vidukli, paaugstināts triglicerīdu līmenis, zems ABL (augsta blīvuma lipoproteīnu) līmenis, arī ir pakļauti riskam un var nomirt no koronavīrusa infekcijas. Pat ja mēs uzskatām COVID-19 par neletālu infekcijas slimību salīdzinoši jaunu iedzīvotāju vidū, mēs joprojām nevaram spriest par tās ilgtermiņa sekām. Pēc vairāku pētījumu rezultātiem par iespējamu miokardītu (miokarda iekaisumu) var runāt pat ar asimptomātisku koronavīrusa infekciju, kas novērota 78% hospitalizēto pacientu. [626 627] Līdz ar to daudzi no koronavīrusa infekciju pārcietušajiem joprojām ir dzīvi, taču nav iespējams paredzēt, cik daudziem no viņiem nākotnē radīsies sirds problēmas.

Viens no galvenajiem Covid-19 simptomiem ir sistēmisks iekaisums, īpaši agresīva imūnreakcija, ko sauc par citokīnu vētru. [628] Kad imūnsistēma infekcijas rezultātā kļūst īpaši modra, kā tas notiek autoimūno slimību gadījumā, var rasties citokīnu vētra, [629 630] izraisot lielu iekaisuma citokīnu izdalīšanos. Iekaisuma process citokīnu vētras laikā bojā iekšējos orgānus un izplatās uz citām ķermeņa sistēmām. [631] Patoloģiska citokīnu izdalīšanās izraisa imūno šūnu nelīdzsvarotību (pārāk daudz efektoru imūnšūnu un pārāk maz regulējošo šūnu), kā tas ir autoimūnās slimības gadījumā. Citokīnu vētru parasti novēro pacientiem ar koronavīrusa infekciju smagā un kritiskā stāvoklī, kam raksturīgs zems limfocītu, dabisko killer šūnu līmenis un paaugstināta D-dimēru, C-reaktīvā proteīna, feritīna un prokalcitonīna koncentrācija. [632] Interleikīna-6 (IL-6) līmenis bieži ir paaugstināts smagas Covid-19 infekcijas laikā. [633] Smagiem SARS pacientiem ir augstāks proinflammatorisko citokīnu līmenis, salīdzinot ar vieglām un vidēji smagām infekcijas formām. [634 635] Paaugstināts C-reaktīvā proteīna un feritīna līmenis ir saistīts ar citokīnu vētras sākšanos pacientiem, kuri saņem CAR-T-šūnu terapiju (vai himērisko antigēnu receptoru T-šūnu terapiju). [636]

Daudzi pierādījumi liecina par koronavīrusa infekcijas spēju samazināt T un B limfocītu koncentrāciju, īpaši smagā infekcijas stadijā. [637 638] Šis apstāklis traucē imūnreakciju un vājina organisma aizsardzību pret infekcijām. Zems CD4+ un CD8+ T šūnu līmenis ir saistīts ar smagu COVID-19. [639] Vairāki pētījumi ar pacientiem ar SARS-CoV2 ir atklājuši negatīvu saistību starp paaugstinātu iekaisuma citokīnu līmeni un zemu T šūnu līmeni. [640, 641, 642] Pacientiem ar smagu koronavīrusa infekciju ir samazināts B šūnu līmenis, salīdzinot ar pacientiem ar vieglu slimību. Arī B limfocītu koncentrācija negatīvi korelē ar vīrusu slodzi. [643]

Neskatoties uz zemo limfocītu skaitu, organisms piesaista monocītus/makrofāgus/neitrofilus neparasti lielā ātrumā. [644] Iekaisuma rezultātā pacientiem ar koronavīrusa infekciju perifērajās asinīs tiek konstatēti aktivēti monocīti. [645] Daudzi ACE2 receptori ir koncentrēti uz monocītu un makrofāgu virsmas, kurus var inficēt SARS-CoV2 vīruss un tādējādi aktivizēt pro-iekaisuma gēnus. [646] Koronavīrusa gadījumā ACE2 ekspresija tiek novērota CD68+ un CD169+ makrofāgos liesā un limfmezglos, vēl vairāk apdraudot normālu imūnsistēmas darbību. [647] SARS-CoV2 vīruss ar makrofāgu starpniecību rada pro-iekaisuma citokīnus liesā un limfmezglos, izraisot citokīnu vētru. Saskaņā ar autopsijas rezultātiem koronavīrusa infekcijas slimnieku plaušās uzkrājas iekaisuma makrofāgi. [648] Iekaisīgo monocītu/makrofāgu nekontrolētu aktivāciju veicina aizkavēta I tipa interferona (IFN-I) signalizācija. [649]

Adaptēts no Wang, J., Jiang, M., Chen, X. un Montaner, L. J. (2020). Citokīnu vētra un leikocītu izmaiņas vieglas un smagas SARS-CoV-2 infekcijas gadījumā: pārskats par 3939 COVID-19 pacientiem Ķīnā un jaunām patoģenēzēm un terapeitiskajām koncepcijām. Leikocītu bioloģijas žurnāls, 108 (1), 17–41. URL: https://doi.org/10.1002/JLB.3COVR0520–272R (citokīnu vētra un balto asins šūnu skaita izmaiņas pacientiem ar vidēji smagu vai smagu SARS-CoV-2 infekciju: 3939 ķīniešu pacientu analīze, patoģenēze un ārstēšanas koncepcijas).

Koronavīrusa infekcijai progresējot, palielinās neitrofilu koncentrācija asinīs, kas var liecināt par smagu slimības formu. [650] Bet tomēr slimības smagumu var precīzāk noteikt pēc neitrofilu un limfocītu attiecības ar IgG. [651] Pārmērīgs neitrofilu un neitrofilu ekstracelulāro slazdu (NET) skaits veicina iekaisumu, lai sāktu cīnīties ar infekciju. [652 653] Neitrofilu ekstracelulārie slazdi veicina ARDS (pieaugušo elpošanas distresa sindromu), cistisko fibrozi, trombozi un citokīnu vētru, [654 655 656], tostarp Covid-19. [657] Ir pierādījumi, kas liecina, ka glicīna un D vitamīna/magnija papildināšana var palīdzēt samazināt citokīnu veidošanos makrofāgos. Autopsijas materiāli apstiprina, ka neitrofilu ekstracelulārie slazdi izraisa iekšējo orgānu bojājumus un palielina mirstības risku no koronavīrusa infekcijas. [658]

Bez jau minētajām pro-iekaisuma molekulām jāmin proteīns HMGB1 (high mobility group box 1), kas tiek aktivizēts infekcijas laikā. Tas ir ar bojājumiem saistīts molekulārais proteīns ar citokīnu potenciālu. Tas saistās ar hromosomu DNS, nodevām līdzīgo receptoru 3 (TLR3), TLR4 un neenzimātisko glikozilācijas galaproduktu receptoru (RAGE), kas aktivizē NF-kB un NLRP-3 iekaisumus. HMGB1 ir iesaistīts aptaukošanās, [659] insulīna rezistences, diabēta, [660] trombotisko slimību, [661] policistisko olnīcu sindroma attīstībā. [662] Visām šīm slimībām raksturīgs zemas pakāpes iekaisums.

● Pārmērīga ekstracelulārā HMGB1 koncentrācija ir saistīta ar paaugstinātu proinflammatorisko citokīnu līmeni, piemēram, TNF, IL-1 un IL-6. [663] Tā rezultātā tiek bojāti audi un dažas ķermeņa funkcijas neizdodas, kas sarežģī daudzu slimību gaitu. Pateicoties tā bipolārā lādiņa īpašībām, HMGB1 ir nosliece uz kombināciju ar citām proinflammatoriskām molekulām, piemēram, IL-1α, IL-1β, lipopolisaharīdiem (LPS), kā arī DNS, RNS, histoniem un nukleozomām. [664, 665, 666, 667, 668] Kopā tie sinerģiski uzlabo viens otra proinflammatoriskās īpašības. [669 670 671] Magnija deficīts stimulē NF-κB un HMGB1 veidošanos makrofāgos, pakļaujoties LPS. [672]

● Ir pierādīts, ka tikai uzlaboto glikozilācijas galaproduktu (RAGE) un TLR4 receptori darbojas kā HMGB1 receptori. [673 674] Izmantojot RAGE, HMGB1 proteīns veicina β-amiloīda uzkrāšanos, kas izraisa sepsi centrālās nervu sistēmas slimību gadījumā. Šis process ir saistīts ar kognitīviem traucējumiem un neirodeģenerāciju. [675]

● Preklīniskie un klīniskie pētījumi liecina, ka gripas un cilvēka respiratorā sincitiālā vīrusa (HRSV) infekcija veicina ekstracelulāra HMGB1 veidošanos plaušu iekaisuma gadījumā, un HMGB1 specifiskie antagonisti maina šīs sekas. [676] Vienā klīniskajā pētījumā konstatēts, ka mirstību no bakteriālas pneimonijas akūta respiratorā distresa sindroma (ARDS) gadījumā var paredzēt pēc HMGB1 līmeņa plazmā. [677]

● Eksperimentālie pētījumi liecina, ka HMGB1 ir galvenā loma kā starpprodukts akūtu plaušu bojājumu gadījumā, piesaistot baltās asins šūnas šajos orgānos. [678 679] Hiperoksija palielina HMGB1 uzkrāšanos apakšējo elpceļu šķidrumā pirms audu traumas. Pacientiem ar ilgstošu mehānisko ventilāciju vai ar ventilatoru saistītu pneimoniju (VAP) ir paaugstināta HMGB1 koncentrācija bronhoalveolārajā skalošanas šķidrumā. [680] HMGB1 proteīns mediē plaušu iekaisumu pacientiem ar COVID-19 koronavīrusa infekciju. [681]

Kad notiek citokīnu vētra, ir grūti noteikt, kas notiek vispirms — NF-kB/NLRP3 iekaisuma [682] vai HMGB1/DAMP/PAMP aktivizēšana. [683] Koronavīrusa gadījumā HMGB1 proteīns kalpo kā ierosinātājs citokīnu vētras bojājumiem, kas rodas pēc NF-kB aktivācijas. [684] Augsts S100A8/A9 un HMGB1 līmenis serumā norāda uz sliktu Covid-19 iznākumu pacientam. [685]

Kopumā infekcijas laikā notikušo notikumu saraksts, kas izraisa citokīnu vētru, izskatās apmēram šādi:

1. Šūnas kļūst bojātas/novecojošas vai inficējas ar vīrusu.

2. Šīs šūnas atbrīvo ar defektiem saistītus molekulāros modeļus (DAMP) vai ar patogēniem saistītos molekulāros modeļus (PAMP), kas aktivizē imūno šūnu receptorus.

3. DAMP, piemēram, HMGB1, signalizē par iekaisuma reakcijas sākšanos.

4. HMGB1 saistās ar TLR2/TLR4/RAGE receptoriem, lai uzsāktu proinflammatorisko citokīnu mobilizāciju.

5. NF-kB/NLRP3 iekaisuma aktivizēšana.

6. Pro-iekaisuma citokīnu, piemēram, IL-1, IL-6, IL-1B, IL-18, IL-17, IL-22 un citu, atbrīvošanās.

Pielāgots no Dr Francesco et al (2020) "COVID-19 un diabēts: niknuma kontroles nozīme", priekšā. Endokrinols., 2020. gada 14. jūlijs URL: https://doi.org/10.3389/fendo.2020.00526 (COVID-19 un diabēts: nepieciešamība kontrolēt RAGE).

7. Citokīnu vētras un piroptozes sākums, tas ir, iekaisīga ieprogrammēta šūnu nāve [686] ar audu bojājumiem.

8. T-limfocītu un B-limfocītu skaita samazināšanās, to funkciju ierobežošana pro-iekaisuma citokīnu klātbūtnes dēļ.

9. Paaugstināta uzņēmība pret vīrusu replikāciju un patogēnu izplatīšanos visā organismā.

10. Monocīti un makrofāgi inficējas ar vīrusu, aktivizējot vēl vairāk pro-iekaisuma gēnu un apdraudot imūnās funkcijas.

11. Asinīs palielinās neitrofilu un neitrofilo ekstracelulāro slazdu koncentrācija, kas izraisa iekšējo orgānu bojājumus.

12. Kamēr citokīnu vētra turpinās, imūnsistēmas orgāni un šūnas saņem pastāvīgus bojājumus. Viņi vājina un zaudē spēju pretoties vīrusam, kas galu galā izraisa orgānu mazspēju un nāvi.

Cilvēki dažādi reaģē uz inficēšanos ar SARS-CoV2 vīrusu. Dažiem attīstās tikai viegls klepus un neliels drudzis, savukārt citiem attīstās smaga pneimonija, vairāku orgānu mazspēja un nāve. Vienlaicīgas slimības, novājināta imunitāte un vecums ir galvenie faktori, kas nosaka koronavīrusa infekcijas smagumu. No 5700 pacientiem Ņujorkā 56,6% bija augsts asinsspiediens, 41,7% bija aptaukošanās un 33,8% bija diabēts. [687] No visiem hospitalizētajiem pacientiem 88% bija kāda veida blakusslimības. Tāda pati statistika tika apkopota Apvienotajā Karalistē un Ķīnā. [688, 689]

Hiperglikēmija un diabēts apkopo to pašu HMGB1 reakciju, palielinot RAGE ekspresiju un izraisot oksidatīvo stresu. Viss, kas var kavēt RAGE un uzlabot glikēmijas kontroli, samazina HMGB1 ekspresiju un tās pro-iekaisuma sekas. [690] Cukura diabēts ir galvenais riska faktors COVID-19 pacientiem, un cukura diabēta gadījumā palielinās HMGB1 proteīna koncentrācija. [691] Pašlaik par koronavīrusa infekcijas ārstēšanu tiek apsvērtas metodes diabēta simptomu mazināšanai, kā arī RAGE un AGE samazināšanai. [692] Nākamajā nodaļā mēs detalizēti runāsim par to, kā novērst insulīna rezistenci un hiperglikēmiju.

Acīmredzot pastāv milzīga atšķirība starp vieglām un smagām koronavīrusa infekcijas formām, un tas jo īpaši attiecas uz tās pabeigšanas variantiem.

●**Viegla COVID-19 forma** – Pareizi funkcionējoša imūnsistēma, CD8 T-limfocītu aktivācija + 1. tipa interferoni – vāja vīrusa replikācija + nav izteikta iekaisuma – ātra vīrusa izvadīšana no organisma – citokīnu vētras neesamība – pacienta atveseļošanās

●**Smags COVID-19** – imūnsistēmas novecošana + novecojošas šūnas – CD8 T-limfocītu disfunkcija + zems 1. tipa interferonu līmenis – šūnas, kas ir jutīgākas pret vīrusu infekciju – ātra vīrusa replikācija – citokīnu vētra – akūta elpošanas mazspēja/orgānu funkcionālā mazspēja/ tromboze/sepse – nāve

HMGB1 proteīns darbojas kā zāļu mērķis hiperiekaisuma apstākļos. [693] HMGB1 ekspresijas bloķēšana palīdz kontrolēt iekaisumu un novērst citokīnu vētras rašanos. Turklāt citu receptoru un molekulu, ar kurām saistās HMGB1, piemēram, TLR2, TLR4, interleikīnu, lipopolisaharīdu (LPS) un proinflammatorisko citokīnu, inhibēšana arī rada labvēlīgus rezultātus.

Uztura līdzekļi, kas inhibē HMGB1, TLR4, LPS, NLRP3 iekaisumu, RAGE, NF-kB un citokīnu vētru:

●Nikotinamīda ribosīds inhibē HMGB1,[694], kā arī novērš oksidatīvo stresu un orgānu bojājumus sepses gadījumā. Turklāt tas ir NAD+ priekštecis, kritisks enzīms, kas nepieciešams visiem fizioloģiskajiem procesiem organismā, tostarp imūnsistēmai.

●Glicirizīns ir tiešs HMGB1 antagonists, kas samazina tā ekspresiju. [695] Tā ir lakricas saknes galvenā sastāvdaļa, piešķirot tai saldeno garšu.*In vitro* Glicirizīnu lieto, lai bloķētu SARS-CoV1 vīrusa replikāciju. [696] Tas rada iespaidīgākus rezultātus nekā 6-azauridīns un pirazofurīns, un ir tikpat efektīvi kā pretvīrusu līdzekļi ribavirīns un mikofenolskābe. Glicirizīns ir solīts turpmākiem pētījumiem kā potenciāls alternatīvs terapeitiskais līdzeklis pret COVID-19, jo tas var saistīties ar ACE2. [697, 698]

●Ferulīnskābe samazina HMGB1, IL-6 un IL-8 koncentrāciju, reaģējot uz radiācijas bojājumiem cilvēka nabas vēnu endotēlija šūnās*in vitro*. [699] Turklāt tas inhibē respiratorā sincitiālā vīrusa makrofāgu iekaisuma proteīnu-2 (MIP-2). [700] Ferulīnskābes atvasinājumiem ir inhibējoša iedarbība uz H1N1 gripas vīrusu. [701] Ferulīnskābe ir fenola savienojums, kas atrodams augu šūnu sieniņās. Pārtikas produkti, kas bagāti ar ferulskābi, ir dārzeņi, klijas, mieži, linsēklas, lēcas un pākšaugi. [702 703] Linu sēklās esošie lignāni samazina HMGB1 un citu proinflammatorisko citokīnu koncentrāciju. [704]

●Žeņšeņs, kas ir bagāts ar ginsenosīdu, samazina HMGB1 izdalīšanos no LPS. [705] Angelica sinensis (saukta arī par Dong Kuai vai sieviešu žeņšeņu) aizsargā peles no endotoksikozes un sepses, samazinot HMGB1. [706] Ginsenozīdi spēj arī inhibēt A gripas vīrusu [707] Korejas sarkanais žeņšeņs samazina HMGB1 klātbūtni, nomācot proinflammatoriskos citokīnus. [708]

●Zaļā tēja ierobežo HMGB1 izdalīšanos LPS un citu proinflammatorisku citokīnu ietekmē pacientiem ar sepsi. [709] Zaļās tējas ekstrakts kavē HMGB1 izdalīšanos žurkām, kas pakļautas cigarešu dūmiem. [710] Galvenais zaļās tējas polifenols EGCG samazina HMGB1/RAGE ekspresiju un mazina plaušu bojājumu sekas astmas žurkām, kuras pakļautas PM 2,5 daļiņām. [711] EGCG stimulē autofagiju un samazina HMGB1 koncentrāciju endotoksīnu stimulētos makrofāgos. [712] Ļoti koncentrēts EGCG inhibē ACE2. [713] Arī citi flavonoīdi var bloķēt ACE2. [714] EGCG novērš C hepatīta un Zikas vīrusu iekļūšanu organismā. [715] Šie vīrusi pieder tai pašai klasei kā SARS-CoV2. [716]

●Lactobacilli rhamnosus un bifidobaktērijas Bifidobacterium Breve nomāc HMGB1 un proinflammatoriskos citokīnus makrofāgos, ko aktivizē cigarešu dūmi. [717] Lactobacillus rhamnosus GG ir arī pretiekaisuma iedarbība astmas gadījumā, atjaunojot līdzsvaru starp Th1/Th2 šūnām. [718] Brūnās aļģu florotanīns inhibē TNF-alfa, IL-6 un HMGB1, mazinot septisko šoku. [719]

●DHA (dokozaheksaēnskābe) piedevu veidā novērš makrofāgu uzkrāšanos LPS un hiperoksijas ietekmē. [720] Turklāt tas samazina HMGB1. Garās ķēdes taukskābes, piemēram, DHA un EPA (etilfosfonskābe) darbojas kā AKE enzīmu inhibitori ar pretiekaisuma īpašībām. [721]

Omega-3, kas atrodams pārtikas produktos, kavē arī TLR4 receptoru piesaisti, kas kavē proinflammatoriskos ceļus. [722, 723]

●**Hlorokvīns**, deksametazons un nātrija tiomalāta zelts inhibē ekstracelulāro HMGB1 izdalīšanos no devas atkarīgā veidā. [724] Pelēm hlorokvīns nomāc HMGB1 iekaisuma signālu ceļus un aizsargā pret letālu sepsi. [725]*In vitro* Hlorokvīns kavē SARS-CoV2 vīrusa replikāciju, bet neuzrāda nozīmīgus rezultātus pret citiem cilvēka vīrusiem. [726] Hlorokvīna fosfāts ir izrādījies efektīvs COVID-19 izraisītas pneimonijas ārstēšanā. [727] Saskaņā ar 20 pētījumu rezultātiem, kuros piedalījās 105 000 pacientu no deviņām valstīm, ja hlorokvīnu un tā atvasinājumus, piemēram, hidroksihlorokvīnu izraksta laikus, tie būtiski uzlabo koronavīrusa infekcijas iznākumu un samazina mirstības līmeni. [728]

●**Hidroksihlorokvīns (HCQ)** ir pretmalārijas zāles, ko lieto COVID-19 koronavīrusa infekcijas ārstēšanai. [729] Hidroksihlorokvīns kombinācijā ar azitromicīnu samazina mirstības līmeni, un pacienti, visticamāk, tiks izrakstīti no slimnīcas, lai atveseļotos mājās, lietojot šīs zāles. [730] Lietojot hidroksihlorokvīnu kopā ar azitromicīnu, teorētiski pastāv QT pagarināšanās un aritmiju risks (lai gan tas notiek reti), tāpēc daži ārsti izraksta doksiciklīnu.*In vitro* Hidroksihlorokvīns inhibē SARS-CoV2 vīrusa replikāciju klīniski nozīmīgās koncentrācijās. [731] Inhibējot endosomālos NADPH oksidāzes kompleksus, hidroksihlorokvīnam ir pretiekaisuma un pretvīrusu iedarbība. [732] Izmantojot NADPH signālu ceļu, hidroksihlorokvīns, kā arī glicīns un spirulīna samazina trombozes risku pacientiem ar COVID-19 koronavīrusa infekciju. [733, 734, 735]

●**Ieteicamās devas** zāles/uztura līdzekļi ar antitrombotiskām īpašībām COVID-19 ārstēšanai. [736] Pamatojoties uz DiNicolantonio un McCarthy 2020:

●**Hidroksihlorokvīns** - 200 mg 2 reizes dienā

●**Spirulīna** – 15 g (neliela ēdamkarote) 1 reizi dienā

●**Glicīna pulveris** - 5 g, 2-3 reizes dienā

●**Lipoīnskābe** - 600 mg, 2-3 reizes dienā

●**Ferulīnskābe** - 500 mg 2 reizes dienā

●**Brokoļu pulveris** – 5 g, 1–2 reizes dienā (nodrošinot 20–40 mg sulforafāna)

●**N-acetilcisteīns** - 600 mg, 2-3 reizes dienā

●**Citrulīna pulveris** - 2 g, 2 reizes dienā

●**Folijskābe** - 40 mg 1 reizi dienā

●**Biotīns** - 10 mg, 2-3 reizes dienā

●**Azitromicīns (antibiotika)** Galvenokārt lieto bakteriālu infekciju ārstēšanai. Kombinācijā ar hidroksihlorokvīnu azitromicīns iztīrīja SARS-CoV2 vīrusu 93% pacientu astoņu dienu laikā. [737] Azitromicīnam piemīt pretiekaisuma un antibakteriālas īpašības. [738, 739] Tas arī palīdz atbrīvoties no novecojošām šūnām. [740] Vecās šūnas ir visvairāk uzņēmīgas pret vīrusu replikāciju, un to skaits dominē, kad imūnsistēma ir novājināta. [741]

●**Kolhicīns** tradicionāli lieto podagras un reimatoīdā artrīta ārstēšanai, taču tas ir izrādījies efektīvs pret vidēji smagiem vai smagiem koronavīrusa infekcijas veidiem. Tas spēj aizkavēt klīnisko pasliktināšanos un novērst komplikācijas. [742, 743, 744] Tas inhibē neitrofilu ķīmijaksi, iekaisuma signālu pārraidi un samazina neitrofilu un trombocītu agregāciju. [745] Koronāro artēriju slimības gadījumā kolhicīns samazina nevēlamu kardiovaskulāru notikumu risku. [746]

●**Ivermektīns** Jau vairākus gadu desmitus to lieto parazītu infekciju ārstēšanai. Ir bijuši gadījumi, kad tikai viena ivermektīna deva – 9 g – izraisīja ātru atveseļošanos no smaga COVID-19. [747] Starp 173 pacientiem ar koronavīrusa infekciju mirstība bija ievērojami zemāka tiem, kuri lietoja ivermektīnu (15% pret 22,2%, p=0,03). [748] Pētnieki ziņo, ka *in vitro* Ivermektīns kavē SARS-CoV2 vīrusa proliferāciju. [749] Tomēr, lai panāktu pretvīrusu efektu, 9 g deva ir nepieciešama 35 reizes. Tas ir radījis šaubas par to, vai ivermektīnu patiešām var uzskatīt par efektīvu līdzekli pret koronavīrusu infekciju, ja palīdz tikai ļoti lielas devas. Tomēr agrīna ārstēšana ar ivermektīnu pirms LPS sākuma palīdz samazināt mirstību par 50%, lietojot devu 4 mg/kg. [750] *In vitro* Ivermektīns bloķē citokīnu vētru, ko makrofāgi atbrīvo LPS ietekmē. [751]

●**Spironolaktons.** SARS-CoV2 vīruss ievadīšanai izmanto ACE2 receptoru un ievietošanai paļaujas uz transmembrānu serīna proteāzi TMPRS22. [752] To ekspresiju kontrolē androgēnu hormoni (piemēram, testosterons), un tāpēc androgēnu receptoru inhibitors spironolaktons var palīdzēt koronavīrusa infekcijas agrīnās stadijās. [753] Spironolaktons palielina ACE2 (nemembrānas ACE-2) līmeni plazmā, kas var saistīties ar SARS-CoV2 un tādējādi novērst tā saistīšanos ar membrānas ACE2. Atšķirībā no parastajiem AKE inhibitoriem (ACE-I) un angiotenzīna receptoru blokatoriem (ARB), kas paaugstina membrānas ACE2 līmeni, spironolaktons nodrošina labvēlīgāku ACE2 ekspresiju, kas ietver ilgstošu sistēmiskās ACE2 palielināšanos salīdzinājumā ar membrānas ACE2. Teorētiski tas ļauj pastiprināt aizsardzību pret SARS-CoV2 vīrusu. [754, 755, 756, 757] Šis process palīdz nomākt TMPRSS2 spironolaktona antiandrogēnās aktivitātes dēļ, bet neietekmē vīriešu dzimuma hormonus. [758 759 760] Turklāt spironolaktons mazina aptaukošanās negatīvo ietekmi uz renīna-angiotenzīna-aldosterona sistēmu (RAAS). [761, 762, 763] Vairāki zinātniskie autori ir apgalvojuši, ka tā ietekme uz RAAS hiperaktivāciju, ko izraisa palielināta angiotenzinogēna ražošana taukaudos, palīdz samazināt koronavīrusa aptaukošanās radītās komplikācijas un novērst plaušu iekaisuma bojājumus. [764, 765, 766, 767, 768]

●**Kvercetīns** novērš iekaisumu un HMGB1 izdalīšanos LPS ietekmē. [769] Pētnieki ir atklājuši, ka tas palīdz ārstēt SARS-CoV2, novēršot vīrusa iekļūšanu šūnā. [770, 771] C vitamīns kopā ar kvercetīnu nodrošina papildu pretvīrusu iedarbību pret SARS-CoV2 un palīdz ārstēt pacientus ar COVID-19. [772] Pelēm kvercetīns inhibē aknu fibrozi, izmantojot HMGB1/TLR2/TLR4/NF-kB signālu ceļu. [773]

●**Nepietiekams D vitamīna daudzums** saistīts ar palielinātu HMGB1 iekaisumu koronārajās artērijās. [774] D vitamīna papildināšana cūkām šo efektu mainīja. D vitamīna deficīts ir saistīts ar paaugstinātu smagas koronavīrusa infekcijas, nelabvēlīgu iznākumu un nāves risku afroamerikāņu vidū. [775] Agrīna ārstēšana ar D vitamīnu (kalcifediolu, daļēji aktivētu D vitamīna analogu) hospitalizētiem pacientiem ievērojami samazina nepieciešamību pēc uzņemšanas intensīvās terapijas nodaļā. [776]

● 2020. gada aprīļa pētījums atklāja, ka D vitamīna piedevas var samazināt koronavīrusa infekcijas un nāves risku. [777] Tās darbības mehānismi ietver pretmikrobu peptīda katelicidīna piesaisti, vīrusu replikācijas inhibīciju, samazinātu proinflammatorisko citokīnu līmeni un paaugstinātu pretiekaisuma citokīnu koncentrāciju. Pētnieki iesaka tiem, kam ir risks saslimt ar gripas vīrusu vai Covid, vairākas nedēļas lietot 10 000 SV dienā, lai paaugstinātu 25(OH)D vitamīna koncentrāciju virs 40–60 ng/ml (100–150 nmol/L).

●**Riboflavīna (V2 vitamīna) trūkums** veicina makrofāgu patoloģisku aktivāciju, HMGB1 un TNF-alfa pārmērīgu ekspresiju. [778] Pārtikas produkti, kas satur riboflavīnu, ir aknas, olas, piena produkti, lasis, sēnes, gaļa, spināti un mandeles. Riboflavīns kopā ar saules iedarbību efektīvi inaktivē Tuvo Austrumu respiratorā sindroma vīrusu (MERS-CoV) cilvēka plazmā. [779]

●**Dabiskiem savienojumiem, kas samazina NLRP3 iekaisumu skaitu,** Kurkumīns, sulforafāns, kvercetīns, EGCG, žeņšeņs, genipīns, mangiferīns, propoliss, resveratrols un citi polifenoli. [780] Tos var iegūt kopā ar dažādiem dārzeņiem un augu produktiem. Bet jāņem vērā, ka šo savienojumu koncentrācija veselos ēdienos pastāvīgi samazinās, tāpēc, lai iegūtu izteiktu efektu, labāk ir dzert uztura bagātinātājus. Ir vērts uzskatīt, ka šo savienojumu pastāvīga lietošana lielos daudzumos izraisa nelabvēlīgas blakusparādības. Tāpēc veseli pārtikas produkti ilgtermiņā ir drošāki.

Ne tikai uztura līdzekļi, par kuriem mēs runājām šajā nodaļā, samazina HMGB1 līmeni, bet arī vingrošana. Žurkām pēc skrejceļa vingrinājumiem bija uzlabota neiroloģiskā funkcionalitāte, jo tika novērsta HMGB1 saistīšanās ar Beclin1, galveno autofagijas gēnu. [781] Vingrojumi arī samazināja apoptozi, infarkta biežumu un palīdzēja funkcionāli atjaunoties. Tomēr rapamicīna lietošana parādīja pretējus rezultātus. Veseliem jauniem vīriešiem augstas intensitātes aerobikas treniņš apvienojumā ar pretestības treniņu modulē sistēmisku alarmīnu, piemēram, HMGB1 un S100A8/A9782, izdalīšanos. [782]

Intensīva slodze liek šūnām ražot ar bojājumiem saistītas molekulas jeb alarmīnus, izraisot īslaicīgu HMGB1 un citu alarmīnu palielināšanos. Tie signalizē ķermenim pielāgoties un stimulē augšanu. Pēc atveseļošanās šo biomarķieru līmenis atkal samazinās. Tajā pašā laikā molekulu maksimumam, kas saistīts ar bojājumiem, ir labvēlīga ietekme, izmantojot nosacīto hormēzi. Iepriekšēja apstrāde ar eksogēnu HMGB1 aizsargā pret aknu išēmiju un reperfūzijas bojājumiem.

[783] HMGB1 veicina reģeneratīvo šūnu migrāciju un proliferāciju uz traumas vietu. [784] No tā izriet, ka regulāra mērena slodze, gan aerobā, gan anaerobā, efektīvi samazina bazālo HMGB1 un stimulē arī nosacīto hormēzi, kas pasargā no turpmākiem bojājumiem nākotnē, padarot organismu izturīgāku. Vienpadsmitajā nodaļā mēs detalizēti runāsim par vingrošanu un sporta saistību ar imunitāti.

Kondicionētās hormēzes efektu var panākt augstas temperatūras ietekmē, piemēram, pirtī, pateicoties karstuma šoka proteīnu regulēšanai. Karstuma šoka proteīna 70 (HSP-70) eksogēna ievadīšana 18 stundas pirms endotoksīna ievadīšanas palielina endotoksīnu toleranci. [785] Ir pierādīts, ka HSP-72 aizsargā pret oksidatīvo stresu, LPS un TNF stimulāciju peļu makrofāgos. [786 787] HSP-27 inhibē HMGB1 translokāciju un aizsargā šūnas no proinflammatoriskā stresa. [788] Kultivētās cilvēka periodonta saišu šūnās siltuma iedarbība samazina HMGB1 un proinflammatoriskos citokīnus, reaģējot uz mehānisko stresu. [789] No tā varam secināt, ka regulāra pirts izmantošana samazina iespējamos bojājumus, kas rodas citokīnu vētras rezultātā. Detalizētāk augstas temperatūras terapeitisko ietekmi uz ķermeni apskatīsim septītajā nodaļā.

Vēlamies vēlreiz uzsvērt, ka neko no iepriekš minētā nevar uzskatīt par līdzekli COVID-19 un SARS-CoV2 ārstēšanai. Nevienam no šajā nodaļā redzamajiem savienojumiem nav zinātniski pierādītu ieguvumu koronavīrusa infekcijas profilaksē vai ārstēšanā. Līdz šim ASV Pārtikas un zāļu pārvalde nav apstiprinājusi koronavīrusa infekcijas ārstēšanu vai ārstēšanu. Mēs piedāvājam pieejamus alternatīvus veidus, kā cīnīties ar vīrusu, kas saskaņā ar provizoriskiem datiem nomāc pro-iekaisuma citokīnu izdalīšanos un vīrusu replikāciju. Agrīna ārstēšana un profilakse ir visefektīvākais veids, kā pasargāt sevi no slimības un labāk to panest. Tomēr mums ir nepieciešama vairāk informācijas, lai noskaidrotu, kādi citi faktori atvieglo ārstēšanu un palīdz novērst vīrusu infekciju.

Piektā nodaļa:

Insulīna rezistence un imunitāte.

Kā pazemināt cukura līmeni asinīs un palīdzēt imūnsistēmai

Pastāv nenoliedzama saikne starp glikozes līmeņa kontroli asinīs un imūnsistēmu. Organisma vielmaiņas veselība un jutība pret insulīnu veicina paaugstinātu izturību, saskaroties ar vides stresa faktoriem, kā arī veicina atveseļošanos no ārējiem satricinājumiem. Kā mēs uzzinājām ceturtajā nodaļā, hiperglikēmija un insulīna rezistence veicina oksidatīvo stresu un izraisa citokīnu vētru, izmantojot HMGB1 proteīnu un citus proinflammatoriskus citokīnus. Lai mūsu imūnās šūnas funkcionētu optimāli, ir jāsamazina cukura patēriņš un jāsamazina glikozes koncentrācija asinīs.

Paaugstināts cukura līmenis pasliktina neitrofilu spēju uzņemt un iznīcināt baktērijas. [790] 1973. gada pētījumā subjektiem, kuri pēc nakts badošanās apēda 100 gramus ogļhidrātu no dažādiem pārtikas produktiem, piecu stundu laikā neitrofilo leikocītu skaits samazinājās par 40%. [791] Pētījumā tika aplūkoti tādi ogļhidrāti kā saharoze (cukurs), fruktoze, glikoze, ciete un medus, kur ciete ir vismazāk kaitīga.

Cukura diabēts un hiperglikēmija izraisa imūnsistēmas darbības traucējumus paaugstināta dikarbonilu līmeņa dēļ, daži no glikozes sadalīšanās, piemēram, metilglioksāla, kas traucē pretmikrobu peptīdu beta-defensīnu darbību. [792 793] Var secināt, ka imūndeficīta un infekcijas iespējamība ir lielāka, ja cukura līmenis asinīs ir augstāks par normu. Šī iemesla dēļ cilvēki ar paaugstinātu glikozes līmeni asinīs sliktāk tiek galā ar infekcijas slimībām.

Daži mikroorganismi kļūst infekciozāki un sāk ātrāk vairoties pārmērīga glikozes apstākļos, jo tiem ir pieejams bagātīgs enerģijas avots, viņi ēd vairāk cukuru un paātrina glikolīzes procesu. [794] Imunitāti ietekmē gan augsts, gan zems glikozes līmenis. Barības vielu trūkums nomāc imūnsistēmas darbību, un pārēšanās noved pie imūnslimībām. [795]

Vairāki pētījumi saista aptaukošanos ar smagas A gripas attīstības risku, ilgstošu gripas vīrusa pārnešanu un lielu vīrusu slodzi izelpotā elpā. [796] Ja iedzīvotāji cieš no aptaukošanās un vielmaiņas traucējumiem, tad tie neizbēgami saskarsies ar briesmīgajām infekcijas slimību sekām. Šajā gadījumā iemesls ir tāds, ka šādi cilvēki pārnēsā lielāku vīrusa daudzumu un ilgāk no tā atbrīvojas, tādējādi palielinot tā izplatīšanās iespējamību.

Šajā nodaļā tiks apspriesta aptaukošanās, rafinētu ogļhidrātu un insulīna rezistences nozīme imūnsistēmas disfunkcijās. Mēs arī apspriedīsim, kā jūs varat uzlabot savu vielmaiņu. Cukura līmeņa kontrolei asinīs ir daudz sakara ar vielmaiņas veselību, insulīna rezistenci, svaru, muskuļu masu, fizisko aktivitāti un stresu. Šajā nodaļā sniegtā informācija palīdzēs jums zaudēt svaru, uzlabot ķermeņa uzbūvi un samazināt hronisku slimību, piemēram, diabēta, sirds un asinsvadu slimību un tauku aknu slimību, biomarķierus.

Metaboliskais sindroms un insulīna rezistence

Metaboliskais sindroms ir stāvoklis, kad cilvēkam rodas vismaz trīs no šiem pieciem simptomiem: augsts asinsspiediens, augšējais aptaukošanās, augsts triglicerīdu līmenis tukšā dūšā, augsts cukura līmenis asinīs un zems ABL holesterīna līmenis plazmā. [797] Metaboliskais sindroms izraisa iekaisumu un ir saistīts ar sirds un asinsvadu slimībām un 2. tipa cukura diabētu. [798] Metaboliskais sindroms divkāršo risku saslimt ar sirds un asinsvadu slimībām, kā arī palielina mirstības risku pusotru reizi. [799]

Iedzimtie un iegūtie faktori veicina metaboliskā sindroma attīstību, bet dzīvesveids ir nozīmīgākais mainīgais. Aptuveni 34% pieaugušo amerikāņu cieš no metaboliskā sindroma [800] un aptuveni 42% ir aptaukošanās. [801] Gandrīz 1,9 miljardiem cilvēku visā pasaulē ir liekais svars, un 650 miljoniem cilvēku ir aptaukošanās (ar ĶMI lielāku par 25–30). [802] Tas ir, 39% pieaugušo ir liekais svars un 13% ir aptaukošanās. Abos gadījumos cilvēkiem attīstās imūnslimības, kā arī palielinās negatīva iznākuma iespējamība koronavīrusa infekcijas rezultātā.

Viscerālie taukaudi, kas uzkrājas iekšējos orgānos un ap tiem, darbojas kā metaboliskā sindroma patofizioloģijas ierosinātājs. [803] Atšķirībā no zemādas taukiem, kas tiek uzglabāti zem ādas, viscerālie tauki palielina proinflammatorisko citokīnu TNF, IL-6, CRP un reaktīvo skābekļa veidu veidošanos. Viscerālie tauki patērē mazāk glikozes nekā zemādas tauki, kā rezultātā rodas insulīna rezistence un hronisks iekaisums. Vēdera viscerālie tauki ir cieši saistīti ar insulīna rezistenci un 2. tipa cukura diabētu. [804] Ņemiet vērā, ka liels cukura daudzums un kukurūzas sīrups ar augstu fruktozes saturu uzturā visvairāk veicina viscerālo tauku uzkrāšanos. [805]

Insulīna rezistence taukaudos pasliktina tauku oksidēšanos (vai sadedzināšanu) un triglicerīdu uzglabāšanu, kā rezultātā sistēmiskajā cirkulācijā nonāk pārmērīgs brīvo taukskābju (FFA), triglicerīdu un ZBL holesterīna daudzums. [806 807] FFA koncentrācijas palielināšana samazina glikozes uzņemšanu muskuļos, kavējot proteīnkināzes aktivāciju. Tas var izraisīt aknu vai muskuļu rezistenci pret insulīnu, taukainu aknu slimību un aizkuņģa dziedzera beta šūnu disfunkciju. [808] Insulīna rezistence aknās palielina glikoneoģenēzi, jaunas glikozes veidošanos, kas vēl vairāk palielina glikozes koncentrāciju asinīs un saasina hiperinsulinēmiju.

●**Hiperinsulinēmija** ir stāvoklis, kad asinīs cirkulē vairāk insulīna salīdzinājumā ar glikozi... Tas ir hipertensijas, diabēta un metaboliskā sindroma priekštecis. [809, 810, 811]

●**Insulīna rezistencei** šūnas nevar normāli reaģēt uz insulīnu un nevēlas uzņemt glikozi un triglicerīdus, kā rezultātā asinīs paaugstinās cukura, brīvo taukskābju un triglicerīdu līmenis. Insulīna rezistence un hiperinsulinēmija veicina paaugstinātu asins viskozitāti, izraisot protrombotisku stāvokli un proinflammatorisku citokīnu izdalīšanos. [812, 813]

Insulīna rezistences jeb glikozes nepanesības simptomi ir nekontrolējams izsalkums, ārkārtējas slāpes, augsts cukura līmenis asinīs, augsts asinsspiediens, smadzeņu migla, letarģija, reibonis, palielināts vēdera apkārtmērs (palielināts viscerālo tauku daudzums), paaugstināts triglicerīdu un holesterīna līmenis. Tie daudzējādā ziņā ir līdzīgi hiperinsulinēmijai un parasti iet roku rokā. Vairumā gadījumu hiperinsulinēmija ir gan insulīna rezistences rezultāts, gan tās izraisītājs. [814]

Zinātnieki ir atklājuši, ka cilvēka taukaudiem ir endokrīnās un imunoloģiskas īpašības. Aptaukošanās palielina leptīnu līmeni, kas ir saistīts ar sirds un asinsvadu slimību attīstības risku. [815] Leptīns ir adipokīns (tauku šūnas radītais signāls), kas regulē enerģijas bilanci, enerģijas patēriņu un imūnās funkcijas, tostarp Th1/Th2 līdzsvaru. [816] Leptīns ir sāta hormons, ko izdala tauku šūnas, kad tās saņem pietiekami daudz enerģijas. Viņi sūta signālu smadzenēm pārtraukt ēst. Aptaukošanās gadījumā leptīna līmenis signalizē par rezistenci pret leptīnu (leptīna līmenis ir paaugstināts, jo šis hormons vairs nedarbojas), liekot cilvēkiem ar aptaukošanos visu laiku justies izsalcis. Tomēr adiponektīns darbojas kā pretiekaisuma adipokīns. To uzskata par aizsargfaktoru pret hipertensijas (augsta asinsspiediena), diabēta un miokarda infarkta attīstību. [817 818] Pieaugušajiem ar aptaukošanos paaugstināts tauku līmenis samazina adiponektīna un paaugstina leptīna līmeni [819], kas palielina sirds un asinsvadu slimību attīstības risku.

Pamatojoties uz Rochlani, Y., Pothineni, N. V., Kovelamudi, S., & Mehta, J. L. (2017). Metaboliskais sindroms: patofizioloģija, vadība un modulācija ar dabīgiem savienojumiem. Therapeutic Advances in Cardiovascular Disease, 11(8), 215–225. doi:10.1177/175 944717711379 (Metaboliskais sindroms: patofizioloģija, kontrole un modulācija ar dabīgiem savienojumiem. Terapeitiskie sasniegumi sirds un asinsvadu slimību ārstēšanā).

2009. gada gripas A H1N1 (cūku gripas) pandēmijas laikā zinātnieki veica vairākus pētījumus, kas parādīja, ka aptaukošanās ir neatkarīgs riska faktors vīrusu slimības sliktākajam iznākumam. [820 821] Pelēm un cilvēkiem, kuri kļūst aptaukojušies uztura kvalitātes dēļ, ir konstatēts augsts mirstības līmenis un zema imūnsistēmas aktivitāte pret A gripas vīrusu. [824] Aptaukošanās traucē normālu atmiņas T šūnu darbību un ierobežo to reakciju uz gripas vīrusu. [825] Šīs pazīmes nemainās pēc svara zaudēšanas, jo adaptīvā imunitāte jau ir izveidojusies.

Pētījumi liecina, ka vakcīnas nedarbojas tik labi cilvēkiem ar aptaukošanos kā cilvēkiem ar normālu svaru. [826] Paaugstināts ĶMI ir saistīts ar ierobežotu imūnreakciju pēc vakcīnas ievadīšanas. [827] Mehānismi, ar kuriem aptaukošanās saasina gripas vīrusa infekciju, ir vīrusa replikācija, progresēšana līdz vīrusu pneimonijai un ilgstoša vīrusa izplatīšanās. [828, 829, 830] Vēl skumjāk ir aptaukošanās radītā iekaisuma mikrovide, kas veicina jaunu virulentu gripas vīrusa celmu rašanos un/vai mutāciju. [831] Aptaukošanās rada sistēmisku meta-iekaisumu, kam raksturīgi proinflammatori citokīni un kemokīni. [832] Šī vide sniedzas plaušās un neļauj efektīvi izvadīt patogēnus. [833] Līdz ar to aptaukošanās ne tikai palielina uzņēmību pret infekcijas izraisītājiem un vīrusiem, bet arī būtiski pasliktina adaptīvās imunitātes veidošanos.

Aptaukošanās un vīrusu infekcijas [834]
     1. Aptaukošanās = lēnas un vājas pretvīrusu atbildes reakcijas
     2. Aptaukošanās = nelabvēlīga slimības izšķirtspēja
     3. Aptaukošanās = samazināta pretvīrusu zāļu un vakcīnu efektivitāte
     4. Aptaukošanās = palielināts vīrusa izplatīšanās, replikācijas un mutāciju ātrums

Metaboliskais sindroms un aptaukošanās ir divi no nopietnākajiem nepārmantotajiem riska faktoriem, kas izraisa COVID-19 koronavīrusa infekcijas smagu gaitu. [835] Mirstība no koronavīrusa diabēta slimniekiem ir par 27,7% augstāka nekā pacientiem bez šīs slimības. Pastāv saistība starp vecumu un vielmaiņas slimībām, piemēram, hipertensiju, 2. tipa diabētu un sirds un asinsvadu slimībām, un šīs slimības arvien biežāk sastopamas salīdzinoši jaunāku cilvēku vidū. [837 838] Visticamāk, šīs tendences iemesls ir hiperinsulinēmija, kas nosaka atbilstošu atmosfēru. [839] Papildus paaugstinātajiem proinflammatoriskajiem citokīniem un HMGB1 proteīnam hiperglikēmija izraisa bojājumus hemoglobīna glikācijas rezultātā. [840] Šis stāvoklis ir saistīts ar sistēmisku iekaisumu, paaugstinātu asins recēšanu un zemu hemoglobīna skābekļa piesātinājumu pacientiem ar COVID-19. [841] Hēma sadalīšanās ar hēma oksigenāzi rada oglekļa monoksīdu, kas samazina asins piesātinājumu ar skābekli, palielina dziļo vēnu trombozi un palielina plaušu embolijas un akūta koronārā sindroma risku. [842] Visus šos procesus kontrolē hiperinsulinēmija. Rezumējot, lai samazinātu SARS-CoV2 vīrusa slogu, ir jānovērš viens no galvenajiem riska faktoriem, kas ir mūsu kontrolē, proti, metaboliskais sindroms.

Vielmaiņas veselība un COVID-19

1. Aptaukošanās = par 50% lielāks risks nomirt no vīrusa

2. Aptaukošanās = divreiz lielāks hospitalizācijas risks

3. Metaboliskais sindroms = 4,5 reizes lielāks risks nonākt intensīvās terapijas nodaļā

4. Metaboliskais sindroms = risks, ka tiks ievietots ventilators/elpošanas distresa biežums ir 4,7 reizes lielāks

5. Metaboliskais sindroms = 3,4 reizes lielāks risks nomirt no vīrusa

Tālāk ir shematisks attēlojums par hiperinsulinēmijas lomu endotēlija/asinsvadu iekaisumā, sarkano asins šūnu un trombocītu koagulācijā, D vitamīna aktivācijas sekvestrācijā un/vai inhibīcijā un ar to saistītajās sekās. Tie ietver holesterīna sulfāta (Ch-S), heparāna sulfāta proteoglikāna (SHBG) un katelicidīna sintēzes samazināšanos. Oglekļa dioksīds (CO_2), oglekļa monoksīds (CO), dziļo vēnu tromboze (DVT), endotēlija slāpekļa oksīda sintāze (eNOS), reducēts glutations (GSH), oksidēts glutations (GSSG), hemoglobīns A1c (HbA1c), hēma oksigenāze (HO) , mangāna superoksīda dismutāze 2 (Sod2), nikotīnamīda adenīna dinukleotīds (NAD+), plazmas membrāna (PM), plazminogēna aktivatora inhibitors 1. tips (PAI-1), plaušu embolija (PE), reaktīvās skābekļa sugas (ROS), skābekļa piesātinājums (SpO_2)), sirtuīns 3 (SIRT3) un 2. tipa cukura diabēts (T2DM).

Feritīns

Pielāgots no Cooper ID, Crofts CAP, DiNicolantonio JJ u.c. Attiecības starp hiperinsulinēmiju, magniju, D vitamīnu, trombozi un COVID-19: klīniskās pārvaldības pamatojums. Open Heart 2020;7:e001356. doi: 10.1136/openhrt-2020–001356 (Saistības starp hiperinsulinēmiju, magniju, D vitamīnu, trombozi un COVID-19: klīniskās lietošanas pamatojums).

Saskaņā ar Pasaules Veselības organizācijas datiem aptaukošanās ir definēta kā vidukļa un gurnu attiecība, kas ir lielāka par 0,90 vīriešiem un 0,85 sievietēm. [845] Cilvēkiem ar lielu tauku daudzumu ap vidukli ir lielāks sirds slimību, diabēta un priekšlaicīgas nāves risks nekā tiem, kuriem ap gurniem ir tauki. [846]

Optimālais ķermeņa tauku procentuālais daudzums vīriešiem ir no 8 līdz 14%, bet sievietēm no 15 līdz 23%. Tajā pašā laikā ir pieļaujama nedaudz lielāka tauku klātbūtne - 15–20% vīriešiem un 24–30% sievietēm. Tiek uzskatīts, ka vīrietim ir liekā svara problēma, ja viņa ķermeņa tauku procentuālais daudzums pārsniedz 21%, savukārt sievietei ir liekais svars, ja viņas ķermeņa tauku procents pārsniedz 31%. Ķermeņa tauku procentuālā daudzuma un relatīvā fiziskās aktivitātes līmeņa uzraudzība sniedz precīzāku informāciju dzīves ilguma aprēķināšanā nekā ķermeņa masas indekss (ĶMI).

Neskatoties uz to, mēs uzsveram, ka katram cilvēkam ir individuālas tauku, īpaši zemādas tauku, uzkrāšanās un uzglabāšanas īpašības organismā. Šo parādību sauc par personīgo tauku sliekšņa teoriju (PFTT), ko ietekmē ģenētika un dzīvesveids. Šo terminu 2015. gadā ierosināja Rojs un Hulmans savā darbā "Indivīdi ar normālu svaru, kuriem attīstās 2. tipa cukura diabēts: personīgais tauku slieksnis". Pamatojoties uz PFTT hipotēzi, kad cilvēks pārsniedz savu personīgo zemādas tauku uzkrāšanās robežu, liekās kalorijas sāk nonākt viscerālajos taukos [847], kas vēl vairāk izraisa insulīna rezistences un metaboliskā sindroma attīstību. Personīgā tauku uzkrāšanās sliekšņa pārsniegšana ir saistīta ar lielu 2. tipa diabēta attīstības iespējamību. [848] Tas notiek ne tikai ar lieko ķermeņa svaru, bet arī tad, ja svars paliek normas robežās. Katram cilvēkam ir savs individuālais slieksnis, pēc kura attīstās slimības.

Ir daudz pierādījumu, kas atbalsta teoriju par personīgo tauku uzglabāšanas slieksni:

● Gandrīz pusei ķīniešu pieaugušo (47%) ir diagnosticēts prediabēts. [849] Ķīnieši ēd daudz ogļhidrātu, bet tajā pašā laikā šķiet, ka viņiem nav liekais svars. Šķiet, ka aziātiem un indiešiem ir ģenētiski noteikts zems tauku uzglabāšanas slieksnis, kas liek viņiem uzkrāt vairāk viscerālo tauku. Tā rezultātā viņiem slimības attīstās ātrāk, neskatoties uz to, ka tie izskatās salīdzinoši "slaidi".

● Līdz pat 50% sieviešu ar policistisko olnīcu sindromu (PCOS) nav liekais svars[850], bet tām vienkārši ir zems tauku uzkrāšanās slieksnis.

● Viscerālo tauku uzkrāšanās, nevis kopējā ķermeņa tauku masa ir saistīta ar vielmaiņas traucējumiem, diabētu un sirds un asinsvadu slimību attīstību. [851]

● "Primārā allostatiskā slodze, kas izraisa insulīna rezistenci aptaukošanās kontekstā, ir taukaudu paplašināšanās neveiksme." [852] Stingri sakot, slimība attīstās, kad organisms vairs nespēj uzkrāt zemādas taukus un sāk uzkrāties viscerālie tauki.

● Cilvēkiem ar lipodistrofiju ir ļoti ierobežota spēja uzkrāt zemādas taukus, taču viņi var uzglabāt daudz viscerālo tauku aknās un aizkuņģa dziedzerī un ap tām. [853] To nekādā gadījumā nedrīkst pieļaut.

Lai gan liekais svars pārmērīga zemādas tauku dēļ nav tik bīstams kā viscerālie tauki, tas tomēr palielina vairāku hronisku slimību attīstības risku. Metaboliskais sindroms un insulīna rezistence vienlaikus darbojas kā viscerālo taukaudu parādīšanās cēlonis un sekas.

Ieteikumi personīgā tauku uzkrāšanās un metaboliskā sindroma sliekšņa aprēķināšanai:

●**Insulīna līmenis tukšā dūšā:** Normāls diapazons ir 3–8 μIU/ml (18–48 pmol/L); mērena insulīna rezistence – 8–12 μIU/ml (48–72 pmol/l); smaga insulīna rezistence – virs 12 μIU/ml.

●**Glikozes līmenis asinīs tukšā dūšā:** Norma ir mazāka par 100 mg/dl (5,3 mmol/l), prediabēts – 100–125 mg/dl (5,6–6,9 mmol/l), cukura diabēts – vairāk nekā 126 mg/dl (7 mmol/l).

●**Arteriālais spiediens** vairāk nekā 130/85 mm Hg. Art. tiek uzskatīta par arteriālās hipertensijas 1. stadiju. Asinsspiediens 2. stadijā ir lielāks par 140/90 mmHg. Art. Normāls asinsspiediens ir zem 120/80 mmHg. Art.

●**Triglicerīdi:** Normāls diapazons ir mazāks par 150 mg/dL (1,7 mmol/L); robežlīmenis-augsts līmenis – robežās no 150-200 mg/dL (1,8-2,2 mmol/L); augsts līmenis – 200–500 mg/dL (2,3–5,6 mmol); ļoti augsts līmenis - vairāk nekā 500 mg/dL (5,7 mmol/L vai vairāk).

●**ABL holesterīns:** Normāls ABL līmenis tukšā dūšā svārstās no 40 līdz 60 mg/dl. Optimāli tam vajadzētu būt diapazonā no 50 līdz 80 mg/dl. ABL līmenis zem 40 mg/dl var būt problemātisks un liecināt par dislipidēmiju vai vielmaiņas sindromu.

●**Triglicerīdu un ABL attiecība:** Normālais diapazons ir 1,0 +/- 0,5; mērena insulīna rezistence – 2–3; smaga insulīna rezistence - vairāk nekā 4.

●**HgbA1C:** Normālais diapazons ir mazāks par 5,6% (<37 mmol/mol); prediabēts – 5,7–6,0% (>39 mmol/mol); cukura diabēts – virs 6,4% (>46 mmol/mol).

●**Insulīna rezistences indekss (HOMA-IR):** Normāls līmenis – 0,5–1,5; mērena insulīna rezistence – 1,5–2,5; smaga insulīna rezistence – virs 3,0.

●**Ķermeņa tauku procentuālais daudzums:** Vīriešiem norma ir robežās no 5–20%, sievietēm – 10–25%. Viss, kas pārsniedz 20-25%, tiek uzskatīts par lieko tauku daudzumu attiecīgi vīriešiem un sievietēm.

●**Vidukļa un gurnu attiecība:** Optimālā attiecība sievietēm ir <0,80 un vīriešiem <0,95. Vidējais risks svārstās no 0,81–0,85 sievietēm un 0,96–1,0 vīriešiem. Augsts risks sievietēm ir >0,86, bet vīriešiem >1,0. Vidukļa apkārtmērs, kas pārsniedz 40 collas (101,6 cm) (vīriešiem) vai 35 collas (90 cm) (sievietēm), ir problemātisks un veicina vielmaiņas traucējumus.

Metaboliskais sindroms tiek diagnosticēts, ja ir trīs no šiem pieciem faktoriem: paaugstināts asinsspiediens, cukura līmenis asinīs, vidukļa apkārtmērs, triglicerīdu līmenis un zems ABL holesterīna līmenis. Tomēr, lai nodrošinātu optimālu glikozes toleranci un veselīgu vielmaiņu, nevienam no šiem faktoriem nevajadzētu būt. Citi uzskaitītie biomarķieri arī palīdz noteikt, cik daudz esat pārsniedzis savu personīgo tauku uzglabāšanas slieksni.

Insulīna rezistences un metaboliskā sindroma cēloņi

Metaboliskais sindroms, aptaukošanās un insulīna rezistence ir visizplatītākās slimības cilvēkiem, kuri ēd standarta amerikāņu diētu (SAD). [854] Šāda veida diēta sastāv no neticami garšīgiem ātrās ēdināšanas ēdieniem ar neiespējamu tauku, ogļhidrātu un kaloriju daudzumu. Šie pārtikas produkti veicina pārēšanās, kas palielina cukura līmeni asinīs, asinsspiedienu un asins lipīdu līmeni. Transtauki un oksidētas augu eļļas no sēklām, ko izmanto šī problemātiskā ēdiena pagatavošanai, izjauc vielmaiņas procesus. [855] Augsta brīvo tauskābju un triglicerīdu koncentrācija asinīs ir saistīta arī ar insulīna rezistenci. [856] Tomēr ilgstoša insulīna un triglicerīdu līmeņa paaugstināšanās galvenokārt notiek rafinētu ogļhidrātu un tauku patēriņa dēļ, kas uzglabā taukus organismā un palielina insulīna un cukura līmeni asinīs.

Randla cikls, ko sauc arī par bezglikozes tauskābju ciklu, ir vielmaiņas process, kurā glikoze un tauskābes sacenšas savā starpā par oksidēšanos. [857] Dažādi enerģijas savienojumi, piemēram, glikoze, tauskābes, ketoni, laktāts un citi, tiek sadalīti dažādos audos atkarībā no vispārējā enerģijas stāvokļa un fizioloģiskajām vajadzībām. Tiek uzskatīts, ka Rendla cikls var atklāt vielmaiņas traucējumus, kas izraisa 2. tipa cukura diabētu un insulīna rezistenci. [858,859] Šajā kontekstā ir ierosināts, ka liela tauku un ogļhidrātu daudzuma kombinācija pārtikā izraisa enerģijas toksicitāti, kas novērš šo enerģētisko vielu efektīvu sadedzināšanu. Šī iemesla dēļ galvenā diēta laboratorijas dzīvnieku aptaukošanās veicināšanai sastāv no taukiem un rafinētiem ogļhidrātiem. Dzīvniekiem, kas ievēro šādu diētu, ļoti ātri attīstās insulīna rezistence un aptaukošanās, [860] īpaši, ja tiem netiek taupīts ēdiens. Tāda pati parādība novērojama cilvēkiem, kuri pieņemas svarā no ātrās ēdināšanas, kas satur daudz tauku un ogļhidrātu.

Ēdot pārtiku ar augstu ogļhidrātu un tauku saturu, palielinās glikozes un triglicerīdu koncentrācija asinīs. Triglicerīdi ir tauskābju molekulas, kuras organisms sadedzina enerģijas iegūšanai vai uzglabā taukaudos. Kad mēs sadedzinām taukus, mēs sadalām triglicerīdus glicerīnā un trīs tauskābju ķēdēs. Tomēr paaugstināts insulīna līmenis kavē tauskābju oksidāciju taukaudos, jo insulīns kavē tauku oksidāciju. [861] Ķermenim sadedzinot ogļhidrātus, tauskābju līmenis asinīs saglabājas paaugstināts ilgāk, izraisot dislipidēmiju un iespējamu aterosklerozes attīstību. Pārmērīga tauskābju koncentrācija, ja to lieto kopā ar ogļhidrātiem, samazina glikozes uzsūkšanos, [862] izraisot paaugstinātu cukura līmeni asinīs ilgāk. Lai izvairītos no vielmaiņas traucējumiem, ir nepieciešams (1) izvairīties no rafinētiem ogļhidrātiem un (2) ēst ogļhidrātus no veseliem pārtikas produktiem atsevišķi no taukiem. Kaloriju uzņemšanas ierobežošana, spēka treniņi un periodiska badošanās zināmā mērā palīdz novērst šos negatīvos procesus, bet ne pārmērīgas enerģijas periodos.

Kad cilvēks dzīvoja savvaļā, viņš vienlaikus neēda pārtiku ar lielu daudzumu tauku un ogļhidrātu. Vasaras mēnešos viņš ēda vairāk ogļhidrātu, kas ir augļos, dārzeņos, ogās un medū. Un ziemā ir grūtāk iegūt augu pārtiku, tāpēc mūsu senči ēda galvenokārt gaļu un dzīvnieku taukus. Protams, viņi ziemai uzkrāja augu barību (piemēram, riekstus, sēklas, ogas un citus augļus), bet tas joprojām bija salīdzinoši mazs. Izņēmums šajā dzīves ritmā bija rudens, kad dabā var atrast pietiekami daudz riekstu un citu augļu. Visi dzīvnieki cenšas apzināti iegūt taukus un palielināt insulīna rezistenci, pirms ziemas ēdot pēc iespējas vairāk enerģētiski bagātas, kalorijām bagātas barības. Lāči pirms ziemas miega uzglabā taukus, uzkraujot mellenes un lasi, kas ir tauku un ogļhidrātu kombinācija. Diemžēl šo pašu kombināciju var atrast neveselīgos pārstrādātos pārtikas produktos un ātrās ēdienos. Šāda diēta izraisa insulīna rezistences, hiperglikēmijas un aptaukošanās attīstību.

Ir noteiktas situācijas, kad glikozes-taukskābju cikla noteikums nav būtisks vai darbojas citādi. Fiziskais stress maina glikozes uzņemšanas šūnu bloķēšanas efektu. [863] Fizioloģiska stresa laikā, piemēram, badošanās vai fiziskās slodzes laikā, enerģijas pieprasījums palielinās, kamēr enerģijas piegāde tiek pārtraukta. Rezultātā tiek aktivizēts AMPK (adenozīna monofosfāta aktivētā proteīnkināze) – organisma degvielas patēriņa sensors, kas mobilizē iekšējos enerģijas avotus un regulē enerģijas homeostāzi. AMPK aktivizēšana izraisa vielmaiņas pielāgojumus, kas aizsargā sirdi no asinsrites trūkuma. [864] Kad tiek aktivizēts AMPK, organisms enerģijas ražošanai izmanto gan glikozi, gan taukus, jo palielinās nepieciešamība pēc ATP (adenozīna trifosfāta, šūnu enerģijas uzskaites vienības). Šī iemesla dēļ fiziskām aktivitātēm un badošanos īstermiņā ir raksturīgi līdzīgi fizioloģiskie procesi. No tā mēs varam secināt, ka cilvēks ar veselīgu vielmaiņu un labā fiziskā stāvoklī patiešām var pārstrādāt nedaudz vairāk kaloriju, bet kāds, kuram jau ir liekais svars vai cukura diabēts, nevar viegli atbrīvoties no papildu kalorijām.

Zemāk ir saraksts ar galvenajiem faktoriem, kas izraisa insulīna rezistenci un metabolisko sindromu:

•Viscerālo tauku pārpalikums un aptaukošanās. Viscerālie tauki ap vēdera dobuma orgāniem ir cieši saistīti ar insulīna rezistenci un 2. tipa cukura diabētu. [865] Abi faktori vienlaikus ir šo slimību cēlonis un sekas. 2015. gada pētījumā Jēlas universitātē zinātnieki atklāja, ka galvenais barības vielu uztveršanas ceļš, fosfoinositīda 3-kināzes PI3-kināze/AKT-2, [866] darbojas kā daļa no mTOP/insulīna/IGF-1 signalizācijas ceļa. Insulīns veicina barības vielu uzglabāšanu un jaunu šūnu augšanu, izmantojot mTOR un AKT-2. [867] Tas izraisa muskuļu un tauku šūnu augšanu. Viscerālie tauki pasliktina glikozes toleranci un izplata iekaisuma citokīnus visā organismā.

•Neierobežots cukura un rafinētu ogļhidrātu patēriņš. Cukurs, kas pievienots apstrādātiem pārtikas produktiem, veicina koronāro sirds slimību attīstību. Tas izraisa insulīna rezistences un hiperinsulinēmijas procesu. [868] Cukurs, īpaši fruktoze, tiek uzskatīts par sliktāko ogļhidrātu avotu salīdzinājumā ar cieti un veseliem pārtikas produktiem. [869] Pētījumi ar cilvēkiem un dzīvniekiem liecina, ka cietes un glikozes aizstāšana ar saharozi un fruktozi pat ar zemu kaloriju diētu palielina insulīna līmeni tukšā dūšā, [870, 871] samazina jutību pret insulīnu [872, 873] un palielina glikozes līmeni tukšā dūšā. koncentrācija. [874] Salīdzinot ar diētu, kurā pievienotie cukuri veido mazāk nekā 10% kaloriju, diēta, kurā pievienotās cukura kalorijas veido 25% vai vairāk no uztura, trīskāršo nāves risku no sirds un asinsvadu slimībām. [875] Pārmērīgs cukura patēriņš var izraisīt arī vara deficītu, kas izraisa taukainu aknu slimību un insulīna rezistenci. [876] Vissvarīgākais no tā izriet, ka pievienotā fruktoze tādos pārtikas produktos kā galda cukurs un kukurūzas sīrups ar augstu fruktozes saturu ir kaitīgāka organismam nekā ciete vai glikoze insulīna rezistences un glikozes tolerances traucējumu ziņā.

●**Neierobežota fruktozes uzņemšana.** Organisms aknās uzglabā ogļhidrātus glikogēna veidā (apmēram 100–150 g), un, pārsniedzot augšējo robežu, glikoze un fruktoze pārvēršas triglicerīdos. Tas izjauc parasto Rendla cikla secību. Kaloriju deficīta laikā fruktoze var pārvērsties arī glikozē, taču daļa no tās neizbēgami pārvērtīsies triglicerīdos. [877] Svaigus augļus ir labi ēst ar mēru, taču pārāk daudz šo dabisko pārtikas produktu var izraisīt vielmaiņas sindromu, īpaši attiecībā uz paaugstinātu triglicerīdu līmeni. Lai nejauši nepārkāptu savas robežas, ierobežojiet sevi ar dažām porcijām augļu ar zemu cukura saturu (piemēram, ogas) dienā. Ar fruktozi saldinātie bezalkoholiskie dzērieni ir saistīti ar insulīna rezistences attīstību. [878]

●**Pasīvs dzīvesveids.** Fiziskā aktivitāte ir galvenā pazīme, pēc kuras tiek vērtēta jutība pret insulīnu un glikozes tolerance. [879] Fiziskā aktivitāte veicina normālu glikozes uzņemšanu šūnās un uztur glikozes homeostāzi, reaģējot uz ogļhidrātu uzņemšanu. Muskuļu kontrakcijas izraisa glikozes receptora GLUT4 pārvietošanos uz šūnu membrānu. GLUT4 spēj uzlabot glikozes uzņemšanu, izmantojot mehānismu, kas atšķiras no tā, ko izmanto insulīns. [880] Tāpēc jau esošu insulīna rezistenci vai diabētu var koriģēt, aktivizējot GLUT4, veicot vingrinājumus. Tas palīdzēs samazināt glikozes un insulīna koncentrāciju, tādējādi novēršot hiperinsulinēmijas attīstību.

●**Hronisks stress un augsts kortizola līmenis** veicina cukura un insulīna līmeņa paaugstināšanos asinīs, kā arī asinsspiediena paaugstināšanos, kas pēc tam, hroniski paaugstinoties stresa hormona līmenim asinīs, izraisa insulīna rezistenci. [881] Kortizols kavē glikozes uzņemšanu, traucējot glikozes transportētāju, piemēram, GLUT4, pārvietošanos. [882] Turklāt stress mudina taukus aktīvāk uzkrāties vēdera dobumā, nevis nosūtīt tos uz zemādas slāni. Ir pierādīts, ka uzmanības un uzmanības prakses stresa mazināšanai, piemēram, meditācija un joga, uzlabo insulīna rezistences simptomus. [883]

●**Miega trūkums un bezmiegs** ir liela nozīme organisma jutībā pret insulīnu un glikozes homeostāzi. Miega trūkums pasliktina glikozes toleranci, paaugstina cukura un kortizola līmeni asinīs, kā arī palielina insulīna rezistenci. Pat tikai viena slikta vai nepietiekama miega nakts ir pietiekama, lai īstermiņā palielinātu prediabēta biomarķierus. [884] Ja jūs slikti gulējat, nākamajā dienā glikozes uzsūkšanās būs ievērojami apgrūtināta un radīsies tolerance pret to. Tāpēc pēc nepietiekama nakts miega ir ļoti svarīgi izvairīties no pārtikas produktiem ar augstu glikēmisko indeksu, jo tie paaugstina cukura līmeni asinīs līdz maksimumam un organisms nespēj to normāli pārvērst.

●**Diennakts ritma traucējumi** veicina insulīna rezistences attīstību un vājina aizkuņģa dziedzera darbību. [885] Pēc galvenā diennakts ritma centra bojājuma hipotalāmā grauzējiem astoņas nedēļas attīstās insulīna rezistence. Cilvēkiem, kuri strādā maiņu darbu, ir lielāks risks saslimt ar diabētu, jo ir traucēta glikozes tolerance traucēta diennakts ritma dēļ. [887] Diennakts ritmus izjauc ceļošana uz dažādām laika zonām, maiņu darbs, neregulāra miega un pamošanās shēma, ēšana ar neregulāriem intervāliem un nomodā palikšana pēc parastā gulētiešanas laika. Tas neizbēgami izraisa stresu un iekaisumu, kas apgrūtina glikozes homeostāzes uzturēšanu. Cilvēku pētījumi par ierobežotu ēšanas logu diētām ir parādījuši, ka ēšanas loga sašaurināšanās līdz astoņām stundām vai mazāk palielina autofagijas gēnu ekspresiju, sirtuīnus un jutību pret insulīnu, salīdzinot ar ēšanu 12 stundas. [888]

●**Pakļaušana zilai gaismai naktī** kavē melatonīna, miega hormona, ražošanu, kas var izraisīt insulīna rezistenci. [889] Novērošanas pētījumos ir atklāta korelācija starp nakts gaismas iedarbību, aptaukošanos un 2. tipa diabētu. [890 891] Ja tiek kontrolēta ēdiena uzņemšana un fiziskās aktivitātes, spilgta apkārtējā gaisma samazina jutību pret insulīnu no laika atkarīgā veidā veseliem indivīdiem. [892] Ja apgaismojums ir optimāli saskaņots ar diennakts ritmiem, cilvēks tiek pakļauts zilai gaismai tikai dienas pirmajā pusē. Vakarā un naktī ir lietderīgi redzēt tikai sarkanu un dzeltenu gaismu. Lai aizsargātu diennakts ritmu un miega kvalitāti, vakaros jāizvairās no mākslīgās gaismas un jāvalkā zilas gaismu bloķējošas brilles.

●**Transtauki un augu eļļas.** Tādi pārtikas produkti kā margarīns, kukurūzas eļļa, sojas eļļa, saflora eļļa, kokvilnas sēklu eļļa un rapšu eļļa veicina oksidatīvo stresu, iekaisumu un insulīna rezistenci. [893] Tie izraisa iekaisumu, stimulē oksidāciju un nesniedz nekādu labumu veselībai. Hronisks iekaisums paver durvis insulīna rezistencei. [894] Kad pret insulīnu rezistentām žurkām tika ievadīts pretiekaisuma omega-3 tauskābju papildinājums, to stāvoklis uzlabojās. [895] Cilvēki, kuri patērē lielu daudzumu omega-6 sēklu eļļas, pasliktina savu lipīdu profilu un pasliktina insulīna rezistenci. [896, 897, 898] Vairāk par to sestajā nodaļā.

●**Smēķēšana** veicina insulīna rezistences un 2. tipa diabēta attīstību. [899, 900] Šo neveselīgo atmosfēru rada tabakas dūmi un dažādi kancerogēni, ko satur cigaretes. Veseliem smēķētājiem, izsmēķējot 24 cigaretes dienā, enerģijas patēriņš vienā dienā palielinās par 10%, jo tiek aktivizēta simpātiskā nervu sistēma. [901] Smēķēšana ievērojami palielina lipīdu mobilizāciju, kā arī brīvo taukskābju un ļoti zema blīvuma lipoproteīnu ar augstu aterogēno potenciālu oksidēšanos. [902] Interesanti, ka smēķēšanas atmešana arī palielina risku saslimt ar 2. tipa cukura diabētu liekā svara pieauguma dēļ. [903] Risks saslimt ar 2. tipa cukura diabētu ir visaugstākais otrajā gadā pēc smēķēšanas atmešanas. [904] Nikotīns un smēķēšana nomāc apetīti, un šī sliktā ieraduma atmešana var radīt vēlmi ēst vairāk. [905] Lai palīdzētu novērst liekā svara pieaugumu, smēķēšanas atmešanu var atvieglot, izmantojot nikotīna plāksterus vai košļājamo gumiju. Nikotīnam ir nootropiska iedarbība un tas regulē AMPK, kas ir iesaistīts enerģijas līdzsvara uzturēšanā un tauku oksidēšanā. [906]

●**Pārmērīga alkohola lietošana.** Mērens alkohola patēriņš ir saistīts ar mazāku 2. tipa diabēta attīstības risku. [907] Šķiet, ka to veicina paaugstināta jutība pret insulīnu, pretiekaisuma ceļi un adiponektīns. [908 909] Metaanalīzes atklāja, ka mērena alkohola lietošana uzlaboja jutību pret insulīnu un samazināja insulīna līmeni tukšā dūšā sievietēm, bet ne vīriešiem. [910] Tomēr tas attiecas tikai uz alkoholiskajiem dzērieniem bez cukura vai fruktozes piedevas. Taču nekontrolēta alkohola lietošana un intoksikācija izraisa oksidatīvo stresu, kas smeļas enerģiju no visiem citiem ķermeņa procesiem. Alkohols bojā aknas, veicina tauku bojājumus un iekšējo orgānu tauku uzkrāšanos. [911]

●**Magnija trūkums** ietekmē aizkuņģa dziedzera beta šūnu darbību, kavē DNS atjaunošanos, izraisa insulīna rezistenci, sirds un asinsvadu slimības, 2. tipa cukura diabētu, osteoporozi, hiperglikēmiju un hiperinsulinēmiju. [912, 913]

● Uztura bagātinātāji ar magniju uzlabo glikozes līmeni tukšā dūšā pacientiem ar cukura diabētu un normalizē glikozes toleranci cilvēkiem ar noslieci uz diabēta attīstību. [914] Magnija piedevu lietošana četrus mēnešus vai ilgāk palīdz uzlabot jutību pret insulīnu un glikozes līmeni tukšā dūšā gan cilvēkiem ar cukura diabētu, gan bez tā. [915] Magnijs uzlabo insulīna rezistenci cilvēkiem ar zemu magnija līmeni asinīs. [916]

● Hiperglikēmija un hiperinsulinēmija palielina mitohondriju reaktīvo skābekļa sugu veidošanos, kas samazina glutationa antioksidanta īpašības. [917, 918, 919, 920, 921] Magnija deficīts negatīvi ietekmē arī glutationu, [922], kas ir svarīgs antioksidants, kas nepieciešams, lai aizsargātu plaušas, īpaši vīrusu infekcijas laikā. Insulīna rezistence un hiperinsulinēmija tiem, kas patērē lielu daudzumu cukura, veicina magnija deficīta nieru cēloņu attīstību un samazina intracelulāro magnija koncentrāciju. [923]

● Zems magnija līmenis serumā palielina trombozes risku, kas ir īpaši bīstami koronavīrusa infekcijas laikā, jo COVID-19 ir saistīts arī ar trombozi. [924, 925]*In vivo* magnijam piemīt antitrombotiska iedarbība un tas samazina mirstības risku plaušu trombembolijas gadījumā [926], kas liek secināt, ka magnijs ir dabisks antikoagulants.

● Metformīns, diurētiskie līdzekļi un protonu sūkņa inhibitori, ko bieži izraksta 2. tipa cukura diabēta gadījumā, samazina magnija līmeni. Tas ir saistīts ar kuņģa skābuma samazināšanos un magnija šķīdības un uzsūkšanās pasliktināšanos zarnās. [927 928] Diurētiskie līdzekļi palielina magnija izdalīšanos urīnā.

●**C vitamīna deficīts** veicina arī insulīna rezistences attīstību. Papildu antioksidantu uzņemšana 2. tipa cukura diabēta gadījumā var uzlabot pacientu stāvokli un pakāpeniski mainīt diabēta patoģenēzi. [929] Nelīdzsvarotība starp endogēno antioksidantu samazināšanos un pieaugošo reaktīvo skābekļa sugu veidošanos noved organismu hroniska sistēmiska iekaisuma stāvoklī, kas izraisa dažādas patoloģijas. Lietojot 500 mg C vitamīna divas reizes dienā, pacientiem ar aptaukošanos/diabētu var uzlabot pro-iekaisuma marķierus, piemēram, CRP un IL-6. [930] Iekšķīgi lietojams C vitamīns palielina polimorfonukleāro fagocitozi diabēta pacientiem [931] un uzlabo glikozes toleranci gados vecākiem pacientiem. [932] 1000 mg C vitamīna lietošana dienā (500 mg divas reizes dienā) palīdz samazināt cukura līmeni asinīs un lipīdus 2. tipa diabēta gadījumā. [933] Askorbīnskābe uzlabo skeleta muskuļu jutību pret insulīnu 2. tipa diabēta gadījumā. [934]

●**Hroma trūkums** traucē glikozes vielmaiņu un samazina jutību pret insulīnu. Ir pierādīts, ka hroms samazina glikozes līmeni un insulīna rezistenci L6 skeleta muskuļos, regulējot glikozes uzņemšanas ceļus un insulīna jutību. [935] Hroms ir būtisks cukura līmeņa regulēšanai asinīs. Vanādija deficīts var būt arī nozīmīgs sliktas vielmaiņas veselības faktors, lai gan, lai izdarītu galīgu secinājumu, ir nepieciešams vairāk pētījumu par tā ieguvumiem un iespējamiem riskiem. [936]

●**Nepietiekama autofagija un zems šūnu populācijas atjaunošanas ātrums.** Makrofāgu autofagijas traucējumi izraisa insulīna rezistenci cilvēkiem ar aptaukošanos, jo tauku šūnas iekaisuma stāvoklī rada pārāk daudz reaktīvo skābekļa sugu, kuras parasti izvada autofagija. [937] Autofagijas trūkums aknās cilvēkiem ar aptaukošanos izraisa endoplazmatiskā tīkla celmu un insulīna rezistenci. [938] Autofagiju aknās nomāc insulīna rezistence un hiperinsulinēmija. [939] Insulīns kavē galveno autofagijas gēnu veidošanos. Pētījumi ar grauzējiem liecina, ka badošanās vai kaloriju ierobežojums palielina autofagiju miokardā. [940] Tas palīdz dzīvībai svarīgiem orgāniem izdzīvot periodus bez piekļuves enerģijai.

Metaboliskais sindroms un insulīna rezistence nenotiek vienas nakts laikā. Šīs slimības ir veselīga dzīvesveida un pareiza uztura daudzu gadu neievērošanas rezultāts. Turklāt diēta, kas sastāv no rafinētiem ogļhidrātiem un cukura, ļoti ātri pasliktina metaboliskā sindroma stāvokli. Šajā gadījumā insulīna un glikozes līmenis tukšā dūšā var sasniegt insulīna rezistences līmeni dažu nedēļu laikā. [941]

Kā uzlabot vielmaiņas sindromu ar pārtiku

Lai atgūtu vielmaiņas veselību, jums jākoriģē glikozes tolerances zudums, jāārstē dislipidēmija, jāzaudē liekie tauki, īpaši vēdera apvidū, jānovērš insulīna rezistence un jākļūst sportiskākam. Cilvēki ar aptaukošanos var sasniegt diezgan ātrus uzlabojumus glikēmijas kontrolē, glikozētā hemoglobīna līmenī un 2. tipa diabēta marķieros tikai trīs mēnešos ar nelielu svara zudumu un ogļhidrātu ierobežojumu. [942] Ja pazemināsiet cukura līmeni asinīs līdz normālam līmenim, izmantojot neregulāru badošanos un zemu ogļhidrātu diētu, jūs varat pasargāt sevi no smagu vīrusu infekciju riska.

To var panākt dažādos veidos, piemēram, ar labi formulētu ketogēno diētu (WFKD), ar zemu ogļhidrātu augstu tauku saturu (LCHF) diētu, zemas glikēmiskās slodzes (GL) diētu vai citādi ierobežojot rafinētus ogļhidrātus. Ir pierādīts, ka visi šie pārtikas produkti ir droši un efektīvi slimnīcās un klīniskajos apstākļos. [943] Pēc divām ketogēnās diētas nedēļām diabēta slimniekiem ar aptaukošanos bija par 30% mazāks uzņemto kaloriju daudzums, svara zudums par 1,65 kg, jutības pret insulīnu uzlabošanās par 75% un triglicerīdu un holesterīna līmeņa pazemināšanās par 10% līdz 35%. [944] Diēta ar zemu kaloriju un zemu ogļhidrātu saturu efektīvi normalizē triglicerīdus, ABL holesterīnu un uzlabo jutību pret insulīnu. [945]

Diētas ar zemu ogļhidrātu un tauku saturu arī palīdz uzlabot glikēmijas kontroli un samazina sirds un asinsvadu slimību riska faktorus cilvēkiem ar 2. tipa cukura diabētu. [946] Parasti nepatērējot lielu daudzumu tauku, organisms kļūst ārkārtīgi jutīgs pret insulīnu un sāk efektīvi sadedzināt glikozi, netraucējot Rendla ciklam. Tomēr, ja cukura diabēts jau ir attīstījies vai ir bijuši vielmaiņas traucējumi, tas var būt bīstami. Vismaz pirmo reizi labāk ir ierobežot tikai ogļhidrātus, lai normalizētu glikozes tolerances biomarķierus.

Ir zinātniski pierādīts, ka ketogēnā diēta ar zemu ogļhidrātu saturu ir pārāka par citām uztura shēmām, uzlabojot lipīdu profilu pacientiem ar metabolisko sindromu, neņemot vērā svara zudumu. [947, 948] Fakts ir tāds, ka ar ierobežotu glikozes uzņemšanu samazinās bazālā insulīna un cukura līmenis asinīs, un ķermenim ir iespēja pašam izārstēties. Ja jūs pastāvīgi paaugstināsit cukura līmeni asinīs un insulīnu līdz maksimālajam līmenim, atveseļošanās process noritēs daudz lēnāk.

Ketozei un ketoniem ir unikāls vielmaiņas efekts, kas atšķiras no glikozes metabolisma, piemēram, augstāka NAD un NADH attiecība, SIRT3 aktivitāte, [949 950 951] bloķē iekaisuma marķierus NF-kB, TNF-alfa un COX-2, [949 950 951] 952] aktivāciju. no antioksidantu sistēmas Nrf2 un glutationa, [953, 954] histona deacetilāzes (HDAC) nomākšana - fermenti, kas saistīti ar vēža attīstību, ar vecumu saistītām izmaiņām un oksidatīvo stresu [955] - un samazināta ēstgriba. [956] Veseliem cilvēkiem ketonu līmenis zem 7,0 mmol/L tiek uzskatīts par drošu, un tam ir pat ārstnieciskas īpašības. [957] Ja ievērojat ketogēnu diētu ar zemu ogļhidrātu saturu, jums nevajadzētu būt par maz nātrija, jo zems nātrija daudzums izraisa insulīna rezistenci un hiperglikēmiju. [958, 959]

Ņemot to vērā, ilgstoša ketoze un patērēto ogļhidrātu daudzuma ierobežošana var izraisīt fizioloģisku ogļhidrātu nepanesību. Astoņu nedēļu pētījumā ar pelēm, kas ievēroja ketogēno diētu, pētnieki atklāja, ka glikozes kontroles līmenis pazeminājās, kad tās ēda diētu ar augstu ogļhidrātu saturu, taču pēc atgriešanās pie normāla uztura tas ātri tika novērsts. [960] Tādu pašu efektu var novērot arī cilvēkiem. Pēc glikozes līmeņa tukšā dūšā pelēm, kurām bija ketogēna diēta, bija augstāks aknu insulīna rezistences līmenis nekā pelēm, kas ievēroja aptaukošanos veicinošu kaloriju diētu. Badošanās laikā ketogēnajām pelēm bija augstāki vielmaiņas veselības marķieri, un aptaukošanās pelēm bija paaugstināts insulīna līmenis. Pēc glikozes tolerances testa abām pelēm bija traucēta glikozes tolerance. Pētnieki secināja, ka šāda veida fizioloģiskā insulīna rezistence pelēm ar ketogēnu diētu nav saistīta ar patoloģiju un ir atgriezeniska. Viņiem neattīstījās diabēts, bet viņi pilnībā pārgāja no glikozes dedzināšanas uz tauku dedzināšanu. Metaboliski sarežģītos apstākļos, piemēram, badošanās, fiziskās aktivitātes vai nepietiekama ogļhidrātu uzņemšana, insulīna rezistence palīdz nodrošināt smadzenes ar glikozi, ko citādi uzņemtu muskuļi. [962]

Pagaidu ogļhidrātu ierobežojums ir ātrs un efektīvs veids, kā ārstēt metabolisko sindromu un samazināt hiperinsulinēmiju/hiperglikēmiju. Īslaicīga fizioloģiskā insulīna rezistence ketozes laikā netiek uzskatīta par patoloģiju un tai nav īpašas nozīmes, jo jūs nelietojat lielu daudzumu ogļhidrātu saturošu pārtikas produktu. Tomēr, lai nodrošinātu optimālu insulīna jutību un glikozes toleranci, jums vajadzētu praktizēt ciklisku ketozi, lai novērstu ķermeņa spēju zaudēt ogļhidrātus.

Vissvarīgākais, kas jādara, lai uzlabotu vielmaiņas veselību un insulīna rezistenci, ir zaudēt svaru un samazināt viscerālos taukus. Jebkurš uzturs var palīdzēt šajā jautājumā, un patiesībā biomarķieru uzlabojumus var panākt, pat neatsakoties no neveselīgas pārtikas, kas nopērkama veikalā. [963] Tomēr apstrādāta pārtika izraisa iekaisumu un nomāc imūnsistēmu. Tāpēc ir svarīgi ievērot uztura ieteikumus, bet arī ņemt vērā personīgās izvēles. No savas puses mēs varam sniegt tikai norādījumus un pastāstīt par rezultātiem, ko jūs varētu sasniegt.

Svara zaudēšanas process ir atkarīgs ne tikai no termodinamikas – līdzsvara starp patērēto kaloriju un uzņemto kaloriju daudzumu. Svara zaudēšanā nozīme ir arī hormoniem un reakcijām, kas ietekmē to funkcijas dažādu pārtikas produktu patēriņa dēļ, kā arī ēdiena sāta sajūtu. Citiem vārdiem sakot, runa nav tikai par to, ka ēdat mazāk kaloriju, nekā jūs sadedzināt. Ir daudzi faktori, kas ietekmē ķermeņa vajadzības pēc enerģijas, piemēram, muskuļu masa, vecums, fiziskās aktivitātes līmenis, miega kvalitāte, hormoni un kopējais vielmaiņas profils. Piemēram, miega trūkums palielina enerģijas piegādi no muskuļiem, nevis no taukiem. [964] Tāpēc var teikt, ka kalorijām noteikti ir nozīme, taču nevar ignorēt citus dinamiskos mainīgos, kas ir atkarīgi no cilvēka individuālajām īpašībām.

Saskaņā ar Amerikas uztura vadlīnijām 2015.–2020. gadam, vidējai sievietei dienā ir vajadzīgas 1600–2400 kalorijas, bet vidējam vīrietim — 2000–3000. [965] Diemžēl šie noteikumi attiecas tikai uz slaidiem cilvēkiem bez liekā svara, kuri regulāri nodarbojas ar jebkāda veida fiziskām aktivitātēm. Lielākā daļa iedzīvotāju nevar lepoties ar optimālu ķermeņa uzbūvi, un viņiem ir nepieciešams padoms svara zaudēšanai.

Ketogēnām diētām ar zemu ogļhidrātu saturu un diētām ar augstu ogļhidrātu saturu un zemu tauku saturu ir ļoti atšķirīgi pārtikas un makroelementu profili. Abiem ir aptuveni vienāds efekts, palīdzot jums zaudēt svaru, un ne gēni, ne bazālais insulīns nav saistīti ar šiem rezultātiem. [966] Ja olbaltumvielu un kaloriju patēriņš ir vienāds, starp abiem ēšanas veidiem nav būtiskas atšķirības. Neatbilstība starp dažādu cilvēku individuālajiem panākumiem parasti ir atkarīga no uzticamas ieteikumu ievērošanas, konsekvences, sāta un patērēto olbaltumvielu daudzuma.

Pētījumi ir parādījuši, ka cilvēki, kuri ēd vairāk olbaltumvielu, jūtas vairāk paēduši nekā tie, kuri ēd mazāk olbaltumvielu. [967] Ja cilvēkiem, kuri ievēro diētu, kas sastāv no 30% olbaltumvielu, ir atļauts ēst tik daudz, cik viņi vēlas, viņi vidēji patērē par 441 kaloriju mazāk dienā, nekā ievērojot diētu, kurā olbaltumvielas veido tikai 10% no uztura. [968] Olbaltumvielām ir visaugstākā termiskā iedarbība, kas nozīmē, ka, lai sagremotu konkrēto ēdienu, tiem ir nepieciešams liels kaloriju daudzums. Olbaltumvielu termiskais efekts svārstās no 25 līdz 30%, ogļhidrātiem no 7 līdz 10%, bet taukiem no 2 līdz 5%. [969] Tas nozīmē, ka pēc ēdienreizes, kas sastāv galvenokārt no olbaltumvielām, dažu stundu laikā pēc ēšanas cilvēks sadedzina vairāk kaloriju. [970] Olbaltumvielu augstā termiskā iedarbība veicina arī sāta sajūtu un apmierinājumu no pārtikas. [971] Ja lietojat divas mazkaloriju diētas, no kurām viena liek jums ēst vairāk olbaltumvielu, tad "olbaltumvielu" diēta ierobežos vairāk kaloriju dedzinoša efekta dēļ. Salīdzinājumā ar diētu ar zemu olbaltumvielu saturu, kurā olbaltumvielas veido tikai 12% kaloriju, diēta ar augstu olbaltumvielu daudzumu, kurā 30% kaloriju ir no olbaltumvielām, palielina enerģijas daudzumu, kas tiek iztērēts glikoneoģenēzes procesā, kas ir proteīnu vai taukskābju pārvēršanas process. glikoze, par 42%. [972]

Ir pamats uzskatīt, ka diēta ar augstu olbaltumvielu saturu ne tikai uzlabo ķermeņa uzbūvi un palīdz zaudēt svaru, bet arī uzlabo veselību un pagarina dzīves ilgumu. Diētām ar augstu olbaltumvielu daudzumu ir šādas priekšrocības:

- **Olbaltumvielas veic dzīvībai svarīgas funkcijas organismā**, piemēram, veicina audu dzīšanu, stimulē fermentatīvos procesus un transportē barības vielas. Tie paātrina vielmaiņas procesus, atvieglo svara zudumu un atbalsta visu iekšējo orgānu darbību.

- **Olbaltumvielu uzturs palīdz tikt galā ar niknu apetīti un piedzīvo sāta sajūtu.** Tas notiek dažu hormonu, piemēram, peptīda YY un GLP-1, palielinātas ražošanas dēļ. [973] Olbaltumvielu pārtika uz vairākām stundām samazina grelīna, izsalkuma hormona, koncentrāciju. [974]

- **Ēdot daudz olbaltumvielu savā uzturā, tiek veicināta svara zudums un saglabāta muskuļu masa un augsts vielmaiņas ātrums.**[975] Salīdzinot ar standarta svara zaudēšanas diētām, kurās nepieciešams ēst normālu olbaltumvielu daudzumu un maz tauku, ir pierādīts, ka diētas ar augstu olbaltumvielu saturu ir efektīvākas. [976]

- **Apvienojot ar spēka treniņiem, diēta ar augstu olbaltumvielu saturu palīdz veidot muskuļu masu un attīstīt spēku.**[977] Tomēr olbaltumvielas var veidot muskuļus tikai līdz noteiktam slieksnim. Saskaņā ar jaunākajiem pētījumiem eksponenciālas muskuļu augšanas robeža ir aptuveni 0,8–1,0 grami proteīna uz 0,45 kg liesās ķermeņa masas. [978]

- **Saprātīga olbaltumvielu uzņemšana pasargā no muskuļu izsīkuma vai sarkopēnijas, astēnijas un pašaprūpes zaudēšanas vecumdienās.** [979] Saskaņā ar novērojumiem muskuļu atrofija sākas pēc trešās dzīves desmitgades, un muskuļu spēka zudums par 30-50% notiek vecumā no 40 līdz 80 gadiem. [980 981] Muskuļu masas samazināšanās galvenokārt ir saistīta ar spēka treniņu trūkumu, taču, nedaudz palielinot olbaltumvielu uzņemšanu, daļa no šīs negatīvās ietekmes var tikt mainīta.

●Liels daudzums dzīvnieku olbaltumvielu uzturā palīdz stiprināt kaulus un samazina gūžas kaula lūzumu risku gados vecākiem cilvēkiem.[982 983] Kaulu lūzums kritiena rezultātā ir viens no galvenajiem draudiem gados vecākiem cilvēkiem, jo šī stāvokļa dēļ cilvēks zaudē mobilitāti un vēl vairāk zaudē muskuļu masu, kas savukārt palielina organisma uzņēmību pret diabētu un citām vielmaiņas slimībām.

●Uzturs ar augstu olbaltumvielu saturu paātrina brūču dzīšanu pēc operācijām, traumām un izgulējumiem. Šādos gadījumos vairāk nekā 2,0 g/kg patēriņš palielina olbaltumvielu sintēzes absolūto ātrumu organismā. [984]

Ieteicamā proteīna dienas deva ir 0,36 grami uz mārciņu vai 0,8 grami uz kilogramu. Taču daudzi eksperti uzskata, ka šī summa ir nepietiekama. [985] Gados vecāki pieaugušie var gūt labumu no vairāk olbaltumvielu uzņemšanas, un ieteicamā dienas deva viņiem nav pietiekama, lai saglabātu muskuļu masu. [986] Vidēji Rietumvalstīs cilvēks dienā patērē aptuveni 12–17% olbaltumvielu no kopējā pārtikas daudzuma, un mednieku ciltīs šis rādītājs atkarībā no ģeogrāfiskās atrašanās vietas sasniedz 19–35%. [987] Ja olbaltumvielas veido 20 līdz 25% no uztura kalorijām, tad, pēc ekspertu domām, tas nav kaitīgs veselībai, un turklāt uz šo attiecību ir vērts tiekties. [988]

Nav pierādījumu, ka palielinātai olbaltumvielu uzņemšanai būtu negatīva ietekme uz nieru darbību veseliem cilvēkiem. [989] Nieru bojājumi var rasties tikai tiem, kas jau tiek ārstēti no hroniskas nieru mazspējas. [990] Proteīna pārpalikums tiek pārvērsts glikozē, izmantojot procesu, kas pazīstams kā glikoneoģenēze. Taču līdz ar to glikozes līmenis asinīs nepaaugstinās strauji, kā pēc cukura vai ogļhidrātu ēšanas, jo proteīnu ierosinātā glikoneoģenēze tiek regulēta atbilstoši organisma enerģijas vajadzībām. Ja cukura diabēta slimnieks ēd ēdienu ar 2 g proteīna uz kilogramu, viņam pēc ēšanas netiks novērots ievērojams glikozes līmeņa paaugstināšanās asinīs, lai gan olbaltumvielas organismā joprojām tiek pārvērstas. [991] Bet, ja jūs ēdat ogļhidrātus ar ātrumu 1 g uz 1 kg, cukura līmenis asinīs neizbēgami paaugstināsies. Glikoneogēno aminoskābju, piemēram, glutamīna un metionīna, patēriņš neveicina glikoneoģenēzi. [992]

Vairākos klīniskos pētījumos ir pierādīts, ka Vidusjūras tipa diētas ir ne tikai efektīvas svara zaudēšanai, bet arī aizsargā pret tādu hronisku slimību attīstību kā metaboliskais sindroms, [993] hipertensija, [994] diabēts [995] un dislipidēmija. . [996] Turklāt šis ēšanas stils samazina asinsvadu iekaisumu, [997, 998] oksidatīvo stresu [999] un endotēlija disfunkciju [1000], kas ir saistītas ar aterosklerozi. Vidusjūras diēta, kas iesaka ēst daudz olīveļļas un riekstu, daudz efektīvāk samazina sirds un asinsvadu slimību attīstības risku par 30%, nekā diēta ar zemu tauku saturu. [1001] Tas palīdz novērst pro-iekaisuma marķierus, piemēram, CRP un IL-6. [1002] Vidusjūras diēta ir bagāta ar polifenolu savienojumiem, kas nāk no dārzeņiem, zivīm, olīveļļas, riekstiem, neliela daudzuma gaļas, siera un augļiem. To var pielāgot ketogēnai diētai ar zemu ogļhidrātu saturu vai diētu ar augstu ogļhidrātu saturu.

Apskatīsim to uzturvielu sarakstu, kas atvieglo metabolisko sindromu un uzlabo glikēmijas kontroli:

●**Kurkumīns**, kā liecina pētījumi, samazina NF-kB līmeni, kas inhibē pro-iekaisuma citokīnus un TNF-alfa. [1003,1004] Tas arī traucē Wnt/β-katenīna ceļu, kas ir saistīts ar aptaukošanos. [1005] Žurkām ar aptaukošanos kurkumīns četru nedēļu laikā samazināja rezistenci pret insulīnu un leptīnu. [1006] Šis augu savienojums palīdz novērst diabētisko neiropātiju žurkām. [1007] Kurkumīna piedevas apvienojumā ar aerobikas vingrinājumiem mazkustīgām sievietēm ar lieko svaru uzlabo glikēmijas kontroli un lipīdu līmeni daudz efektīvāk nekā abas terapijas atsevišķi. [1008]

●**Piesegt** satur savienojumus, kas uzlabo jutību pret insulīnu un glikēmijas kontroli. Ir pierādīts, ka tas normalizē cukura līmeni tukšā dūšā, asinsspiedienu un ķermeņa uzbūvi cilvēkiem ar metabolisko sindromu. [1009] Tas, cita starpā, notiek GLUT4 aktivācijas un insulīna signalizācijas gēnu ekspresijas dēļ. [1010]

●**Berberīns** uzlabo jutību pret insulīnu, nomācot tauku uzglabāšanas gēnus un regulējot adipokīnus. [1011] Tam ir metformīnam un tiazolidīndioniem līdzīga insulīna sensibilizējoša iedarbība, ko izraisa AMPK aktivācija tauku šūnās. [1012] Pētījumos ar cilvēkiem ir pierādīts, ka berberīns palīdz samazināt vidukļa apkārtmēru, samazina triglicerīdu līmeni un samazina sistolisko asinsspiedienu. [1013]

●**Resveratrols** aktivizē sirtuīnu, kas pozitīvi ietekmē glikozes vielmaiņu un enerģijas homeostāzi. [1014] Resveratrols atdarina dažus kaloriju ierobežošanas aspektus, izmantojot sirtuīnus, AMPK un NAD+. [1015] Pacientiem ar bezalkoholisku taukainu aknu slimību un insulīna rezistenci, resveratrols uzlabo glikozes un lipīdu parametrus. [1016] Pacientiem ar metabolisko sindromu, lietojot resveratrolu, uzlabojas jutība pret insulīnu, glikozes tolerance un svara zudums. [1017] Bet, lai izveidotu galīgo viedokli par resveratrola ieguvumiem un kaitējumu, ir nepieciešami vairāk zinātnisku datu.

●**Sulforafāns** aktivizē Nrf2 ceļu, kam ir antioksidanta un pretiekaisuma iedarbība uz organismu. Pētījumi ar dzīvniekiem liecina, ka sulforafāns aizsargā pret augstu asinsspiedienu, dislipidēmiju un diabētu, pozitīvi regulējot glutationu caur Nrf2. [1018] Tas samazina citokīnu izraisītos beta šūnu bojājumus, inhibējot NF-kB. [1019]

●**Kvercetīns**, saskaņā ar pētījumiem, samazina asinsspiedienu, holesterīna un insulīna rezistenci žurkām, kā arī atvieglo vielmaiņas sindromu. [1020] Lielās devās tam ir pretiekaisuma iedarbība uz viscerālajiem taukiem. Cilvēkiem kvercetīns palīdz samazināt vidukļa apkārtmēru un pazemināt cukura un lipīdu līmeni asinīs pēc ēšanas. [1021]

●**Ķiploki** uzlabo jutību pret insulīnu un mazina metabolisko sindromu ar fruktozi barotām žurkām. [1022] 29 pētījumu metaanalīze atklāja, ka ķiploki pazemina kopējo holesterīna un triglicerīdu līmeni. [1023] Novecojuši ķiploki 12 nedēļu laikā paaugstina adiponektīna līmeni pacientiem ar metabolisko sindromu. [1024]

●**Omega-3 taukskābes** novērst dislipidēmiju un samazināt iekaisumu sirds un asinsvadu slimību kontekstā. [1025] Omega-3 taukskābju piedevas palīdz metaboliskā sindroma pacientiem zaudēt svaru un pazemināt asinsspiedienu, lipīdus un iekaisuma marķierus. [1026]

Glikozes tolerance ritmiski svārstās saskaņā ar diennakts ritmiem, kas saistīti ar diennakts ritmu un jutību pret insulīnu visā ķermenī. [1027] Cilvēkiem glikozes tolerance no rīta ir augstāka nekā vakarā. [1028, 1029] Līdz ar to ķermenis ir iestatīts uz ogļhidrātu pārvēršanu dienas pirmajā pusē. Melatonīns, hormons, kas rodas, iestājoties tumsai, kavē insulīna ražošanu aizkuņģa dziedzerī. [1030] Šī iemesla dēļ insulīna rezistence palielinās naktī. Saskaņā ar ieteikumiem par ēšanas loga ierobežošanu, lai sasniegtu optimālu glikozes toleranci, nevajadzētu ēst vēlu vakarā vai pirms gulētiešanas. Tomēr subjektīvā jutība pret insulīnu ir atkarīga no fiziskās aktivitātes līmeņa, muskuļu masas un vispārējās vielmaiņas elastības.

Spēka treniņš uzlabo insulīna mediētu glikozes uzņemšanu, GLUT4 koncentrāciju un insulīna signālu pārraidi skeleta muskuļos pacientiem ar 2. tipa cukura diabētu. [1031] GLUT4 ir glikozes transportētājs, kas palīdz glikozei iekļūt muskuļu un tauku šūnās neatkarīgi no insulīna. Tātad, ja jūs praktizējat periodisku badošanos vai parasti ēdat tikai vakarā, jūs joprojām varat mazināt ogļhidrātu reakcijas samazināšanos, izmantojot spēka treniņus un muskuļu veidošanos. Šajā gadījumā glikoze pat uzlabo veselību, jo papildina glikogēna krājumus.

Atbilstoši ritmiem mainās arī jutīguma pret glikozi slieksnis aizkuņģa dziedzera beta šūnās. [1032, 1033] Aizkuņģa dziedzera šūnas labāk reaģē uz glikozi no rīta un ražo vairāk insulīna. [1034] Aizkuņģa dziedzera diennakts pulkstenis tiek sinhronizēts ar dienas un nakts ciklu, izmantojot signālus no suprahiasmatiskā kodola, kas atrodas hipotalāmā, izdalot melatonīnu, glikokortikoīdus un ķermeņa temperatūru. [1035, 1036] Ēšana naktī kavē insulīna ražošanu, jo melatonīns saistās ar insulīna receptoriem un bloķē to izdalīšanos, tāpēc cukura līmenis asinīs ilgstoši saglabājas paaugstināts. Ja aizkuņģa dziedzera pulkstenis iziet no ierindas, organismā rodas insulīna deficīts [1037], kas izraisa insulīna rezistenci un 2. tipa cukura diabētu.

Ja jūs neēdat vēlu vakarā vai tieši pirms gulētiešanas, jums nav par ko uztraukties. Jums vienkārši jāvingro pirms ēšanas un jāpapildina režīms ar dažiem ierobežota ēšanas loga elementiem. Ja vingrojat vēlu vakarā, varat arī izjaukt diennakts ritmus un pasliktināt miega kvalitāti. [1038] Tāpēc daudz izdevīgāk ir vingrot dienas laikā.

Izturības treniņš un muskuļu veidošana ir divi no efektīvākajiem veidiem, kā uzlabot insulīna jutību un glikozes toleranci. [1039] Skeleta muskuļi, tāpat kā sūklis, absorbē glikozi un uzņem lielāko daļu no kopējās patērētās glikozes. Tādējādi tie pasargā organismu no diabēta, aptaukošanās, insulīna rezistences un metaboliskā sindroma attīstības.

Nobeigumā vēlos atzīmēt, ka insulīna jutības uzlabošana un metaboliskā sindroma likvidēšana ir vienkāršākais un ātrākais veids, kā uzlabot imūnsistēmas darbību. Ja jūs koncentrējat savus spēkus uz šo rezultātu sasniegšanu, jūs ne tikai pasargāsiet sevi no hronisku slimību attīstības, bet arī atvieglosiet iespējamās vīrusu infekcijas. Pirmkārt, jāatbrīvojas no liekā svara, īpaši jāatbrīvojas no vēdera taukiem, jāsamazina glikozes līmenis asinīs tukšā dūšā un jāatjauno jutība pret insulīnu. Izvairieties no augstas kaloritātes pārstrādātiem pārtikas produktiem, veidojiet muskuļus, palieciet fiziski aktīvi, saglabājiet diennakts ritmu un izvairieties no pārtikas produktiem, kas izraisa iekaisumu, īpaši no rafinētām omega-6 taukskābju sēklu eļļām. Tas ir pietiekami, lai sāktu savu ceļu uz insulīna jutības normalizēšanu. Nākamajā nodaļā mēs runāsim vairāk par to, kā optimizēt taukskābju līdzsvaru.

Sestā nodaļa:

Kā attīrīt taukus un līdzsvarot omega-6/3 taukskābju attiecību, lai nomierinātu pārmērīgi aktīvo imūnsistēmu

Taukskābes ir galvenās uzturvielas, kas organismam nepieciešamas, lai izdzīvotu. Turklāt lielākā daļa ķermeņa šūnu ir izgatavotas no taukiem, kas nonāk organismā ar pārtiku. Ja jūs ēdat neveselīgus taukus, jūsu ķermenis burtiski ir veidots no šiem pašiem taukiem. Un otrādi, ēdot tikai veselīgus taukus, var palielināt veselīgu šūnu izdzīvošanu un uzlabot to darbību. Pašus taukus nevar uzskatīt par veselībai bīstamu produktu, vienkārši daži tauki ir daudz kaitīgāki nekā citi.

Piesātinātie tauki un holesterīns gadu desmitiem ir bijuši demonizēti kā galvenie sirds slimību un aterosklerozes veicinātāji. [1040] Tomēr šī hipotēze neizturēja kritiku. Faktiski pierādījumi no randomizētiem kontrolētiem pētījumiem ne vēsturiski, ne pašlaik neatbalsta pašreizējos ieteikumus kopējā tauku un piesātināto tauku samazināšanai. [1041 1042] 21 epidemioloģiskā pētījuma un 340 000 pacientu metaanalīzē secināts, ka nav skaidras saistības starp piesātināto tauku uzņemšanu un paaugstinātu sirds un asinsvadu slimību risku. [1043] Turklāt viens liels Japānas pētījums, kurā piedalījās 60 000 subjektu, atklāja apgrieztu saistību starp piesātināto tauku uzņemšanu un insultu. [1044] Olīveļļa satur diezgan daudz piesātināto tauku, taču pārsteidzoši, ka tā neizraisa aterosklerozi. Olīveļļa tiek uzskatīta par vienu no veselīgākajiem taukus saturošajiem pārtikas produktiem sirds veselībai un veido Vidusjūras diētas pamatu. [1045, 1046]

Neskatoties uz to, ka pēc ārstu ieteikuma amerikāņi dzīvnieku taukus aizstāja ar augu eļļām, galvenokārt no sēklām, ASV iedzīvotāju veselība nekādā veidā neuzlabojās. Godīgi sakot, situācija ir kļuvusi vēl sliktāka. Fakts ir tāds, ka tā sauktās "sirds veselībai nekaitīgās" augu eļļas negatīvi ietekmē cilvēka ķermeni. Ir pierādīts, ka augu eļļas, kas satur omega-6 taukskābes, veicina sistēmisku iekaisumu un izraisa insulīna rezistenci, kas var izraisīt hroniskas slimības, novājinātu imūnsistēmu un aptaukošanos. [1047, 1048, 1049]

Situācija ap eļļām ir ļoti bēdīga, jo ražošanas procesā tās tiek ļoti uzkarsētas. Tie tiek oksidēti, izraisot lipīdu brīvo radikāļu oksidēšanos. Oksidēšana pat veselīgus taukus pārvērš iekaisuma avotos, kas kaitē organismam. Kā mēs uzzinājām ceturtajā un piektajā nodaļā, iekaisums nopietni apdraud imūnsistēmu un veicina metaboliskā sindroma attīstību. Turklāt iekaisums ir viens no galvenajiem aterosklerozes un sirds un asinsvadu slimību cēloņiem. [1050, 1051]

Lai saglabātu optimālu veselību, ķermenim ir jāpanāk līdzsvars starp omega-6 un omega-3 taukskābēm. Visā cilvēces vēsturē omega 6/3 taukskābju attiecība mednieku un vācēju uzturā bija 2:1 vai 4:1, bet mūsdienu diēta dod priekšroku 20:1 (un dažos gadījumos pat 50:1) par labu omega-6. [1052, 1053]

Organismam nepieciešami tauki, kas satur omega-6 taukskābes. Tomēr tie pārspēj tauku līdzsvaru, ja tos patērē pārmērīgi. Tā rezultātā sākas iekaisumi un dažādas slimības. Omega-6 taukskābes linolskābe un arahidonskābe (AA) ir iesaistītas iekaisuma reakcijā, izraisot pietūkumu, apsārtumu, karstumu un sāpes. [1054] No otras puses, omega-3 taukskābes eikozapentaēnskābe (EPA) un dokozaheksaēnskābe (DHA) ātri samazina akūtas iekaisuma reakcijas. Tāpēc ir ārkārtīgi svarīgi saglabāt līdzsvaru starp omega-6 un omega-3 taukskābēm, lai novērstu hroniska iekaisuma attīstību.

Šajā nodaļā mēs apspriedīsim maldīgos priekšstatus par taukiem, uzzināsim, kuri tauki ir veselīgākie, kā sabalansēt omega-3 un omega-6 taukskābes, ar kādu eļļu gatavot un kā novērst lipīdu brīvo radikāļu oksidēšanos.

Kā iekaisīgie tauki izjauc vielmaiņu un vājina imūnsistēmu

1940. gados Minesotas universitātes pētnieks Ansels Kīss atklāja korelāciju starp pieaugošo sirds slimību "popularitāti" amerikāņu vidū un viņu dzīvesveidu. Vienā no pirmajiem pētījumiem viņš noteica, ka visnopietnākie sirds slimību un asinsvadu attīstības riska faktori ir augsts asinsspiediens, augsts holesterīna līmenis un smēķēšana. [1055] 1958. gadā Keiss veica septiņu valstu pētījumu, kurā tika iekļauti dati par 12 763 vīriešiem vecumā no 40 līdz 59 gadiem no septiņām izvēlētām valstīm – ASV, Somijas, Nīderlandes, Grieķijas, Itālijas, Dienvidslāvijas un Japānas. [1056] Pētījuma rezultāti parādīja, ka insultu un sirds un asinsvadu slimību epizožu risks ir tieši saistīts ar kopējo holesterīna līmeni serumā, asinsspiedienu un aptaukošanos.

Lipīdu teorija radās no idejas, ka piesātinātie tauki paaugstina holesterīna līmeni, aizsprosto artērijas un izraisa aterosklerozi, kas galu galā izraisa insultu un sirdslēkmes. Tā bija vienkārša hipotēze, ko varēja saprast visi: A (piesātinātie tauki) noved pie B (augsts holesterīna līmenis), kas noved pie C (sirds slimība). Diemžēl process, kas sākas pēc piesātināto tauku iekļūšanas organismā, nav tik vienkāršs. Lipīdu teorija balstījās uz saistību starp piesātināto tauku daudzumu uzturā, paaugstinātu holesterīna līmeni un sirds un asinsvadu slimību epizodēm. Tomēr korelācija ne vienmēr nozīmē cēloni un sekas, un ir arī daudzi citi mainīgie, kas jāņem vērā. Piemēram, Septiņu valstu pētījums bija epidemioloģisks pētījums, kas neietvēra nepārtrauktu pacientu un viņu uztura uzraudzību. Dati par uztura paradumiem tika vākti, izmantojot anketu, kas neizbēgami rada neatbilstības un neprecizitātes.

Pirms septiņu valstu pētījuma Keiss veica pētījumu par sešām valstīm, kuru viņš izvēlējās no 22, ko viņš īpaši pētīja, lai atbalstītu savu galveno ideju. [1057] Patiešām, viņš šajās sešās valstīs spēja atrast pozitīvu korelāciju starp kaloriju uzņemšanu no taukiem un nāvi no deģeneratīvas sirds slimības. Keys bija sajūsmā par šo informāciju un aktīvi publicēja un popularizēja savu ideju, ka uztura tauki izraisa sirds slimības. Tomēr divi pētnieki, Yerushalmi un Hillebo, atspēkoja šo asociāciju, kad viņi publicēja datus no visām 22 valstīm, kuras Keys tajā laikā bija. [1058] Izrādījās, ka daudzi reģioni neiekļaujas lipīdu teorijā, īpaši valstis, kas atrodas netālu no Vidusjūras, piemēram, Francija, Itālija un Spānija. Šo valstu iedzīvotāji ēda daudz tauku un piesātināto tauku, taču viņiem bija zems sirds slimību attīstības risks. Tā sauktais "franču paradokss" visvairāk mulsina amerikāņu pētniekus, jo, neskatoties uz to, ka ēd diētu ar augstu tauku saturu, franči daudz mazāk slimo ar sirds un asinsvadu slimībām nekā amerikāņi.

2017. gada augustā True Health Initiative uzsvēra Keisa galvenās neprecizitātes un maldīgos priekšstatus, kas ir septiņu valstu pētījuma pamatā. [1059] (1) Valstu atlase tika veikta ļoti rūpīgi, lai sasniegtu zināmus rezultātus. (2) Francija tika apzināti izslēgta no pētījuma, lai netiktu saistīta ar "franču paradoksu". (3) Dati Griekijā tika vākti tikai gavēņa laikā, kas neatspoguļoja patieso ainu. (4) Cukurs un rafinētie ogļhidrāti netika uzskatīti par iespējamiem sirds un asinsvadu slimību attīstības vaininiekiem.

Grafiks kreisajā pusē ir no Keys (1953).
Grafiku labajā pusē publicēja Yerushalmi un Hillebo (1957).

Neskatoties uz sīvo kritiku kopš tās pirmsākumiem, lipīdu hipotēze ir guvusi plašu atzinību daudzu ārstu un valsts aģentūru vidū. [1060] 1950. gados daži pētnieki uzskatīja, ka tauku uzņemšanas ierobežošana uzlabo sirds slimību pacientu stāvokli. [1061] Cits pētnieks Edvards Ārenss spēja pierādīt, ka dzīvnieku tauku aizstāšana ar rūpnieciski ražotām augu eļļām, piemēram, kukurūzu un rapšu eļļām, efektīvi samazina holesterīna līmeni. [1062, 1063] Tomēr viņš ļoti pārliecinoši apgalvoja, ka piesātinātie tauki, piemēram, kokosriekstu eļļa un sviests, paaugstina holesterīna līmeni, lai nenovirzītos no dominējošās teorijas. Taču bija arī citādi domājošie, piemēram, fiziologs Džons

Judkins, kurš apgalvoja, ka tauku uzņemšana neatpaliek no cukura patēriņa un ka pēdējais, visticamāk, izraisa sirds slimības. [1064] Jaunākie pētījumi liecina, ka paaugstināts triglicerīdu līmenis ir saistīts ar lielāku koronārās sirds slimības risku [1065], iespējams, tāpēc, ka tie ir spēcīgs insulīna rezistences prognozētājs. Nesen veiktā 15 randomizētu kontrolētu pētījumu metaanalīze atklāja, ka piesātināto tauku ierobežojuma ietekme uz sirds un asinsvadu slimībām ir neliela vai tā nav vispār. [1066]

Neskatoties uz lipīdu hipotēzes nepilnībām, 1961. gadā Amerikas Sirds asociācija (AHA) sāka ieteikt sabiedrībai dzīvnieku taukus aizstāt ar augu eļļām, jo tie satur mazāk piesātināto tauku un pazemināja holesterīna līmeni. [1067] Rezultāts bija visdramatiskākās izmaiņas amerikāņu uzturā visā 20. gadsimtā. Laikā no 1909. līdz 1999. gadam linolskābes (LA), omega-6 tauskābes, kas atrodama augu sēklu eļļās, patēriņš palielinājās no 2,8% līdz 7,2% no kopējām patērētajām kalorijām. [1068] Tas ir, vairāk nekā divarpus reizes. Tas var šķist maz, bet pārmērīgs omega-6 tauskābju patēriņš ir saistīts ar paaugstinātu sirds un asinsvadu slimību, vēža un smadzeņu deģenerācijas risku. [1069, 1070]

Apskatīsim galveno atšķirību starp svarīgajiem omega taukiem. Jāpatur prātā, ka ķermenis darbojas vislabāk, ja tie ir līdzsvaroti.

●Omega-3 tauskābes ir būtiska šūnu membrānas sastāvdaļa. Tiem piemīt pretiekaisuma īpašības un tie aizsargā pret sirds slimību, ekzēmas, artrīta un vēža attīstību. [1071] Pārtikā atrodamās omega-3 tauskābes palīdz kontrolēt iekaisumu un imūnsistēmu. [1072] Lasis, laša ikri, ar zāli barota liellopu gaļa, sardīnes, krila eļļa, jūraszāles un daži rieksti ir bagāti ar omega-3 tauskābēm. Ir 3 veidu omega-3 tauskābes:

● Eikozapentaēnskābe (EPA) un dokozaheksaēnskābe (DHA) ir garas ķēdes omega-3 tauskābes, kas atrodamas dzīvnieku izcelsmes produktos, galvenokārt jūras veltēs. Tie ir noderīgi nervu sistēmai, smadzenēm un visa ķermeņa veselībai. Piezīme: Dokozapentaēnskābe (DPA) ir vēl viena garas ķēdes omega-3 tauskābe, kas atrodama gaļā, ko baro ar zāli. Apmēram 30% DPA organismā tiek pārveidoti par DHA. Citiem vārdiem sakot, DPA ir vēl viens dzīvnieku DHA avots.

● Alfa-linolēnskābe (ALA) ir augu izcelsmes īsas ķēdes omega-3 tauskābe. Neliela daļa ALA tiek pārvērsta par EPA un vēl mazāka daļa par DHA. Lielākā daļa cilvēku pārvērš 5% ALA par EPA un 0,5% par DHA. Tomēr sievietes reproduktīvā vecumā var pārvērst līdz 21% ALA par EPA un līdz 9% par DHA. [1073] Tāpēc jūras veltes, kas satur izveidojušos EPA/DHA, ir bioloģiski pieejamāks garās ķēdes omega-3 tauskābju avots.

●Omega-6 tauskābes ir būtiski polinepiesātinātie tauki (PUFA), tāpat kā omega-3. Uz pēdējās dubultās saites tiem ir seši oglekļa atomi, nevis trīs. Omega-6 tauskābes tiek izmantotas, lai ražotu enerģiju un veicinātu iekaisuma reakciju. Diemžēl lielākā daļa cilvēku patērē pārāk daudz omega-6 taukskābju. Visizplatītākie omega-6 taukskābju veidi ir linolskābe (LA) un konjugētā linolskābe (CLA). Omega-6 taukskābes mēs iegūstam no augu eļļām, pārstrādātiem pārtikas produktiem, salātu mērcēm, pārstrādātiem pārtikas produktiem un līdzīgiem pārtikas produktiem, un tās ir arī riekstos un sēklās.

•**Omega-9 taukskābes ir mononepiesātinātās taukskābes (MUFA) ar vienu dubultsaiti.** Šos taukus nevar saukt par būtiskiem, jo organisms tos var sintezēt pats. Tomēr tie samazina triglicerīdu un VLDL līmeni [1074] un uzlabo jutību pret insulīnu. [1075] Omega-9 taukskābes ir visizplatītākie tauki šūnās. Tie ir atrodami olīveļļā un dažos riekstos.

Lietojot omega-6 un omega-3 taukskābes vienādās proporcijās 1:1 (vai pēc iespējas tuvāk šim ideālajam līdzsvaram), organisms labi kontrolē savus iekaisuma procesus. Jo lielāka attiecība starp omega-6 un omega-3 taukskābēm, jo izteiktāki rodas hroniski zemas pakāpes iekaisumi un suprafizioloģiskas iekaisuma reakcijas. [1076]

Kā liecina antropoloģiskie pētījumi, mednieki un vācēji uzturā lietoja omega-6 taukskābes un omega-3 taukskābes apmēram 1:1, bet dažkārt arī 4:1. [1077] Pēc rūpnieciskās revolūcijas patērēto omega-6 taukskābju daudzums sāka nepārtraukti pieaugt. [1078] Mūsdienās vidējam amerikānim ir svarīga attiecība 20:1 vai pat 25–50:1 par labu omega-6. [1079]

Izrādās, ka viņi sāka patērēt 30 reizes vairāk omega-6 taukskābju, salīdzinot ar 1909. gadu. [1080] Gandrīz 20% no visām amerikāņu kalorijām nāk no viena avota: sojas eļļas, kurā ir daudz omega-6 linolskābes. Un tas ir vismaz 9% no visām ikdienas kalorijām, kuras nāk tikai no omega-6 taukskābēm. [1081]

Ievērojot Amerikas Sirds asociācijas ieteikumus, kas ieteica pāriet uz omega-6 augu eļļām, sirds un asinsvadu slimības pieauga tikpat daudz, cik amerikāņi sāka patērēt vairāk linolskābes. Tas notiek, neskatoties uz ierobežojumiem piesātinātajiem taukiem un dzīvnieku taukiem. [1082] Cilvēki dzīvnieku tauku vietā sāka ēst augu eļļas, kas satur omega-6 un margarīnu, taču viņu veselība turpināja pasliktināties. Linolskābes saturs taukaudos un trombocītos ir pozitīvi saistīts ar koronāro sirds slimību, savukārt garās ķēdes omega-3 taukskābes (EPA un DHA) uzrāda apgrieztu korelāciju. [1083] Augsta linolskābes koncentrācija taukaudos parāda paralēles ar diabēta, aptaukošanās, alerģiju un astmas attīstību. [1084, 1085] Iemesls ir tāds, ka omega-6 pārmērīgi līdzsvaro taukskābes un izraisa iekaisumu, kā rezultātā imūnsistēma kļūst pārmērīga un izraisa slimības. Vairāki pētījumi ar cilvēkiem ir parādījuši, ka oksidētie linolskābes metabolīti aktivizē NF-kB, kas ražo pro-iekaisuma citokīnus, bet papildināšana ar EPA un DHA samazina iekaisuma reakcijas. [1086] Tie var kalpot kā efektīvs līdzeklis pret pieaugošo citokīnu vētru un iespējamiem plaušu bojājumiem, ko izraisa koronavīrusa infekcija, kas rodas pārmērīga iekaisuma un NF-kB faktora aktivācijas rezultātā. [1087] Tiek uzskatīts, ka augsta linolskābes koncentrācija un EPA un DHA trūkums rada proinflammatorisku un protrombisku atmosfēru. [1088] Tromboze jeb asins recekļu veidošanās ir viens no galvenajiem koronavīrusa izraisītās mirstības faktoriem. [1089] Turklāt zinātnieki ir atklājuši, ka omega-3 taukskābes var uzlabot dzīvildzi no akūta respiratorā distresa sindroma (ARDS) un sepses. [1090, 1091, 1092] Mēs nesakām, ka omega-3 taukskābes ir panaceja, tālu no tā. Tomēr, lai līdzsvarotu ķermeņa iekaisuma reakcijas, ir nepieciešams samazināt omega-6 taukskābju uzņemšanu un nodrošināt optimālu omega-3 taukskābju uzņemšanu. Šis līdzsvars ir pamatā lielākajai daļai slimību, tostarp citokīnu vētras.

Eksperimenti ar dzīvnieku modeļiem ir parādījuši, ka omega-3 taukskābēm ir imūnmodulējoša iedarbība un tās ārstē ar iekaisumu saistītus traucējumus. [1093] Infekcijas slimības laikā vajadzība pēc omega-3 taukskābēm palielinās vēl vairāk, jo organisma krājumi ar pretiekaisuma omega-3 DHA ir izsmelti un palielinās proinflammatoriskās omega-6 arahidonskābes (AA) koncentrācija. [1094] EPA un DHA metabolītiem nav pretiekaisuma īpašību salīdzinājumā ar arahidonskābi. [1095] EPA un DHA kavē arahidonskābi un tās pārvēršanos par proinflammatoriskajiem citokīniem un interleikīniem. [1096, 1097, 1098, 1099, 1100, 1101, 1102] Zivju eļļa satur lielu daudzumu DHA. Ir pierādīts, ka tas palielina neitrofilu un monocītu fagocitozi attiecīgi par 62% un 145%, [1103], bet tas neattiecas uz EPA zivju eļļu. [1104] No tā varam secināt, ka omega-3 taukskābes DHA stiprina imūnsistēmu un vienlaikus pasargā no pārmērīgas reakcijas.

Omega-3 taukskābes samazina citokīnu vētras intensitāti plaušās, izmantojot šādus mehānismus:
- Samaziniet omega-6 un omega-3 attiecību imūnās šūnās.
- Inhibē pro-iekaisuma NF-kB aktivāciju.
- Garās ķēdes taukskābju dēļ tiem piemīt pretiekaisuma un ārstnieciska iedarbība.
- Uzlabo dzīvildzi sepses un akūta respiratorā distresa sindroma (ARDS) gadījumā.
- Atvieglo arahidonskābes izraisītu iekaisumu.

Būtu nepareizi teikt, ka omega-6 taukskābes un linolskābe pašas par sevi ir kaitīgas veselībai. Patiesībā tie ir vitāli svarīgi ķermenim, tas ir tikai jautājums par to daudzumu un kvalitāti.

Visas polinepiesātinātās taukskābes ātri oksidējas, ja tās tiek karsētas, pakļautas saules gaismas, skābekļa un spiediena iedarbībai. Šo procesu sauc par brīvo radikāļu vai lipīdu peroksidāciju, kas izraisa DNS bojājumus, mutaģenēzi un kanceroģenēzi. [1105] Lipīdu brīvo radikāļu oksidēšanās bojā ādu un izraisa iekaisīgas pūtītes. [1106] Pelēm T šūnu lipīdu peroksidācija stimulē ferroptozi jeb dzelzs izraisītu programmētu šūnu nāvi un pasliktina imunitāti. [1107] Brīvo radikāļu lipīdu oksidācijas novēršana atjauno bojāto asinsvadu endotēlija augšanas faktora (VEGF) ekspresiju un veicina brūču dzīšanu. [1108]

Eļļas ar augstu omega-6 taukskābju saturu, piemēram, rapšu (rapšu) eļļa, kokvilnas sēklu eļļa, sojas eļļa, kukurūzas eļļa, saulespuķu eļļa, zemesriekstu eļļa un saflora eļļa, ražošanas laikā tiek pakļautas augstām temperatūrām un spiedienam, kas bojā sastāvu. taukskābes un veicina peroksidāciju. Turklāt šīs eļļas tiek dezodorētas un krāsotas ar ķīmiskām krāsvielām, lai padarītu produktu pievilcīgāku patērētājam. Tomēr visas šīs metodes nepalielina eļļu priekšrocības. Pēc tam tiek sperts nākamais solis - augu eļļas hidrogenēšana, kā rezultātā tā sacietē un sabiezē. Rezultāts ir margarīns un citi produkti ar oksidētiem transtaukiem, kas vēl vairāk izraisa iekaisumu.

Zinātnieki ir pierādījuši saistību starp transtaukskābju patēriņu, aptaukošanos, metabolisko sindromu, smagu oksidatīvo stresu, sirds un asinsvadu slimībām, vēzi un Alcheimera slimību. [1109, 1110, 1111, 1112] 1973. gadā Raymond Rised atklāja daudzas metodoloģiskas kļūdas Ansel Keys pētījumos. Piemēram, viņš nepareizi interpretēja saikni starp piesātinātajiem taukiem un holesterīnu ar aterosklerozi, sajaucot tos ar transtaukskābēm. [1113] Medicīnas pētījumu padomes pētījums atklāja, ka vīriešiem, kuri lietoja sviestu, bija uz pusi lielāka iespēja saslimt ar sirds un asinsvadu slimībām nekā vīriešiem, kuri tā vietā lietoja margarīnu. [1114] Turklāt eksperti uzskata, ka katru gadu no 30 līdz 100 tūkstošiem pacientu ar koronāro sirds slimību mirst no transtaukskābēm. [1115] Par laimi, ASV Pārtikas un zāļu pārvalde ir svītrojusi daļēji hidrogenētas eļļas no sava "ieteicamo un drošu pārtikas produktu" saraksta. [1116] No 2018. gada 18. jūnija pārtikas ražotāji vairs nevar saviem produktiem pievienot daļēji hidrogenētas eļļas un citus transtaukus. Šis lēmums mums izmaksāja desmitiem izšķērdētu gadu un desmitiem tūkstošu nāves gadījumu. Pilnīgi iespējams, ka spriedums par augu eļļām un sēklu eļļām tiks pasludināts ātrāk, taču katram gadījumam neliksim cerības.

Lai pilnībā izprastu omega-6 taukskābju un transtaukskābju pārmērīga patēriņa draudus, jums ir jāiedomājas, ka katra jūsu ķermeņa šūna ir burtiski veidota no taukiem, ko ēdat. Pārtikā esošie tauki tiek izmantoti šūnu membrānu veidošanai un tieši ietekmē to funkcijas. Īsāk sakot, ja jūs ēdat oksidētos taukus, tie uzkrājas šūnu membrānās un izraisa zemas pakāpes hronisku iekaisumu. Oksidētie tauki kļūst par signālmolekulām, kas sabotē šūnu darbību. [1117]

● Ir pierādīts, ka oksidētā linolskābe un tās atvasinājumi bojā mitohondrijus un traucē normālu šūnu darbību.

● Ja uzturā ir liels daudzums omega-6 taukskābju, organisms ir vairāk uzņēmīgs pret saules apdegumiem, jo šūnu membrānās ultravioletā starojuma ietekmē notiek brīvo radikāļu lipīdu oksidēšanās. [1120]

• Augsta omega-6 un omega-3 attiecība ir saistīta ar pavājinātu imūno šūnu darbību un novājinātu imunitāti. [1121] Omega-3 taukskābes, kas atrodamas pārtikā un uztura bagātinātājos, ir iekļautas visu imūnšūnu šūnu membrānās. [1122]

• Dzīvniekiem kukurūzas eļļa ar augstu omega-6 taukskābju saturu izraisa plaušu adenokarcinomu un veicina ļaundabīgu audzēju augšanu, [1123] savukārt omega-3 taukskābes kavē šos procesus. [1124] Viens japāņu pētnieks secināja, ka EPA un DHA kavē kancerogēnēzi, bet LA un iekaisuma tauki to paātrina. [1125]

• Pacientiem ar perifēro artēriju slimību tauku nogulsnes ir iekaisuma stāvoklī, jo trūkst savienojumu, kuru pamatā ir DHA. [1126, 1127] Pēc omega-3 taukskābju līdzsvara atjaunošanas dzīvniekiem ar aptaukošanos taukaudi pārstāja kļūt iekaisuši. [1128]

• Pelēm garās ķēdes omega-3 taukskābes veicina tauku sadedzināšanu un kavē tauku šūnu proliferāciju. [1129, 1130, 1131, 1132] Žurkām, kuras baroja ar zivju eļļu, bija mazāk viscerālo tauku un bija jutīgākas pret insulīnu nekā pelēm, kuras baroja ar kukurūzas eļļu un speķi. [1133]

Amerikas Sirds asociācija ieteica piesātinātos taukus aizstāt ar linolskābi, jo tā balstījās uz pētījumiem, kas parādīja saikni starp metaboliskā sindroma attīstību, insulīna rezistenci un iekaisumu ar zemu linolskābes līmeni un augstu piesātināto tauku koncentrāciju. [1134] Patiešām, zems linolskābes līmenis asinīs ir saistīts ar paaugstinātu sirds un asinsvadu slimību un daudzu citu slimību risku, kā arī mirstību no šīm slimībām. [1135, 1136] Taču toreiz speciālisti nezināja, ka iekaisuma laikā linolskābe oksidējas un parādās oksidētās linolskābes metabolīti, kas samazina šīs skābes koncentrāciju asinīs. [1137,1138] Pētījumi, kuros ņemts vērā šis faktors, liecina, ka zems linolskābes līmenis nav saistīts ar augstu mirstības risku. [1139] Tāpēc iekaisums samazina linolskābes koncentrāciju asinīs, un šīs asociācijas pamatā ir iekaisums, nevis linolskābes pārtikas trūkums. Tā vietā, lai pārietu uz pārtiku ar linolskābi, jums jākoncentrējas uz to, lai samazinātu iekaisumu, kas organismā oksidē linolskābi.

Holesterīna un lipīdu oksidēšanās

Saikne starp sirds un asinsvadu slimībām un holesterīnu arī nav tik skaidra, kā varētu šķist. 2011. gada zinātniskā pārskata rakstā tika secināts, ka epidemioloģiskie pierādījumi neatbalsta tiešu saikni starp uztura holesterīnu un sirds un asinsvadu slimībām. [1140]

Saskaņā ar konstatējumiem pusei pacientu ar sirds un asinsvadu slimībām holesterīna līmenis ir normāls, taču viņiem ir augsts aplikuma veidošanās risks artērijās. [1141] 2009. gada pētījums atklāja, ka 75% pacientu, kuri tika hospitalizēti ar sirdslēkmi, holesterīna līmenis nebija bīstami paaugstināts. [1142] Patiesībā zems holesterīna līmenis ir saistīts ar mirstību no sirds un asinsvadu slimībām, insulta un vēža, un augsts holesterīna līmenis netiek uzskatīts par galveno riska faktoru. [1143, 1144]

Holesterīns ir būtiska molekula, kas šūnām ir nepieciešama pareizai darbībai. Tas piedalās hormonu, žults un D vitamīna sintēzē. Ir vairāki holesterīna veidi ar dažādām īpašībām:

●**Ļoti zema blīvuma lipoproteīni (VLDL)** – VLDL piegādā triglicerīdus un holesterīnu uz visām ķermeņa daļām, lai tos izmantotu enerģijas iegūšanai vai uzglabāšanai.

●**Vidēja (vidēja) blīvuma lipoproteīni (IDLP vai LPSP)** – ZBL transportē holesterīnu un taukus, bet to blīvums ir robežās starp ZBL un VLDL.

●**Zema blīvuma lipoproteīni (ZBL)** – ZBL pārnēsā holesterīnu caur sistēmisko asins piegādi un piegādā šūnām barības vielas.

●**Augsta blīvuma lipoproteīni (ABL)** – ABL savāc no asinīm neizmantoto holesterīnu un atdod to pārstrādei aknās.

Problēmas rodas nevis no holesterīna per se, bet gan no tā oksidēšanās un omega-6 taukskābju oksidēšanās ar brīvajiem radikāļiem, kas veicina aterosklerozes attīstību. ZBL holesterīna oksidēšanās ar brīvajiem radikāļiem ir saistīta ar augstu sirds un asinsvadu slimību risku. [1145] Pacientiem ar koronāro sirds slimību ir paaugstināts oksidētā ZBL līmenis, salīdzinot ar veseliem indivīdiem. [1146, 1147, 1148] Oksidēts ZBL tieši bojā šūnas, pastiprina iekaisumu un izraisa aterosklerozi. [1149] ZBL pats par sevi neizraisa putu šūnu veidošanos, kas nozīmē, ka tikai oksidēts ZBL izraisa aterosklerozi. Turklāt augsts VLDL līmenis labāk prognozē sirds un asinsvadu slimību attīstības iespējamību nekā tikai ZBL līmenis. [1150]

Arī lipoproteīnu daļiņu lielumam ir nozīme. Lielākā daļa pētījumu ir atklājuši pozitīvu saistību starp paaugstinātu mazu blīvu ZBL daļiņu līmeni un sirds un asinsvadu slimību attīstības risku. [1151] Mazas, blīvas ZBL daļiņas artēriju sieniņās iestrēgst daudz biežāk nekā lielākas. Turklāt tie ilgāk paliek sistēmiskajā cirkulācijā un ir jutīgāki pret oksidācijas procesiem. Oksidētā linolskābe atrodas ZBL daļiņās un darbojas kā galvenais ZBL oksidācijas katalizators. [1152] Kad linolskābe ir oksidēta par ZBL, ZBL receptori aknās vairs neatpazīst šo ZBL daļiņu. Bet to nosaka makrofāgu fagocītiskie receptori, kas izraisa putu šūnu veidošanos un aterosklerozi. [1153, 1154] Turklāt linolskābe, kas atrodama VLDL un ABL, var arī oksidēties un radīt sirds un asinsvadu slimību risku. [1155] Īsāk sakot, jo vairāk omega-6 taukskābju satur lipoproteīni, jo lielāka ir to oksidēšanās iespēja. [1156]

Interesanti atzīmēt, ka holesterīns saistās ar piesātinātajiem taukiem un tāpēc vairs netiek tik viegli oksidēts. Piesātinātie tauki ir mazāk pakļauti oksidācijai, jo tie ir izturīgāki pret karstumu. [1157] Piesātinātie tauki samazina mazu, blīvu ZBL daļiņu un cita veida lipīdu, lipoproteīna(a) koncentrāciju, kas ir precīzāks rādītājs sirds un asinsvadu slimību attīstības iespējamībai nekā tikai ZBL līmenis. [1158] Eksperti ir atklājuši saistību starp liela daudzuma piesātināto tauku patēriņu un pieaugošu lielu, peldošu ZBL daļiņu līmeni, kā arī mazu, blīvu ZBL daļiņu līmeņa samazināšanos. [1159] Vienā pētījumā atklājās, ka vīriešiem, kuriem pārsvarā ir lielas, peldošas ZBL daļiņas, bija paaugstināts kaitīgo mazu, blīvu ZBL daļiņu līmenis, kad viņi ievēroja diētu ar zemu tauku saturu un augstu ogļhidrātu saturu. [1160] Turklāt viņu triglicerīdu līmenis palielinās un ABL līmenis samazinās, tādējādi palielinot sirds un asinsvadu slimību attīstības risku. Pamatojoties uz šo informāciju, varam secināt, ka omega-6 PUFA samazināšana un vairāk piesātināto tauku patēriņš cukura un rafinētu ogļhidrātu vietā palīdz samazināt sirds un asinsvadu slimību attīstības risku. [1161]

Patiešām, piesātinātie tauki paaugstina holesterīna līmeni, ko, domājams, izraisa ZBL receptoru aktivitātes samazināšanās aknās. Ja nav pietiekami daudz ZBL receptoru vai tie ir neaktīvi, ZBL daļiņas sāk uzkrāties asinīs, nevis atgriezties aknās. [1162] Polinepiesātinātās taukskābes, gluži pretēji, palielina ZBL receptoru aktivitāti, tādējādi samazinot ZBL koncentrāciju asinīs. [1163] Lielākā daļa holesterīna, kas nonāk organismā ar pārtiku, pārvēršas esteros un slikti uzsūcas. Īsāk sakot, holesterīna līmenis paaugstināsies, kamēr tauki tiks izplatīti visā ķermenī. [1164] Organisms ierobežo sava holesterīna sintēzi, ja to iegūst ar pārtiku. [1165] Tāpēc holesterīnu saturoši pārtikas produkti ilgtermiņā nepaaugstina holesterīna līmeni. Tiek uzskatīts, ka dislipidēmija un hiperholesterinēmija rodas nepietiekamas omega-3 taukskābju uzņemšanas dēļ. [1166]

Jūs varētu vēlēties apgalvot, ka augsts holesterīna līmenis izraisa aterosklerozi un aplikuma veidošanos. Tomēr šo veselības problēmu galvenais cēlonis ir ZBL oksidēšanās ar oksidētu linolskābi un iekaisumi. Tas notiek, patērējot lielu daudzumu omega-6 taukskābju. Tie ievada ķermeni hroniska sistēmiska iekaisuma stāvoklī un oksidē visus lipīdus, izmantojot brīvo radikāļu oksidāciju.

Mēs piedāvājam vairākus ieteikumus, lai palīdzētu novērst lipīdu oksidāciju:

●**Izvairieties no augu eļļām un transtaukskābēm** – Rapšu (rapšu) eļļa, kokvilnas sēklu eļļa, saflora eļļa, saulespuķu eļļa, sojas eļļa un margarīns satur milzīgu daudzumu pro-iekaisuma omega-6 taukskābju, kas izraisa oksidatīvo stresu. [1167] Tā kā tie ir arī PUFA, tiek garantēts, ka tie oksidējas ražošanas procesā un pēc patēriņa. Izņēmums ir olīveļļa, kas faktiski tiek izspiesta no augļiem, nevis no sēklām, tāpēc tā liek makrofāgiem uzņemt mazāk ZBL un samazina iespējamo lipīdu peroksidāciju. [1168] Olīveļļas antioksidanti un polifenoli pasargā to no oksidēšanās gatavošanas laikā. Diemžēl lielākā daļa veikalā nopērkamās olīveļļas tiek sajauktas ar rapšu eļļu, vai arī tā vispār nesatur norādītos polifenolus un antioksidantus. Ja pērkat olīveļļu, tā jāuzglabā vēsā, tumšā vietā un jāēd vairākas nedēļas iepriekš, lai tā nesabojātos. Tam jābūt videi draudzīgam, ražotam ar aukstās presēšanas metodi, un uz iepakojuma jānorāda ražošanas datums, derīguma termiņš un ražošanas adrese. Jo spēcīgāka ir pīrāga garša jūsu rīkles aizmugurē, jo lielāka iespēja, ka tajā ir pietiekami daudz polifenolu un citu labvēlīgu savienojumu. Kvalitatīva olīveļļa atstāj nelielu rūgtumu rīkles aizmugurē - lai gūtu labumu, jums būs nedaudz jāpacieš!

•**Vitamīni C un E** – antioksidanti, kas aizsargā pret lipīdu peroksidāciju. E vitamīns novērš nāvi no sirdslēkmes, samazinot lipīdu oksidāciju, bet tas ir jāiegūst ar pārtiku. [1169] Ķermeņa uzturvērtība ar C vai E vitamīnu palīdz tādā pašā mērā samazināt lipīdu brīvo radikāļu oksidēšanās ātrumu, taču vienlaicīga abu vitamīnu uzņemšana nepalielina to ieguvumus. [1170]

•**Fiziskie vingrinājumi** – intensīva slodze izraisa oksidatīvo stresu un lipīdu peroksidāciju. [1171] Taču pēc atpūtas un atveseļošanās iekaisuma procesi organismā apstājas. Fiziskā aktivitāte ir viens no labākajiem aizsardzības faktoriem pret sirds un asinsvadu slimībām, jo vingrinājumi samazina metaboliskā sindroma marķierus, uzlabo asinsriti audos un palielina jutību pret insulīnu. [1172]

•**Nepārgatavojiet ēdienu.** Ēdienu gatavošana augstā temperatūrā, cepšana, cepšana, grilēšana un sautēšana veicina tauku oksidēšanos, kā arī antioksidantu iznīcināšanu, kas pasargā pārtiku no oksidēšanās. Atkārtota augu eļļas karsēšana veicina lipīdu peroksidāciju. [1173] Gandrīz visas eļļas, ko izmanto ēdiena gatavošanai restorānos un citās ēdināšanas iestādēs, veicina iekaisuma attīstību. Pat veselīgi PUFA, piemēram, lašos, var izraisīt lipīdu peroksidāciju, ja tos pārāk daudz karsē vai cep. Šī gatavošanas metode atņem omega-3 taukskābes no visām to derīgajām īpašībām, jo tās oksidējas. Šī iemesla dēļ jums jāierobežo konservētu jūras velšu (tunzivs, sardīnes, lasis) patēriņš. Konservēšanas procesā tiek izmantota augsta temperatūra, kas oksidē polinepiesātinātās taukskābes un holesterīnu.

•**Pārmērīgs dzelzs.** Reaktīvo skābekļa sugu produkti, kas rodas dzelzs metabolisma laikā, izraisa lipīdu brīvo radikāļu oksidāciju. [1174] Paaugstināts dzelzs līmenis organismā liecina par lielāku oksidēto lipīdu daudzumu. Pārmērīga dzelzs uzkrāšanās veicina oksidatīvo stresu un ir saistīta ar daudzām slimībām, piemēram, artrītu, vēzi, audzējiem, diabētu, sirds mazspēju un aknu bojājumiem. [1175, 1176, 1177] Paaugstināts feritīna līmenis veicina lipoīdu pigmenta veidošanos, kas ir galvenais novecošanās pigments, kas paātrina ar vecumu saistītas izmaiņas. [1178]

•**Zems vara līmenis.** Vara deficīts samazina superoksīda dismutāzes (SOD) funkcijas un saasina oksidatīvo stresu un lipīdu oksidāciju organismā. [1179] Turklāt varš ir nepieciešams kolagēna stiprināšanai, kas nozīmē, ka vara trūkums negatīvi ietekmē artēriju un sirds veselību. Vara trūkums pasliktina organisma spēju izmantot dzelzi un izraisa anēmiju, kas parasti ir saistīta ar dzelzs deficītu.

•**Karotinoīds** no krāsainiem dārzeņiem un ar zāli barotu dzīvnieku speķi kavē lipīdu peroksidāciju un hemoglobīna oksidāciju. [1180, 1181] Burkāni, rāceņi, jamss un bietes ir lieliski šo dabisko savienojumu avoti. Saskaņā ar vienu zinātnisku pētījumu karotinoīdi palielina lipīdu hidroperoksīdu līmeni membrānās ar augstu PUFA līmeni. [1182] Ņemiet vērā, ka astaksantīnam ir pretējs efekts un tas samazina lipīdu peroksidācijas ātrumu. Šķiet, ka tas ir saistīts ar PUFA oksidāciju, ko astaksantīns var neitralizēt, bet parastie karotinoīdi nevar. Astaksantīns ir atrodams jūraszālēs, lašos un rozā/sarkanās jūras veltēs. Vissvarīgākais ir nepakļaut tos pārāk lielai termiskai apstrādei. Ēdot lielu daudzumu piesātināto tauku PUFA vietā, tiek pārkārtotas šūnu membrānas, kurās sāk dominēt piesātinātie tauki, un tie ir daudz izturīgāki pret oksidatīvo stresu. Atkarībā no iepriekšējiem uztura paradumiem būs nepieciešami vairāki mēneši līdz vairāki gadi, lai pilnībā likvidētu oksidētos PUFA, kas ir iestrēguši šūnu membrānās.

●**Spirulīna.** Spirulīna samazina malondialdehīda (MDA) līmeni serumā, kas ir brīvo radikāļu lipīdu oksidācijas marķieris. [1183] Daļēji iemesls tam ir taukskābju saturs aļģēs, kā arī to spēja izvadīt toksīnus. Žurku barošana ar oksidētām augu eļļām apdraud vielmaiņas veselību, pasliktina oksidatīvo stresu un izraisa aknu bojājumus. Spirulīna palīdz novērst šīs nepatīkamās sekas, pateicoties tās antioksidanta īpašībām, kas kavē lipīdu oksidāciju. [1184] Papildu 2–3 g spirulīnas uzņemšana kopā ar pārtiku kavē tajā esošo tauku oksidēšanos.

●**Sojas piens.** Velti laiku, lai priecātos! Sojas piena dzeršana 28 dienas samazināja lipīdu peroksidācijas marķieru, piemēram, MDA, līmeni veseliem cilvēkiem. [1185] Tomēr piens arī samazina dažu mikroelementu koncentrāciju un pat izraisa to trūkumu. Soja ir zināms hormonālais traucētājs un samazina testosterona līmeni vīriešiem. Tāpēc labāk koncentrēties uz citiem produktiem ar mazākām blakusparādībām.

●**Sasmalcinātu ķiploku.** Ķiploki satur savienojumu alicīnu, kas kļūst aktīvs, kad krustnagliņas tiek sasmalcinātas. Vienā pētījumā atklājās, ka krustnagliņas veselas norīšanas neietekmēja lipīdu koncentrāciju serumā, un sasmalcināti ķiploki samazina holesterīna līmeni, triglicerīdus, MDA un asinsspiedienu. [1186] Ķiplokiem piemīt arī antibakteriāla un pretsēnīšu iedarbība.

●**Kurkuma.** Viens no daudzajiem aktīvajiem kurkuma komponentiem, kurkumīns, inhibē lipīdu peroksidāciju, pastiprinot antioksidantu enzīmus, piemēram, superoksīda dismutāzi un katalāzi. [1187] Pateicoties tam, tiek samazināts reaktīvo skābekļa sugu daudzums un atjaunoti DNS bojājumi, ko izraisa lipīdu brīvo radikāļu oksidēšana. [1188] Turklāt kurkumīns veido dzelzi helātus un samazina tā oksidēšanās spēju.

●**Magnijs.** Magnija deficīts palielina audu un lipoproteīnu uzņēmību pret oksidāciju un samazina glutationa koncentrāciju. [1189, 1190, 1191, 1192] Ir nepieciešams iegūt optimālus magnija daudzumus, lai kontrolētu iekaisumu un oksidatīvo stresu visos līmeņos. Magnija trūkuma dēļ, kas izraisa audu, lipīdu oksidēšanos un hronisku sistēmisku iekaisumu, netieši attīstās sirds un asinsvadu slimības. [1193]

●**Kafija, kakao, olīveļļa, sarkanvīns, tēja, garšvielas un avokado** – kavē lipīdu peroksidāciju dzīvnieku izcelsmes produktos, kas pakļauti termiskai apstrādei. [1194, 1195, 1196, 1197, 1198, 1199, 1200, 1201] Polifenoli parasti ierobežo lipīdu oksidēšanos tajos esošo antioksidantu dēļ. Pieaugušajiem ar 2. tipa cukura diabētu granātābolu polifenoli inhibē lipīdu peroksidāciju, bet veseliem pieaugušajiem šis efekts netiek novērots. [1202] Dzerot 4 tases zaļās tējas dienā vai lietojot uztura bagātinātāju ar zaļās tējas ekstraktu astoņas nedēļas, var ievērojami samazināties svars, pazeminātu ĶMI, pazemināt lipīdu līmeni un apturēt brīvo radikāļu lipīdu oksidēšanos aptaukošanās un metaboliskā sindroma gadījumā. [1203] Kofeīns un kafijas melanoidīni kavē lipīdu peroksidāciju un novērš lipīdu oksidācijas sekundāro produktu uzsūkšanos. [1204, 1205]

●**Glicīns (un, iespējams, glutamīns).** Aizsargā pret bojājumiem, ko izraisa oksidētas augu eļļas. [1206] Lietojot alkoholu, glicīns aizsargā aknas no bojājumiem un lipīdu peroksidācijas. [1207] Uztura bagātinātājs glicīns-propionil-L-karnitīns (GPLC) kombinācijā ar aerobo vingrinājumu kavē brīvo radikāļu lipīdu oksidāciju cilvēkiem ar normālu lipīdu līmeni. [1208] Glicīna papildināšana var būt noderīga aterosklerozes, sirds mazspējas, audzēju vai tīklenes bojājumu angioģenēzes un dažādu iekaisuma sindromu, piemēram, metaboliskā sindroma, gadījumā. [1209] Glicīns nepalielina insulīna un glikozes līmeni asinīs. Glicīns kombinācijā ar 25 g glikozes samazina cukura līmeni asinīs par vairāk nekā 50%. [1210] Parasti glicīnu lieto 3-5 g 1-3 reizes dienā.

Mēs neapgalvojam, ka augsts holesterīna līmenis ir kaitīgs organismam vai ka tas kaut kādā veidā aizsargā pret sirds un asinsvadu slimībām. Ir svarīgi ņemt vērā lipoproteīnu sastāvu, to lielumu, vielmaiņas procesa saskaņotību un holesterīna oksidēšanos. Vissvarīgākais, lai veicinātu vielmaiņas veselību un apturētu lipīdu peroksidāciju, ir izvairīties no pro-iekaisuma omega-6 tauskskābēm un augu eļļām. Diemžēl hronisks stress, piesārņojums un iekaisumi arī izraisa lipīdu oksidāciju neatkarīgi no uztura.

Kā aizsargpasākums mums jāpievērš uzmanība endotēlija funkcijai, citiem vārdiem sakot, jānoskaidro, kā asinsvadu sieniņas izklājošās šūnas regulē asinsvadu tonusu un oksidatīvo stresu. Traucēta endotēlija funkcija veicina aterosklerozes attīstību un norāda uz iespējamām turpmākām asinsvadu patoloģijām asinsrites pasliktināšanās un artēriju paplašināšanās spējas samazināšanās dēļ. [1211, 1212] Tādas slimības kā hiperholesterinēmija un hipertensija veicina endotēlija disfunkciju. [1213] Slāpekļa oksīds (NO) samazina iekaisumu un samazina trombocītu agregāciju, uzlabojot lipīdu transportu. Uzlabojot asins plūsmu, visas daļiņas ātrāk iziet no asinīm, kas nozīmē, ka tām ir mazāka iespēja oksidēties. Rezumējot, regulāras fiziskās aktivitātes, saunas izmantošana un veselu biešu (nevis pulverveida piedevas) ēšana uzlabo endotēlija darbību.

Mēs iesakām iepazīties ar eļļas dūmu punktu tabulu. Dūmu punkts nav punkts, kurā eļļa sāk oksidēties. Piemēram, daudzām eļļām, kas satur omega-6 tauskskābes, ir augsts dūmu punkts, bet tās nekavējoties oksidējas, savukārt neapstrādāta augstākā labuma olīveļļa, kurai ir zems dūmu punkts, satur daudz polifenolu, kas pasargā to no oksidēšanās.

Ēdienu gatavošanai augu un sēklu eļļu vietā izmantojiet drošākus ar zāli barotus taukus, piemēram, sviestu, gī, speķi vai kausētus taukus. Šie pārtikas produkti galvenokārt sastāv no piesātinātajiem taukiem, kas karsējot ir daudz stabilāki un neoksidējas tik ātri.

Nav arī bīstami gatavot ēdienu ar kvalitatīvu neapstrādātu augstākā labuma olīveļļu mērenā vai pat augstā siltumā, jo antioksidanti un polifenoli pasargā no lipīdu peroksidācijas. Tomēr jums noteikti jāzina, ka eļļa, kuru izmantojat, patiešām satur iepriekš minētos polifenolus, jo vairums veikalā nopērkamo eļļu to nav. Aicinām iepazīties ar sertificēto olīveļļas ražotāju sarakstu, kuru ir ne vairāk kā 21: https://www.aboutoliveoil.org/21–olive-oil-brands-certified-forauthenticity.

Gatavošanas tauku un eļļu saraksts no labākajiem līdz sliktākajiem
1. Kokosriekstu eļļa, gī, gī, speķis, gī un neapstrādāta augstākā labuma olīveļļa (labākā)
2. Avokado eļļa
3. Argana eļļa
4. Makadāmijas riekstu eļļa/zemesriekstu sviests (APAKŠĒJĀ ROBEŽA)

NEGALVOT AR ŠĪM EĻĻĀM.
5. Rapsis (rapši)
6. Rīsu klijas
7. Saulespuķe
8. Vīnogu sēklas (VISSliktākā)

Kā līdzsvarot Omega-3 un Omega-6 taukskābes

Mēs esam iesnieguši pietiekami daudz neapgāžamu pierādījumu par labu tam, ka pārmērīgs omega-6 taukskābju patēriņš ir kaitīgs veselībai un provocē daudzu slimību attīstību. Tas jo īpaši attiecas uz proporcijām, kādās mūsdienu cilvēki patērē omega-6 un omega-3. Atcerēsimies, ka attiecība mūsdienās ir 20:1 un pat 50:1 par labu omega-6 taukskābēm, un, lai saglabātu veselību, šai attiecībai jābūt robežās no 1:1 līdz 4:1. [1216] Zinātnieki ir noskaidrojuši, ka paleolīta laikmetā kopējais linolskābes daudzums bija aptuveni 7,5–14 g, kas ir uz pusi mazāks nekā mūsdienās. [1217] Protams, visi šie linolskābes daudzumi nāca no dabīgiem produktiem, un mūsdienu pasaulē mēs to redzam galvenokārt oksidētās omega-6 augu eļļās. Tajā pašā laikā mēs ēdam desmit reizes mazāk ALA (alfa liposkābe) un 143 reizes mazāk EPA/DHA (salīdziniet 100-200 mg šodien un 660-14250 mg paleolīta cilvēkiem). [1218]

Paleolīta laikos cilvēki ēda apmēram desmit reizes vairāk ALA nekā mēs šodien (15 g pret 1,4 g), kas nodrošināja viņus ar ievērojamu EPA daudzumu (~750 mg EPA vīriešiem un 3,15 g EPA sievietēm reproduktīvā vecumā). [1219, 1220, 1221] ALA pārpilnība pārtikā, iespējams, izskaidro, kāpēc mūsu ķermeņi tikai nelielu daudzumu ALA pārvērš garās ķēdes omega-3 taukskābēs. Līdzīgi agrāk cilvēkam tika dots vairāk gatavu EPA/DHA/DPA, tāpēc organismam nebija jāpārvērš ALA garās ķēdes omega-3 taukskābēs. Pētījumi liecina, ka agrīnie cilvēki ēda daudz vairāk EPA un DHA, aptuveni 2000–4000 mg dienā (un līdz 14 250 mg). [1222] Turklāt primitīvie cilvēki visas omega-6 taukskābes ieguva no riekstiem un sēklām neoksidētā veidā, savukārt visas omega-6 taukskābes, kas nonāk uz mūsdienu cilvēku galda, jau ir oksidētas. Augos omega-3 saturs no ALA ir trīs reizes lielāks nekā omega-6. [1223]

Savvaļas dzīvnieku muskuļu gaļa satur 2-5 reizes vairāk omega-6 nekā omega-3 taukskābes, bet proporcijas taukos ir aptuveni 1:1. Tādējādi mūsu senči ēda gan augus, gan dzīvniekus, un rezultātā sasniedza loloto 1:1 omega-6 pret omega-3. Jāņem vērā, ka ar graudiem barotie lauksaimniecības dzīvnieki satur divreiz vairāk omega-6 nekā ar zāli baroti dzīvnieki. [1224] Fakts ir tāds, ka liellopi tiek baroti ar rafinētiem graudiem un sēklām, kas satur lielu daudzumu omega-6 un zemu omega-3. Graudi arī palielina gaļas marmorēšanu. Atcerieties, ka graudi padara resnus ne tikai cilvēkus, bet arī dzīvniekus.

Aptuvenais uztura tauku sastāvs paleolīta laikmetā un mūsdienās

Adaptēts no Superfuel, DiNicolantonio J un Mercola J. (2018) 'Superfuel', Hay House Inc. 2018. gads.

Jāuzsver, ka dabiskie transtauki nav tik kaitīgi organismam kā mākslīgie. Tie pat kaut kādā veidā ir noderīgi. Konjugētā linolskābe (CLA) nāk no transtaukskābēm no dzīvniekiem, kas baroti ar zāli, un palīdz organismam cīnīties ar vēzi. [1231] Vakcēnskābe ir transtauki, kas atrodami sievietes mātes pienā un var pazeminātholesterīna līmeni. [1232] Tāpēc, lai gan dabīgie tauki no veselas pārtikas nelielos daudzumos organismam nekaitē, problēmas rodas, ja tos lieto pārmērīgi. Tas pats noteikums attiecas uz neoksidētām omega-6 taukskābēm no veseliem pārtikas produktiem, kas ir būtiskas normālai ķermeņa darbībai. Vissvarīgākais ir izvairīties no apstrādātām augu eļļām un citiem oksidētiem PUFA.

Dažādu tauku un eļļu saraksts un tajos esošās taukskābes

Saskaņā ar pētījumiem optimālā mononepiesātināto (MUFA) un polinepiesātināto (PUFA) un piesātināto taukskābju attiecība pārtikas produktos ir attiecīgi 6:1:1. Pamatojoties uz šiem datiem, mēs varam secināt, ka ideālā omega-6 un omega-3 PUFA proporcija ir 1:1. [1233]

Zinātnieki jau sen ir veikuši epidemioloģiskos pētījumus par saistību starp zivju ēšanu un sirds un asinsvadu slimību attīstības riska samazināšanu, iekaisuma mazināšanu un vielmaiņas veselību. [1234] Cilvēki, kuri ēd zivis vienu vai divas reizes nedēļā, cieš par 50% mazāk insultu, par 50% mazāk sirds slimību un par 34% mazāku mirstības līmeni no sirds slimībām, salīdzinot ar tiem, kuri zivis neēd. [1235, 1236] Zivju eļļas piedevas samazina sirds un asinsvadu slimību riska faktorus, taču nav pierādīts, ka tās būtu efektīvas sirds un asinsvadu slimību profilaksē. [1237] Omega-3 taukskābju papildināšana samazina mirstības risku no sirds un asinsvadu slimībām. [1238]

Daudzas nekonsekvences pašreizējos pētījumos rodas no neskaidriem faktoriem un citiem metodoloģiskiem trūkumiem, tostarp vienlaicīga omega-6 taukskābju lietošana, ārstēšana ar zālēm, pārāk īss novērošanas periods un statistikas spēka trūkums, lai parādītu pozitīvus rezultātus. [1239,1240] Iepriekšējos pētījumos, kuros tika pētītas EPA un DHA priekšrocības, šādas novirzes nebija.

• Diētas un reinfarkta izmēģinājums (DART) atklāja, ka pacientiem, kuriem anamnēzē ir bijusi sirdslēkme, liela daudzuma treknu zivju lietošana samazināja visu iemeslu mirstību par 29%, salīdzinot ar tiem, kuri nelietoja šādus uztura ieteikumus. [1241] Uztura bagātinātāji, kas satur omega-3 taukskābes (EPA un DHA), samazināja visu cēloņu mirstību par vairāk nekā 50%. [1242]

• GISSI-Prevenzione pētījumā (GISSI-P) tika pārbaudīta EPA un DHA iedarbība vairāk nekā 11 000 pacientu, kuri nesen pārcietuši sirdslēkmi. Tie, kas pārgāja uz veselīgiem uztura bagātinātājiem, retāk cieta no atkārtotām sirdslēkmēm, insultiem un nemira no savām slimībām. [1243,1244] Citā Itālijas randomizētā kontrolētā pētījumā, kurā piedalījās 7000 pacientu ar sirds mazspēju, uztura bagātinātāji ar EPA un DHA palīdzēja samazināt visu iemeslu mirstības un hospitalizācijas risku sirds un asinsvadu slimību dēļ. [1245]

• Diētas un omega-3 intervences izmēģinājumā (DOIT) tika iekļauti 500 norvēģu vīrieši placebo kontrolētā uztura un omega-3 taukskābju papildināšanas pētījumā. Viņi lietoja omega-3 taukskābju piedevas, kuru deva bija aptuveni 2 grami EPA un DHA dienā. Tas samazināja visu cēloņu mirstību par 47% [1246], kas liecina, ka EPA un DHA pagarina dzīvi tiem, kuriem nav zināmas sirds un asinsvadu slimības.

Daži petnieki ir norādījuši, ka uztura atbalsts ar zivju eļļu var izraisīt vēzi, sirds un asinsvadu slimības un diabētu. [1247] Tomēr pat lielas zivju eļļas devas (vairāk nekā 3000–4000 mg EPA/DHA dienā) netiek uzskatītas par pārdozēšanu, it īpaši, ja salīdzina ar paleolīta laikmeta cilvēku uzturu, kuri ēda 14 000 mg dienā. Jaunajos laikos tā, kas tiek uzskatīta par lielu zivju eļļas devu, aizvēsturiskiem medniekiem-vācējiem nebija nekas īpašs.

Diemžēl sasmakusi vai oksidēta zivju eļļa var izraisīt lipīdu peroksidāciju, ja to karsē vai atstāj saulē. Bojātības pakāpe ir atkarīga no ekstrakcijas, apstrādes un uzglabāšanas metodes. [1248] Augsts mitrums palielina tauku oksidēšanās iespējamību. Lielākā daļa mūsdienu zivju eļļas piedevu stāv veikalu plauktos saulē un silda mēnešus, varbūt pat gadus. Saskaņā ar fogyasztólabs.com, sasmakušas zivju eļļas piedevas ir visuresošas. [1249]

Kādas pazīmes liecina, ka zivju eļļa vai olīveļļa ir sabojājusies vai sasmakusi? Ja tauki slikti smaržo un garšo pretīgi, tas nozīmē, ka tie jau ir oksidējušies. Daudzi ražotāji pievieno aromatizētājus, piemēram, citronu vai zemeņu, lai maskētu patieso nepatīkamo smaku. Tauki un eļļas jāglabā prom no saules gaismas, karstuma un skābekļa. Tos vislabāk uzglabāt ledusskapī un ēst dažu nedēļu vai mēnešu laikā.

Salīdzinot ar zivju eļļu, krila eļļa ir stabilāka, bet satur daudz mazāk EPA un DHA. Tomēr 2011. gada pētījumā tika secināts, ka abiem tauku veidiem ir līdzīga ietekme uz vielmaiņu, neskatoties uz to, ka krila eļļa satur mazāk EPA un DHA. [1250] Iespējams, tas ir tāpēc, ka krila eļļa uzsūcas labāk nekā zivju eļļa, īpaši, ja to lieto tukšā dūšā. Vēl viena krila eļļas labvēlīga īpašība ir tā, ka omega-3 taukskābes saistās ar fosfolipīdiem, kas netiek iznīcināti zarnās un lielos daudzumos šķērso hematoencefālisko barjeru. [1251] Šī eļļa tiek uzskatīta par videi draudzīgāku pārtikas resursu.

Uz aļģēm balstīti omega-3 tauskābju uztura bagātinātāji kopumā ir organismam drošāki nekā zivju eļļa, jo satur mazāk oksidētu produktu. Smago metālu piesārņojuma iespējamība aļģu gadījumā arī ir daudz mazāka, ņemot vērā to, ka zivis satur dažādas pakāpes piesārņotājus. Runājot par lipīdu oksidāciju, spirulīna samazina malondialdehīda (MDA) līmeni, kas ir lipīdu peroksidācijas marķieris. [1252] Hlorellai piemīt spēja saistīties ar smagajiem metāliem un citiem toksīniem un izvadīt tos no organisma, tāpēc to var izmantot, ja zivju eļļas lietošana uzturā vai zivs rada diskomfortu (tomēr molekulāri destilēta zivju eļļa gandrīz pilnībā izvada dzīvsudrabu no organisma) . [1253]

Salīdzinājuma tabula par pašreizējiem Amerikas Sirds asociācijas tauskābju uzņemšanas ieteikumiem ar uz pierādījumiem balstītiem ieteikumiem, ko esam ierosinājuši šajā nodaļā

Adaptēts no Superfuel, DiNicolantonio J un Mercola J. (2018) 'Superfuel', Hay House Inc. 2018. gads.

Septītā nodaļa:

Augstas un zemas temperatūras iedarbība, lai stiprinātu imūnsistēmu.

Kā nogalināt vīrusus ar karstumu un apturēt citokīnu vētru ar aukstumu

Kopš seniem laikiem cilvēka ķermenis ir bijis nepārtraukti pakļauts elementiem un nelabvēlīgiem vides apstākļiem. Karstums, mitrums, aukstā temperatūra un sals nāk un iet līdzi gadalaiku maiņai. Diemžēl mūsdienu pasaulē mums reti ir iespēja izjust visu sava reģiona klimatisko apstākļu dažādību, jo mēs sasildāmies ar centrālapkuri un ziemas apģērbu. Šī iemesla dēļ mūsu ķermenis zaudē spēju reaģēt uz izmaiņām dabā un nespēj tām pretoties.

Šajā nodaļā mēs iepazīstināsim ar hormēzes jēdzienu, kura galveno domu var izteikt šādi: "kas mūs nenogalina, padara mūs stiprākus". Šī bioloģiskā parādība ir zināma jau sen – neliela toksīna vai stresa faktora deva padara organismu stiprāku un palielina tā pretestību. Tieši šī iemesla dēļ fiziskie vingrinājumi ir labvēlīgi veselībai, jo ķermenis attīsta spēku no nelielām traumām. Hormesis ir būtiska spēcīgas imūnsistēmas sastāvdaļa.

Zinātnieki ir veikuši daudz pētījumu par augstas un zemas temperatūras terapeitisko iedarbību un šādu veselības procedūru priekšrocībām. Speciālisti no Somijas ir pierādījuši, ka pirts apmeklējums vairāk nekā četras reizes nedēļā samazina mirstības risku no visiem cēloņiem un samazina sirds un asinsvadu slimību attīstību par 40%. [1256] Pirts labvēlīgi ietekmē vielmaiņas procesus, piepilda ar dzīvības enerģiju un stiprina imūnsistēmu, aktivizējot karstuma šoka proteīnus. Karstuma šoka proteīni atjauno bojātās molekulas un novērš vīrusu replikāciju. Pētījumi liecina, ka bieža saunas izmantošana var palīdzēt novērst saaukstēšanos un gripu.

Peldēšanās aukstā ūdenī regulē ķermeņa antioksidantu aizsardzības sistēmas, piemēram, glutationu un aukstā šoka proteīnus. Tas ir viens no labākajiem veidiem, kā mazināt ar to saistīto iekaisumu un sāpes. Šajā nodaļā mēs runāsim par zinātnisko pamatojumu ķermeņa rūdīšanai un uzzināsim, kā pareizi un droši pakļaut sevi augstām un zemām temperatūrām.

Jūs varat uzskatīt, ka klimata pārmaiņas un globālā sasilšana ir nesenas parādības, ko izraisa sabiedrības industrializācija. Taču šie procesi nepārtraukti turpinājušies visā Zemes vēsturē. Pirms miljoniem gadu dinozauri dzīvoja gandrīz tropiskā klimata laikmetā, un pirms 10 000 gadu lielākā daļa planētas, gluži pretēji, bija klāta ar milzīgu ledus kārtu. Starp citu, tajā laikā zemes temperatūra bija tikai par 5 grādiem pēc Celsija zemāka. No 2500.g.pmē. e. Mūsu planēta ir piedzīvojusi daudzas temperatūras svārstības, un karstuma periodus līdzsvaro sals un "mazie ledus laikmeti". Normālā vidējā temperatūra 20. gadsimtā bija 14 °C, bet no 15. līdz 17. gadsimtam tā bija tikai 12 °C. 2010. gada beigās vidējā temperatūra paaugstinājās līdz 14,4 °C. Neapšaubāmi, klimata pārmaiņu temps pieaug eksponenciāli, taču neaizmirstiet, ka katrs cikls sastāv no daudziem posmiem un tie visi līdzsvaro viens otru.

Temperatūras svārstības ir nesaraujami saistītas ar cilvēces vēsturi. Mūsu sugu stabilitāte un izdzīvošana bija tieši atkarīga no mainīgajiem gadalaikiem un klimata. Laikapstākļi noteica nepieciešamību migrēt, meklēt pieejamos pārtikas avotus un lika ķermenim pielāgoties, piemēram, mainīt ādas krāsu vai ģenētiku. Ārējie apstākļi labvēlīgi ietekmēja veselību, imunitāti un stresa noturības palielināšanos. Diemžēl mūsdienu sabiedrībā mēs reti pakļaujam sevi elementiem un dodam priekšroku pastāvīgi atrasties stabilos ārējos apstākļos. Ieslēdzam centrālo apkuri vai gaisa kondicionētāju, tiklīdz jūtam diskomfortu un uzvelkam siltas drēbes. Te nav nekā nosodāma, jo, pirmkārt, tā mums ir ērtāk. Bet būtība ir tāda, ka mums ir jāatzīst augstas un zemas temperatūras ieguvumi veselībai un jāiemācās tos izmantot, lai veicinātu veselību un labklājību.

Akūtu elpceļu infekciju, piemēram, gripas, izplatību ne tikai nosaka gadalaiki. [1257] Daudzi vīrusi, piemēram, rinovīrusi, adenovīrusi un koronavīrusi, seko vispārējai tendencei un palielina aktivitāti ziemas mēnešos. Piemēram, 1954. un 1955. gada pētījumi liecina, ka februārī saaukstēšanās slimnieku ir 50 reizes vairāk nekā septembrī. [1258] Rinovīruss ir nikns rudenī, un elpceļu sincitiālais vīruss (RSV) un gripa ir īpaši populāri decembrī un janvāra sākumā. [1259]

Gaisa temperatūrai ir spēcīga ietekme uz elpceļu slimību attīstību. Britu zinātnieki atklājuši, ka gados vecāki cilvēki par 19% biežāk sūdzas par apakšējo elpceļu infekcijām ar katru 1 grādu aukstumu, ja temperatūra 20 dienas turas zem 5 °C. [1260] Stjuarts (2015) apsprieda vairākus iespējamos šīs parādības iemeslus: (1) Cilvēki atrodas tuvu viens otram, kas atvieglo vīrusa pārnešanu. (2) Zema temperatūra palīdz vīrusu daļiņām (virioniem) ilgāk izdzīvot uz āra virsmām. (3) Aukstums palielina uzņēmību pret infekcijām. (4) Aukstā klimatā ķermeņa temperatūra pazeminās, kā rezultātā pamostas snaudošie vīrusi.

Lai kā arī būtu, saaukstēšanās sezonalitāte nav nemainīga. Piemēram, RSV maksimums bija 2002. un 2006. gada pavasarī, bet turpmākajos gados tā maksimālā aktivitāte bija ziemas mēnešos. [1261] Dažas infekcijas uzliesmo dažādos gada laikos, jo to patogēni mutē un rada jaunus celmus. Snaudošie vīrusi aktivizējas ziemā, kad ir novājināta saimnieka imunitāte, un rezultātā palielinās risks pavasarī noķert ko jaunu, taču samazinās arī iespēja inficēties ar mazāk bīstamiem celmiem. Ir zināms, ka D vitamīna līmenis, kas atbalsta imūnsistēmas darbību, svārstās atbilstoši gadalaiku maiņai. Tas sasniedz maksimālo koncentrāciju vasaras beigās un nokrīt ziemā. [1262] Sezonālie vitamīnu un mikroelementu, piemēram, C vitamīna, cinka un selēna, deficīti ietekmē organisma uzņēmību pret infekcijām un vīrusu slimību smagumu.

Karstuma un augstas temperatūras ietekme uz infekcijām

Ķermeņa temperatūras paaugstināšanās ir siltasiņu dzīvnieku un rāpuļu galvenā reakcija uz infekcijām, kas attīstījās pirms miljoniem gadu. [1263] Slimam dzīvniekam ir lielākas izredzes izdzīvot, ja tam ir drudzis. [1264] Pretdrudža zāles, kas nomāc organisma dabisko reakciju uz vīrusu, palielina iespējamās nāves risku no gripas vīrusa un nāvi intensīvās terapijas nodaļā. [1265, 1266] Tomēr arī augsts drudzis ne vienmēr ir noderīgs, īpaši, ja tas kļūst nekontrolējams septiskā šoka laikā. Tāpēc, lai atvieglotu tādu simptomu kā drudzis, nepieciešama līdzsvarota pieeja.

Ķermeņa temperatūras paaugstināšanās stiprina imūnsistēmu, palielinot balto asins šūnu, limfocītu, neitrofilu un interferonu skaitu. Augsta temperatūra palielina dabisko killer šūnu toksicitāti [1267, 1268], kas atbalsta pretvīrusu aktivitāti organismā. Paaugstināta temperatūra vai karstums veicina karstuma šoka proteīnu parādīšanos, kas kavē vīrusa replikāciju [1269, 1270, 1271] un samazina proinflammatorisko citokīnu koncentrāciju. [1272] Tāpēc mērena ķermeņa temperatūras paaugstināšanās vai viegls drudzis labvēlīgi ietekmē ķermeni un palīdz cīnīties ar infekcijām.

2003. gada SARS vīrusa pandēmijas laikā Honkongas ārsts pamanīja, ka ķermeņa temperatūras paaugstināšanās kavē koronavīrusa replikāciju. [1273] Savā rakstā British Medical Journal (BMJ) viņš ziņoja, ka pacienti ar temperatūru virs 37 °C ir vieglāk inficēti un ātrāk atveseļojas, salīdzinot ar tiem, kuru temperatūra ir zemāka par 36 °C. Pasaules Veselības organizācija (PVO) konstatējusi, ka SARS koronavīruss mirst 56 °C temperatūrā ar ātrumu 10 000 vienību 15 minūtēs, kas tiek uzskatīts par ļoti ātru tempu. [1274] Eksperti ir arī pierādījuši, ka poliomielīta vīruss 200 reizes kavē vairošanos 40 °C temperatūrā. [1275] Pat bakteriālas infekcijas bija vieglākas un ātrākas, ja kukaiņi tika pakļauti augstām temperatūrām, pirms tie tika inficēti ar patogēniem. [1276, 1277]

Hipertermija ir ķermeņa temperatūras paaugstināšanās, kas pārsniedz normas robežas. Vidēji tas sākas temperatūrā virs 37,5 °C. [1278] Stingri sakot, šo stāvokli var saukt par drudzi, bet no klīniskā viedokļa nopietns drudzis sākas aptuveni 38 °C. Hipertermija ir mākslīgs ķermeņa temperatūras paaugstināšanas veids, ko galvenokārt panāk, izmantojot pirti vai veicot fiziskus vingrinājumus augstā temperatūrā.

Vidējā cilvēka ķermeņa temperatūra ir 36-37 °C. [1279] Šis ir mūsu homeostatiskais stāvoklis. Jebkuras novirzes izjauc šo līdzsvaru un aktivizē organisma adaptīvās spējas, kas palīdz atjaunot zaudēto līdzsvaru. Reģionam raksturīgie vides apstākļi (piemēram, dzīvošana polārajā lokā vai tuksnesī), kā arī sacietēšana (auksta ūdens liešana vai peldēšana ziemā) palīdz organismam vieglāk panest augstu un zemu temperatūru un pielāgoties tām caur hormēzes process. Īsāk sakot, pakļaujot sevi ekstremālām temperatūrām, jūs kļūstat izturīgāks pret gaisa temperatūras izmaiņām.

Hormēze ir divfāzu adaptīva reakcija uz noteiktiem stresa faktoriem, piemēram, vingrinājumiem, badošanos, aukstumu, karstumu un starojumu. Nelielas toksīnu vai stresoru devas nedaudz bojā organismu, bet tajā pašā laikā atvieglo šī stāvokļa kompensēšanu nākotnē un palielina izturību. Kā teica Frīdrihs Nīče: "Kas mūs nenogalina, padara mūs stiprākus." [1280]

Ir vairāki veidi, kā uzsākt hipertermisku hormēzi, tostarp vingrinājumi, joga, sēdēšana pie kamīna vai gulēšana zem siltām segām. Tomēr visefektīvākā metode joprojām ir pirts apmeklējums. Vaping sniedz nenovērtējamus ieguvumus veselībai un imūnsistēmai.

Hipertermijas un saunas priekšrocības

Saunas un pirtis vai citādi sakārtotas nelielas slēgtas telpas ar mākslīgi paaugstinātu temperatūru ir daudzu tautu vizītkarte. Vannas ir īpaši populāras Ziemeļaustrumeiropā un eskimosu vidū. Agrāk cilvēkiem nebija daudz citu veidu, kā attīrīt savu ķermeni, izņemot vannu vai saunu, jo dušas un citas personīgās higiēnas iespējas nepastāvēja. Parasti cilvēki strādāja visu nedēļu un nedēļas nogalē sēdēja pirtī, lai pašu sviedri palīdzētu attīrīt ķermeni. Mūsdienu pētījumi liecina par daudzām saunu un tvaika pirts labvēlīgām īpašībām, kas pagarina mūžu un dod enerģiju.

●**Pirts izmantošana var palīdzēt samazināt risku saslimt ar sirds un asinsvadu slimībām un uzlabot sirds veselību.**[1281] Insults un sirds slimības ir viens no četriem nāves gadījumiem Amerikas Savienotajās Valstīs un ir galvenie nāves cēloņi visā pasaulē. [1282]

● Pētnieki no Somijas atklāja, ka cilvēkiem, kuri apmeklē pirti 2–3 reizes nedēļā, ir par 22% mazāks nāves risks no pēkšņas sirdslēkmes, salīdzinot ar tiem, kuri pirtī pirtī tikai reizi nedēļā. [1283] Turklāt subjekti, kuri izmantoja pirti 4 līdz 7 reizes nedēļā, samazināja savu sirds un asinsvadu slimību risku par 63% un samazināja mirstību no sirds un asinsvadu slimībām par 50%, salīdzinot ar tiem, kuri pirtī apmeklēja reizi nedēļā. Arī mirstība no visiem cēloņiem samazinājās par 40%. [1284] Interesanti, ka vislielāko ieguvumu veselībai sniedza 19 minūšu vai ilgāki iztvaikošanas cikli.

●**Augstas temperatūras iedarbība uzlabo jutību pret insulīnu** glikozes transportētāja GLUT4 ekspresijas dēļ. Tas veicina ātrāku glikozes izvadīšanu no asinīm un tās piegādi skeleta muskuļu šūnām. Pelēm 30 minūšu hipertermija trīs reizes nedēļā 12 nedēļas izraisīja insulīna līmeņa pazemināšanos par 31% un insulīna jutības palielināšanos. [1285] Cilvēkiem ar aptaukošanos pēc divu nedēļu infrasarkano staru pirts izmantošanas ievērojami uzlabojās sistoliskais un diastoliskais asinsspiediens, plūsmas izraisīta paplašināšanās, glikozes līmenis tukšā dūšā, svara zudums un tauku krājumi. [1286]

●**Pirts lietošana ir apgriezti saistīta ar demenci un Alcheimera slimību.**[1287] Vaping paaugstina endorfīnu līmeni un labvēlīgos smadzenēs radītos neirotrofiskos faktorus, kas atvieglo esošo sinaptisko savienojumu uzturēšanu un vienlaikus veicina jaunu veidošanos.

●**Augstas temperatūras iedarbība pozitīvi regulē karstuma šoka proteīnu veidošanos.**[1288] Karstuma šoka proteīni palīdz organismam pielāgoties karstumam un stresam. Karstuma šoka proteīniem ir vairākas labvēlīgas īpašības:

• Noņemiet uzkrātos brīvos radikāļus un šūnu atkritumus, izmantojot autofagijai līdzīgu metodi. [1289]

• Atjaunot bojātās un nepareizi salocītās olbaltumvielas, kas izjauc homeostāzi. [1290]

• Paaugstina glutationa līmeni un vispārējo antioksidantu aktivitāti. [1291]

• Aktivizējiet monocītus, dendrītiskās šūnas un makrofāgus, lai uzlabotu antigēnu prezentāciju un imūnsistēmas signālu ceļus.

• Iedarbiniet muskuļu relaksāciju un regulējiet sirds muskuļa darbību. [1292, 1293]

• Karstuma šoka proteīnu koncentrācijas palielināšana augstas temperatūras ietekmē pagarina mušu un tārpu mūža ilgumu par 15% [1294, 1295, 1296]

•**Pēršanās pirtī stiprina imūnsistēmu, jo palielinās balto asinsķermenīšu ražošana.**[1297] Pateicoties pirts stimulējošajai iedarbībai uz limfātisko sistēmu, organisms atbrīvojas no toksīnu saindēšanās sekām. [1298] Līdz ar to cilvēks mazāk slimo un viņa āda kļūst skaidrāka.

Pirts apmeklējums ķermeņa veselības uzlabošanai un gripas profilaksei tiek praktizēts vismaz kopš 1957. gada. [1299] Pētījumā konstatēts, ka 2000 vīriešu, kuri tvaicējās 2-3 vai vairāk nekā 4 reizes nedēļā, bija attiecīgi par 27% un 41% mazāks risks saslimt ar elpceļu infekcijām, salīdzinot ar tiem, kuri pirti izmantoja retāk . [1300] Šie paši eksperti apgalvo, ka pneimonijas attīstības risks samazinās attiecīgi par 33% un 47%. [1301] Pārskata rakstā pētījuma autori rakstīja: "Regulāra saunas izmantošana ievērojami samazina gripas sastopamību un smagumu bērniem un pieaugušajiem." [1302] Daži pētnieki apgalvo, ka regulāra pirts izmantošana darbojas tikpat labi kā vakcinācija, vismaz pret dažām infekcijām. [1303] Otrā pasaules kara laikā Somijā galvenā tīfa profilakses metode bija regulāra pirts izmantošana. [1304] Pirts apmeklētājiem, kuri pērējās vairākas reizes nedēļā vairākus mēnešus, bija uz pusi mazāka iespēja saslimt ar saaukstēšanos, salīdzinot ar tiem, kuri nepraktizēja tvaika pirti. [1305] Līdz ar to var secināt, ka pirts un cita veida pakļaušana augstām temperatūrām samazina saaukstēšanās, gripas, pneimonijas un citu elpceļu infekciju risku.

Kad peles tika pakļautas augstām temperatūrām un pēc tam inficētas ar H5N1 gripas vīrusu, vīruss tajās savairojās ievērojami lēnāk, parādījās mazāk patoloģisku izmaiņu un mazāka iespēja nomirt. [1306] Šīs izmaiņas, visticamāk, bija atkarīgas no karstuma šoka proteīna 70 (HSP70), kas neļauj eksportēt vīrusu ribonukleoproteīnu kompleksus (solis, kas nepieciešams RNS vīrusu replikācijai). Tā kā HSP70 kavē šo kompleksu eksportu, varam secināt, ka pirts pēršanās un hipertermija kavē RNS vīrusu replikāciju.

Ar gripas vīrusu inficētie gados vecāku cilvēku asins monocīti ir mazāk spējīgi ražot pirmā tipa interferonu, salīdzinot ar jaunākiem pacientiem. [1307] Sakarā ar to organisms zaudē spēju cīnīties ar infekcijām un ierobežo pretvīrusu antivielu sintēzi. No tā izriet secinājums, ka galvenā imūnsistēmas novecošanās pazīme ir interferona ražošanas samazināšanās. Tā rezultātā vīrusa replikācija paātrinās un palielinās vīrusu slodze, kas rada citokīnu vētras plaušās, akūta respiratorā distresa sindroma un nāves risku. Par laimi, hipertermija un saunas terapija var palīdzēt novērst vai nomākt citokīnu vētru.

Interferona pretvīrusu (un pretaudzēju) īpašības palielinās, palielinoties temperatūrai. Eksperimenti ar cilvēka šūnu kultūrām ir parādījuši, ka hipertermija uzlabo interferona pretvīrusu īpašības 3–10 reizes. [1308] Hipertermija uzlabo arī visu trīs cilvēka interferonu pretvīrusu funkcijas un antiproliferatīvās īpašības. [1309] Interesanti, ka tikai 15 minūtes tvaika pirtī stimulē imūnsistēmu, palielinot balto asins šūnu, limfocītu un neitrofilu skaitu. [1310] Vīrusu papilomas (parastās kārpas) tiek veiksmīgi ārstētas ar lokālu hipertermiju, iespējams, arī 1. tipa interferona veiksmīgas darbības dēļ. [1311] Daudziem vīrusiem ir mehānismi interferonu ražošanas apturēšanai, tāpēc hipertermija kalpo kā potenciāla stratēģija vīrusu aizsardzības mehānismu nomākšanai. [1312, 1313]

Minimālā temperatūra, kas rada termiskās hormēzes efektu un stimulē imūnsistēmu, ir 38 grādi ķermeņa temperatūras. Tas ir, patiesībā, šī ir temperatūra, kurā drudzis sākas no medicīniskā viedokļa. Pēc Somijas pētījumiem, optimālais pirts apmeklējumu biežums ir 2-4 reizes nedēļā, un pēršanās jāpavada no 15 līdz 30 minūtēm 70 līdz 100 grādu temperatūrā. Nav nepieciešams pērties biežāk un ilgāk, turklāt, ja pirts ir pārāk daudz, ieguvumi organismam samazinās. Tomēr no regulāras pēršanās ķermenis kļūst izturīgāks un labāk panes karstumu, tāpēc, jo biežāk iet pirtī, jo vieglāk jums ir.

Turklāt ļoti svarīgi ir saglabāt organisma ūdens bilanci pirms un pēc pirts apmeklējuma. Tas ir nepieciešams, jo organisms ar sviedriem zaudē mitrumu un elektrolītus. Tāpēc ir svarīgi patērēt nedaudz sāls, iespējams, ¼ līdz ½ tējk. sāls uz 10 uncēm (283,5 g) ūdens pēc pirts lietošanas, taču tas atšķiras no cilvēka uz cilvēku. Vispirms jākonsultējas ar ārstu un jāpārliecinās, vai veselība ļauj apmeklēt pirti. Jums vajadzētu arī atcerēties, ka jums jāsāk ar mazumiņu. Vispirms izmēģiniet zemu temperatūru un īslaicīgu uzturēšanos tvaika pirtī un pakāpeniski palieliniet temperatūru un palieciet ilgāk, līdz jūtaties ērti. Alkoholisko dzērienu dzeršana pirms vai tās laikā nav ieteicama, jo tas var izraisīt insultu un nāvi. Karsta pirts apvienojumā ar alkohola reibumu paaugstina asinsspiedienu, tāpēc šo darbību apvienošana ir nepareiza.

Pirts apmeklējums uzlabo veselību ne tikai augstās gaisa temperatūras dēļ, pēršanās pretvīrusu iedarbību papildus veicina slāpekļa oksīds (NO). NO ir dabā sastopama gāze un signalizācijas molekula, kas ir iesaistīta sirds darbībā un citos fizioloģiskos procesos. [1314] Ir pierādīts, ka NO kavē SARS koronavīrusa replikāciju, izjaucot replikācijas ciklu. [1315] NO vai tā atvasinājumi samazina smaile proteīna palmitoilācijas līmeni, kas neļauj smailes proteīnam piesaistīties angiotenzīnu konvertējošā enzīma (AKE) receptoram. Slāpekļa oksīds kavē vīrusa RNS veidošanos vīrusa replikācijas sākumposmā. Vienkārši sakot, slāpekļa oksīds neļauj SARS-CoV vīrusam iekļūt šūnā, kavē tā replikāciju un samazina vīrusu slodzi. [1316] Kad 2003. gadā izcēlās SARS pandēmija, pacientiem Pekinā tika nozīmēts inhalējams slāpekļa oksīds, lai palielinātu arteriālo skābekļa piesātinājumu un samazinātu nepieciešamību pēc skābekļa terapijas. [1317] Pacientiem, kuri tika ārstēti šādi, krūškurvja rentgenogrammas uzrādīja plaušu infiltratīvo izmaiņu samazināšanos, un ārstēšanas ieguvums saglabājās pat pēc slāpekļa oksīda terapijas pabeigšanas. Visi šie pierādījumi pārliecinoši liecina, ka slāpekļa oksīda līmeņa paaugstināšanās saulē vai saunā palīdz cīnīties ar RNS vīrusiem.

Ir zināms, ka pakļaušana augstām temperatūrām palielina slāpekļa oksīda koncentrāciju. [1318] Tā kā tvaicēšana stimulē endotēlija slāpekļa oksīda sintāzes (eNOS) ekspresiju, [1319, 1320] endogēno antioksidantu aktivitāti [1321] un samazina oksidatīvo stresu, [1322] saunas teorētiski palīdz palielināt 1. tipa interferona veidošanos (ko traucē oksidatīvais stress) un drošu eNOS aktivitāti. Endotēlija slāpekļa oksīda sintāzes izslēgšana var izraisīt endotēlija barjeras disfunkciju un akūtu plaušu bojājumu no RNS infekcijām. [1323] No tā var secināt, ka pirts un citi hipertermiski stresori var ierosināt pretvīrusu mehānismu darbību, jo palielinās slāpekļa oksīda ražošana. Tas stiprina endotēlija šūnas un aizsargā pret oksidatīvo stresu citokīnu vētras laikā.

Slāpekļa oksīda sintēze pirts apmeklējuma rezultātā labvēlīgi ietekmē sirds un asinsvadu sistēmas darbību, uzlabo asinsriti orgānos, asinsriti, mitohondriju stāvokli un samazina asinsspiedienu. Dzīvniekiem ar hipertensiju, kas tika ārstēti ar saunu, uzlabojās ventrikulāra hipertrofija, fibroze un kapilāru blīvums. [1324] Pētījumā pacientiem ar 2. tipa cukura diabētu trīs nedēļas tika dotas karstas vannas, un viņi piedzīvoja ievērojamu cukura un A1C līmeņa pazemināšanos asinīs. [1325] Infrasarkano staru saunas procedūra divas nedēļas samazina tauku krājumus, samazina sistolisko asinsspiedienu, glikozes līmeni tukšā dūšā un plūsmas izraisītu paplašināšanos. [1326]

2. tipa cukura diabēta gadījumā infrasarkanā pirts mazina stresu, nogurumu, uzlabo pašsajūtu un uzlabo sociālās funkcionēšanas pazīmes. [1327] Tāpēc, apmeklējot pirti, var cīnīties ar vīrusiem, uzlabot vielmaiņu un uzlabot garīgo stāvokli.

Sirds mazspējas gadījumā slāpekļa oksīda līmenis samazinās un iekaisums pastiprinās. Ir pierādīts, ka 15 minūšu siltuma terapija infrasarkanajā saunā ievērojami samazina diastolisko asinsspiedienu pacientiem ar sirds mazspēju. [1328] Pacientiem ar hronisku sastrēguma sirds mazspēju siltuma terapija uzlabo sirds parametrus, samazina insulta risku, samazina sistēmisko asinsvadu pretestību, samazina sirds izmēru un palielina izsviedes frakciju. [1329] Viena seanss pirtī 30 minūtes 73 grādu temperatūrā samazina arteriālo stīvumu un asinsspiedienu pacientiem ar sirds un asinsvadu slimību attīstības risku. [1330] Pirts terapija uzlabo sirdsdarbības ātruma mainīgumu [1331, 1332] un palielina asinsvadu atbilstību. [1333] Būtībā karstuma iedarbību var saukt par senāko ķermeņa ārstēšanas un dziedināšanas metodi.

Vai vaping palīdz izvadīt toksīnus no ķermeņa?

Viens no lielākajiem izaicinājumiem, dzīvojot mūsdienu industriālā sabiedrībā, ir pesticīdu, smago metālu, plastmasas, ftalātu un citu ķīmisko vielu iedarbība. Lielākā daļa pārtikas tiek apsmidzināti ar herbicīdiem, personīgās higiēnas līdzekļi satur alumīniju, jūras veltes ir piesātinātas ar dzīvsudrabu, un virtuves piederumi ir piepildīti ar toksīniem. Vēl sliktāk, mēs elpojam gaisu, kas satur piesārņotājus un izplūdes gāzes. Eksperti lēš, ka aptuveni 92% pasaules iedzīvotāju elpo piesārņotu gaisu, [1334] un, ja jā, kā mēs varam cīnīties ar neizbēgamo toksisko realitāti? Šīs problēmas risinājums ir jūsu sviedri.

Pētījumi liecina, ka cilvēka radītie savienojumi, tostarp noturīgie organiskie piesārņotāji (NOP), uzkrājas cilvēka taukaudos. [1335] Tie var palikt tur gadu desmitiem, it īpaši, ja ķermeņa detoksikācijas ceļi ir nomākti un jūs nesadedzinat taukus. Šie toksiskie atkritumi, pat nelielos daudzumos, negatīvi ietekmē imūnsistēmu un endokrīnās sistēmas darbību. Par laimi, ir veidi, kā atbrīvot sevi no šī nastas. Piemēram, Habarda programmai ir nepieciešama saunas izmantošana, vingrošana, niacīns un papildu eļļas, lai noņemtu NOP no ķermeņa un uzlabotu klīniskos simptomus. Pētījumi liecina, ka svīšana augstas temperatūras iedarbības rezultātā zaudē 25-30% noturīgo organisko piesārņotāju. [1336] Turklāt šis process paaugstina IQ, uzlabo neirokognitīvās funkcijas, veiktspēju un dzīves kvalitāti. Pat ugunsdzēsēji glābēji un Persijas līča kara veterāni, kas tika nosūtīti uz naftas ugunsgrēkiem, spēja uzlabot elpceļu simptomus, izmantojot pirts ārstēšanas programmu. [1337]

Neskatoties uz zināmām neskaidrībām, kas radušās saistībā ar šo tēmu, sviedrēšanas līdzekļi palīdz izvadīt no ķermeņa toksīnus un ne mazākā mērā veicina Habarda programmas panākumus. Svīšana uzlabo urēmiju, kur pacientiem ar nieru slimību asinīs uzkrājas toksīni. [1338] Terapeitiskā pirts pēršanās palīdz noņemt smagos metālus, piemēram, arsēnu, kadmiju, svinu un dzīvsudrabu, [1339] kā arī NOP. [1340] Eksperti 2010. gada pētījumā secināja: "Sweatshops var būt potenciāla metode toksīnu izvadīšanai no cilvēka ķermeņa." [1341] Turklāt viņi ir pierādījuši, ka infrasarkanās un tvaika saunas palīdz noņemt ftalātus, [1342] liesmas slāpētājus, BPA, [1343] pesticīdus un PCB. [1344] Pirtiņai ir labvēlīga iedarbība pret pelējumu un mikotoksīniem. [1345]

Podstawski et al (2019) un Pilch et al (2013). [1346, 1347]

Kāda ir atšķirība starp infrasarkano un tradicionālo pirti?

Infrasarkanā sauna sniedz papildu priekšrocības infrasarkanā starojuma dēļ. Starojums infrasarkanajā diapazonā ir acij neredzams un ir daļa no saules gaismas, lai gan tam ir garāks viļņa garums nekā redzamajam starojumam. Ir trīs veidu infrasarkanais starojums: tuva, vidēja un tālā diapazona. Tāls infrasarkanais starojums uzlabo endotēlija darbību. [1348]

Tradicionālās koka pirtis paaugstina ķermeņa temperatūru, izmantojot konvektīvo siltumu (karsējot gaisu ap ķermeni), savukārt infrasarkanās saunas silda ķermeni daļēji ar šo metodi un daļēji liekot ķermenim uzkarst no iekšpuses. Infrasarkanās pirts siltums iekļūst dziļāk audos, kur stimulē kolagēna sintēzi un aktivizē mitohondriju enerģijas ražošanu. Infrasarkanais starojums paaugstina endotēlija slāpekļa oksīda sintāzes (eNOS) ekspresiju, paaugstinot ķermeņa temperatūru, tas ir, infrasarkanā pirts sasilda ne tikai ar siltumu, bet arī ar starojumu infrasarkanajā diapazonā. Taču tradicionālo pirti var uzsildīt daudz karstāk, no 90 līdz 120 grādiem, savukārt infrasarkanajā pirtī uzkarst maksimāli līdz 70–75 grādiem. Dažiem cilvēkiem infrasarkano staru pirts pacieš vieglāk, jo tā nav tik karsta, bet sniedz organismam tādas pašas priekšrocības kā tradicionālā, un varbūt pat vairāk. Tā vai citādi, abi pirts veidi spēj nodrošināt minimālo efektīvo siltuma devu, kas nepieciešama imūnsistēmas un hormēzes stiprināšanai. Turklāt, jo karstāks ir pirtī, jo efektīvāk organisms mācās izturēt augstu temperatūru. Šādi darbojas adaptācijas un stresa pretestības fenomens.

Ir zinātniski pierādīts, ka karstā gaisa ieelpošana palīdz mazināt saaukstēšanās simptomus. Randomizētā, vienmaskētā, kontrolētā pētījumā, kurā piedalījās pacienti ar akūtu elpceļu infekciju, tika atklāts, ka otrajā dienā, kad ieelpoja karstu gaisu caur muti, pacienti sāka mazāk sūdzēties par simptomiem, salīdzinot ar tiem, kuri elpoja regulāru sausu gaisu. [1349] Ārstēšanas ieguvums, visticamāk, tika samazināts, jo abas grupas izmantoja arī 90 grādu saunu. Turklāt karstā gaisa ieelpošana caur muti nav īpaši labs risinājums eksperimentam, jo RNS vīrusi slēpjas galvenokārt degunā un deguna blakusdobumos. Viņu aktivitāte, visticamāk, izzustu, ja subjekti ieelpotu gaisu caur degunu. Zinātnieki randomizētā, dubultmaskētā pētījumā salīdzināja mitra gaisa ieelpošanu, kas uzsildīta līdz 30 °C 20 minūtes no speciāla aparāta ar karsta gaisa ieelpošanu 43 °C temperatūrā. Viņi atklāja, ka otrā iedarbības metode nākamajās dienās uz pusi samazināja elpceļu infekcijas simptomus. [1350] Personām, kuras veica 30 minūšu sesijas pēc pirmajām saaukstēšanās pazīmēm, raksturīgās slimības izpausmes samazinājās par 18%. Pētījuma autori secināja, ka deguna hipertermija nodrošina tūlītēju saaukstēšanās simptomu atvieglošanu un mazina slimības progresēšanu.

Nobeigumā vēlos atzīmēt, ka pirts un citas hipertermiskās ārstnieciskās prakses, piemēram, karstā gaisa ieelpošana caur muti un degunu labvēlīgi ietekmē imūnsistēmu. Turklāt pirts apmeklējums dod labumu sirds un asinsvadu sistēmai, uzlabo jutību pret insulīnu un palielina izturību pret stresu. Augstas temperatūras iedarbība palielina 1. tipa interferona aktivitāti, kas veic galveno funkciju cīņā pret vīrusiem un novērš to pavairošanu. Gadu desmitiem ilgi vaping ir izmantots kā līdzeklis saaukstēšanās, gripas un pneimonijas simptomu ārstēšanai. Ja sekojat ieteikumiem, ko esam ieteikuši šajā nodaļā, proti: dzeriet pietiekami daudz ūdens, saņemiet ārsta atļauju šīm procedūrām un nepārcentieties, tad gandrīz ikviens var uzlabot savu veselību, regulāri apmeklējot pirti. Tagad noskaidrosim, kādas ir aukstuma ārstēšanas priekšrocības.

Pakļaušana zemām temperatūrām un imunitāte

Lielākā daļa dzīvo organismu uz mūsu planētas dzīvo neviesmīlīgos dabas apstākļos, kas dažkārt izraisa sals. Šo iemeslu dēļ viņi ir izstrādājuši īpašus adaptācijas mehānismus, kas palīdz tikt galā ar zemām temperatūrām. Visizplatītākie no tiem ietver šūnu membrānu un enzīmu aktivitātes samazināšanos. [1351] Turklāt organisms ražo īpašas aukstuma šoka olbaltumvielas, kas palīdz organismam izdzīvot un pielāgoties iespējamiem bojājumiem.

Aukstā šoka proteīni ir daudzfunkcionāli RNS un DNS saistoši proteīni, kas labo nepareizi salocītus proteīnus un RNS. [1352] Tie ir sastopami praktiski visos dzīvajos organismos un no evolūcijas viedokļa tiek uzskatīti par visvairāk konservētajiem proteīniem. [1353, 1354] Aukstā šoka proteīnus attēlo aukstā šoka domēni, kas satur apmēram 70 dažādas aminoskābes un saistās ar DNS. [1355] Cilvēkiem dominē Y-box saimes proteīni, starp kuriem Y-box saistošais proteīns 1 (YB-1) ir potenciāls vēža terapijas mērķis. [1356] Aukstā šoka proteīnu klasē ietilpst arī Lin28, kalcija regulētais termostabilais proteīns 1 (CARHSP1), PIPPin un N-RAS (UNR) [1357].

Aukstā šoka proteīniem un aukstuma adaptācijai ir vairākas priekšrocības veselības veicināšanas un gēnu ekspresijas ziņā. Apskatīsim spilgtākos piemērus:

●**YB-1 aukstā šoka olbaltumvielas ir būtiskas embriju attīstībai un izdzīvošanai.**[1358]. N-RAS (UNR) saglabā embriju cilmes šūnu pluripotences stāvokli [1359], kas nozīmē, ka šīs šūnas var attīstīties par jebkuriem audiem atkarībā no vajadzības. Olbaltumvielas kalpo kā signāls, kas informē augli par vides stāvokli, kurā tas atrodas, lai tas sagatavotos tikšanai ar to jau pirms dzimšanas.

●**Aukstuma ārstēšana palīdz neirodeģeneratīvām slimībām, jo bloķē neironu apoptozi un iekaisuma attīstību.**[1360] Nepietiekamu jaundzimušā smadzeņu piesātinājumu ar skābekli ārstē, trīs dienas atdzesējot bērna ķermeni 33 °C temperatūrā. [1361] Tas palīdz ierobežot smadzeņu bojājumus un veicināt izdzīvošanu.

●**Aukstums mazina iekaisumu artrīta gadījumā.**[1362] Artrīta pacienti ziņo par ievērojami mazākām sāpēm pēc divu minūšu aukstas dušas katru nedēļu nedēļas garumā. [1363] Turklāt auksts ūdens palīdz mazināt muskuļu sāpes un citus sāpju sindromus. Tomēr aukstuma terapija nav ieteicama neilgi pēc treniņa, jo tā var samazināt hormēzes ieguvumus. Pēc vingrošanas daudz izdevīgāk ir apmeklēt pirti un labi sasildīties, jo karstums pastiprina fiziskās aktivitātes ieguvumus, pagarinot hormēzes reakciju.

●**Drebuļi un zema ķermeņa temperatūra aktivizē brūnos taukaudus, kas labvēlīgi ietekmē mitohondriju darbību, paātrina vielmaiņu un uzlabo termoregulāciju.** [1364] Aukstuma iedarbības rezultātā palielinās vielmaiņas ātrums un enerģijas patēriņš. [1365] Zema temperatūra stimulē lipīdu vielmaiņu, ierosina balto tauku sadedzināšanu un samazina triglicerīdu līmeni. [1366] Drebuļi un termoģenēze bez drebuļiem palielina atvienojošā proteīna 1 (UCP1) vai termogenīna līmeni, kas veicina pielāgošanos stresam, redoksu līdzsvaru un balto tauku pārvēršanu brūnos. [1367]

• Kad cilvēki ar aptaukošanos tika ievietoti aukstā telpā (14,5°C) sešas stundas dienā, pēc desmit dienām viņu vielmaiņas ātrums palielinājās par 14%. [1368] Citā pētījumā liesiem vīriešiem tika lūgts valkāt dzesēšanas vestes 90 minūtes telpā ar 19,5 °C. Jau pēc 30 minūtēm subjekta vielmaiņas ātrums palielinājās par 16,7%, bet tauku sadedzināšanas ātrums palielinājās par 72,6%! [1369]

• UCP1 proteīna ekspresija skeleta muskuļu mitohondrijās palielina dzīves ilgumu dažādām radībām. [1370] Tas, iespējams, ir saistīts ar reaktīvo skābekļa sugu (ROS) veidošanās novēršanu. [1371] Vingrojumi, badošanās un aukstuma un karstuma iedarbība palīdz paaugstināt UCP1 proteīna līmeni.

•**Aukstā temperatūra palielina norepinefrīna vai adrenalīna līmeni, kas veicina koncentrēšanos, modrību un uzlabo garastāvokli.**[1372]. Trīs nedēļas ilga krioterapija var uzlabot garastāvokli un mazināt trauksmi cilvēkiem ar viegliem depresīviem traucējumiem. [1373]

•**Auksts palielina adiponektīna līmeni, proteīnu, kas palīdz uzturēt cukura līmeni asinīs.**[1374] Pakļaušana zemai temperatūrai veicina glikozes uzņemšanu, stimulējot GLUT4 glikozes receptorus, padarot šo terapiju potenciāli izdevīgu 2. tipa cukura diabēta ārstēšanā. [1375] Vienā pētījumā cilvēki ar 2. tipa cukura diabētu pavadīja 2–6 stundas telpā 14,5 °C temperatūrā, kā rezultātā pēc desmit dienām jutība pret insulīnu uzlabojās par 43%. [1376] Īsāk sakot, lai uzlabotu jutību pret insulīnu, jums ir jāizslēdz sildītājs.

•**Peldēšana ziemā samazina urīnskābes koncentrāciju un palielina glutationa līmeni.**[1377] Šie divi komponenti pārstāv visspēcīgākās detoksikācijas un oksidācijas inhibīcijas sistēmas, tomēr īstermiņā ledus peldēšana izraisa oksidatīvo stresu un lipīdu peroksidāciju, bet organisms pielāgojas šiem akūtajiem stresa faktoriem. [1378] Šī iemesla dēļ hormēzes ieguvumi būs nepilnīgi bez atveseļošanās perioda.

•**Pakļaušana aukstai temperatūrai stimulē imūnsistēmu un uzlabo veselību tāpat kā vingrinājumi.**[1379] Veseliem pieaugušajiem ikdienas kontrastdušas 30 dienas samazina darba kavējumus slimības dēļ par 29%. [1380]

Migels un citi 1976. gadā atklāja, ka mušas, kas turētas 21 ° C temperatūrā, dzīvo divas reizes ilgāk. Un 18 °C temperatūrā - trīs reizes ilgāk. [1381] Citiem vārdiem sakot, jo aukstāks ir, jo ilgāks ir paredzamais mūža ilgums. Attiecība starp augsto dzīvildzi palielinās lineāri ar laiku, kas pavadīts 21 °C vai zemākā temperatūrā. Apaļtārpi, apaļtārpi, kas dzīvoja temperatūrā 5 °C zem normas, dzīvoja par 75% ilgāk. [1382]

Jāņem vērā, ka aukstuma ārstēšana izraisa vairākas blakusparādības. Mums tie ir jāņem vērā, jo hormēzes panākumi ir atkarīgi no iedarbības laika un intensitātes.

•**Aukstuma iedarbība pirms treniņa samazina maksimālo elektroenerģijas ražošanu un elites riteņbraucēju veiktspēju.**[1383] Pirms vingrošanas labāk iesildīt muskuļus, lai izvairītos no traumām.

●**Atvēsināšanās tūlīt pēc treniņiem neļauj jums veidot muskuļus un neļauj jums pielāgoties spēka treniņiem.**[1384] Aukstā temperatūra nomāc iekaisumu, kas rodas slodzes laikā, kas patiesībā ir tas, kas muskuļiem ir nepieciešams, lai augtu. Tāpēc uzreiz pēc slodzes nav ieteicams iet aukstās vannās vai stāvēt zem ledus aukstas dušas.

●**Lai gan nav zinātniski pierādīts, ka aukstums tieši nomāc imūnsistēmu, tas var notikt, ja esi saspringta vai fiziski nogurusi.** Ir pierādīts, ka pārmērīga fiziskā slodze īstermiņā samazina imunitāti. [1385] Ja esat izsmēlis visus ķermeņa spēkus, lai pielāgotos, tad, izejot aukstumā, jūs riskējat saslimt. Ja stāvat vējā vai caurvējā, varat saaukstēties.

●**Vīrusi ir stabilāki aukstā un sausā atmosfērā un saglabā dzīvotspēju ilgāk.**[1386] Gripas vīruss ir aktīvāks ziemā, tāpēc slimība tiek uzskatīta par sezonālu. [1387] Cilvēka rinovīruss vairojas ātrāk temperatūrā, kas zemāka par 37 °C. Ja cilvēks pastāvīgi ir auksts un cieš no zemas ķermeņa temperatūras, kā ar pavājinātu vairogdziedzera darbību, tad vīrusiem ir vieglāk izdzīvot viņa iekšienē. Tādējādi ir vēl viens iemesls, kāpēc ir svarīgi uzlabot vielmaiņas procesus un vairogdziedzera darbību. Pat tie, kas dzīvo virs polārā loka, nemitīgi nesēž šausmīgajā aukstumā. Un īsas atvēsināšanās epizodes, piemēram, ledus auksta duša vai peldēšana ziemā, nenodarīs kaitējumu organismam. Ārstēšana ar aukstumu palīdz stiprināt imūnsistēmu, ja ievēro ieteikumus un sāc to atpūsties un veseli.

Augstas un zemas temperatūras iedarbībai ir līdzīga ietekme uz organismu hormēzes ziņā: mazina iekaisumus, labvēlīgi ietekmē sirds un asinsvadu sistēmu un termoregulāciju. Tomēr termiskā apstrāde ir tālu priekšā aukstuma apstrādei, jo ir vairāk zinātnisku pierādījumu par tās priekšrocībām un mazāk blakusparādību. Abas terapijas uzlabo spēju pielāgoties stresam un rada hormēzes efektu. Turklāt vislielāko labumu var sasniegt, apvienojot abas ārstēšanas metodes, taču šī pieeja ir jāturpina pētīt. Iespējams, ka aukstuma iedarbība tūlīt pēc termiskās apstrādes seansa kavē dažus labvēlīgus procesus tāpat kā aukstums kavē muskuļu augšanu pēc treniņa. Bet, no otras puses, ziemas peldēšana kopā ar pirts apmeklējumu paaugstina lizosomu enzīmu aktivitāti, kas ir saistīta ar autofagiju un nefunkcionālo šūnu daļiņu izvadīšanu, taču nav datu, cik labāk ir abas procedūras. šo atsevišķi. [1389] Sasilšana pēc atdzesēšanas ierosina autofagiju, tāpēc ir prātīgāk vispirms piedzīvot aukstuma šoku un pēc tam karstuma šoku. [1390] Aukstā šoka proteīni palielina LC3 proteīna līmeni, kas ir saistīts ar autofagosomām un autofagiju. [1391] Kopumā līdzsvara atrašana starp siltuma terapiju un aukstuma terapiju ir īsts izaicinājums biohakeriem. Mēs uzskatām, ka līdz brīdim, kad tiek atklāti zinātniski pētījumi, vislabāk ir veikt aukstās un karstās terapijas sesijas atsevišķi, lai nodrošinātu, ka jūs saņemat no tiem pilnu labumu. Ja tā padomā, karstums ir tieši pretējs aukstumam, un kā dabiskie antagonisti tie atceļ viens otra hormēzes efektus. Piemēram, ķermeņa atdzesēšana pēc iesildīšanās neļauj organismam iemācīties pielāgoties karstumam, tas ir, adaptācijas process stresam apstājas. Protams, ir patīkami pēc pirts ieiet uzmundrinošā aukstā dušā, taču šajā gadījumā mūsu mērķis nav atvieglot organisma dzīvi, bet gan uz īsu brīdi novest to stresa stāvoklī!

Astotā nodaļa:
Uzturs un imūnsistēmas veselība

Pareiza diēta ir vienkāršākais veids, kā stiprināt imūnsistēmu. Hipokrāts teica: "Lai pārtika ir jūsu zāles un lai jūsu zāles ir jūsu ēdiens." Bez šaubām, mums ir jāsaņem visas vitāli nepieciešamās uzturvielas, taču jāpievērš uzmanība arī ēdamās pārtikas kvalitātei. Pat šķietami veselīga pārtika var negatīvi ietekmēt jūsu veselību, ja to ēdat nepareizā daudzumā un nepareizā laikā.

Protams, svarīga ir arī svara samazināšana, metaboliskā sindroma un aptaukošanās ārstēšana. Pat ja jūs zaudējat svaru tikai nedaudz, jūs jau varat atbrīvoties no daudzām problēmām, ko imūnsistēmai rada aptaukošanās. [1392] Lai novērstu aptaukošanās attīstību, jūs varat ēst visu, ko vēlaties, ja vien saglabājat kaloriju deficītu. Tomēr, lai uzlabotu ķermeņa veselību un ilgstoši saglabātu pūļu rezultātus, jums ir jābūt uzmanīgākam pret uzturvielām, kas atbalsta ķermeņa aizsardzības sistēmas un palīdz cīnīties ar patogēniem.

Ar uzturvielu trūkumu cilvēks kļūst uzņēmīgāks pret dažādām infekcijām un slimībām, jo viņa imūnsistēmas resursi netiek papildināti ar nepieciešamajiem savienojumiem. [1393] Šī iemesla dēļ trešās pasaules valstis biežāk cieš no infekcijas slimību uzliesmojumiem. Diemžēl uzturvērtības trūkumi un neveselīga uztura izvēle tādā pašā veidā vājina rietumnieku imūnsistēmu. [1394, 1395, 1396] Ir pierādīts, ka D vitamīna, cinka, dzelzs un A vitamīna papildināšana novērš pneimoniju un veicina atveseļošanos, īpaši bērniem. [1397] Tāpēc savā uzturā ir jāiekļauj barojoši pārtikas produkti un piemēroti uztura bagātinātāji.

Šajā nodaļā mēs runāsim par to, kuri pārtikas produkti ir vislabākie imūnsistēmas stiprināšanai. Mēs izpētīsim, kuras uzturvielas atbalsta jūsu imūnsistēmu, kuriem pārtikas produktiem jums vajadzētu pievērst uzmanību, no kuriem pārtikas produktiem jums vajadzētu izvairīties un kā uzturs ietekmē jūsu imūnsistēmu. Turklāt mēs jums piedāvāsim dažus padomus un praktiskus gatavošanas norādījumus, kas palīdzēs jums maksimāli izmantot ēdienu.

Uzturvielas, kas nepieciešamas imūnsistēmai

Apskatīsim vitamīnu, minerālvielu un uzturvielu sarakstu, kas palīdz imūnsistēmai darboties optimāli.

●**D vitamīns ir būtisks imūnsistēmai.** D vitamīna deficīts ir saistīts ar paaugstinātu risku saslimt ar infekcijas [1398] un autoimūnām slimībām [1399]. Lielākā daļa ķermeņa šūnu un visas baltās asins šūnas ir aprīkotas ar D vitamīna receptoriem. D vitamīna receptori regulē visu šūnu, tostarp imūno šūnu, būtiskās funkcijas. Precīzāk, D vitamīns kontrolē vairāk nekā 5% proteīnu kodējošā genoma. [1400] D vitamīns darbojas kā imūnsistēmas buferis, tas samazina pro-iekaisuma citokīnu līmeni un palielina pretiekaisuma citokīnu koncentrāciju. [1401] Tas stimulē pretmikrobu peptīdu ekspresiju un uzlabo barjeras funkcijas. [1402]

• **D vitamīnam piemīt baktericīdas īpašības un tas aizsargā pret patogēnām baktērijām un citiem mikroorganismiem**, piemēram, no Koha bacila (M. Tuberculosis), kas izraisa tuberkulozi, gamma interferona stimulācijas dēļ. [1403] Maksas līdzīgu receptoru aktivizēšana uz cilvēka makrofāgiem palielina D vitamīna receptoru ekspresiju un aktivizē vitamīna D-1-hidroksilāzes gēnus, kas stimulē pretmikrobu peptīda katelicidīna sintēzi un iznīcina Mycobacterium tuberculosis. [1404, 1405] Kalcitriols, aktīvā D vitamīna forma, kuras sintēzei nepieciešams magnijs, tieši ierosina pretmikrobu peptīdus dažādās šūnās, piemēram, mieloīdās šūnās, keratinocītos, neitrofilos un bronhu epitēlija šūnās [1406]. Tam ir antibakteriāla iedarbība uz patogēniem mikroorganismiem, piemēram, Pseudomonas aeruginosa, kas izraisa cistisko fibrozi. [1407]

• **Zinātniskais pētījums, kurā piedalījās 19 000 cilvēku ar D vitamīna deficītu, atklāja, ka viņi biežāk cieš no augšējo elpceļu infekcijām.** [1408] Daudzi sistemātiski pārskati par ikdienas D vitamīna papildināšanu liecina, ka tas aizsargā pret elpceļu infekcijām. [1409,1410] 2017. gada metaanalīze atklāja, ka uztura bagātinātājs ar D vitamīnu samazināja elpceļu infekciju attīstības iespējamību cilvēkiem ar 25-hidroksivitamīna D līmeni zem 25 ng/ml par 70%. [1411] Pētījumā ar 11 321 cilvēku D vitamīna papildināšana samazināja akūtu elpceļu infekciju (ARI) risku par 12% gan tiem, kam bija D vitamīna deficīts, gan tiem, kuriem līmenis bija normāls. D3 vitamīns, bet ne D2 vitamīns, efektīvi mazināja nāves gadījumu skaitu no elpceļu slimībām gados vecākiem pacientiem. [1412]

• **D vitamīna trūkums ir saistīts ar biežu saaukstēšanos un gripu.** [1413] Ir pierādīts, ka gripas vīrusa sezonalitāte ir saistīta ar zemu D vitamīna līmeni ziemas mēnešos. [1414] Ja dodat bērniem 1200 SV D vitamīna dienā, viņiem ir mazāka iespēja saslimt ar gripu. [1415] Uztura bagātinātāju ar D vitamīnu profilaktiska uzņemšana novērš gripas attīstību un uzlabo pašsajūtu bērniem ar sekundāru astmu. [1416] Bērniem ar astmu un alerģijām biežāk ir D vitamīna deficīts [1417].

• **ASV eksperti veica pētījumu, kurā pārbaudīja 190 000 pacientu ar SARS-CoV2 vīrusu** no 50 štatiem no 2020. gada marta vidus līdz jūnija vidum. Viņi atklāja saistību starp slimību un 25-hidroksivitamīna D līmeni sistēmiskajā cirkulācijā. SARS-CoV2 bija izplatīts 39 190 pacientiem ar zemu galvenā D vitamīna metabolīta 25(OH)D līmeni (<20 ng/ml), salīdzinot ar 27 870 pacientiem ar atbilstošu līmeni (30–34 ng/ml) un 12 321 pacientu ar D vitamīnu. līmenis pārsniedz 55 ng/ml. [1418]

• **2020. gada aprīļa pētījumā zinātnieki atklāja, ka uztura atbalsts ar D vitamīnu samazina COVID-19 koronavīrusa infekcijas un nāves risku.**[1419] D vitamīns kavē vīrusu replikāciju, samazina pro-iekaisuma citokīnu līmeni un palielina pretiekaisuma citokīnu koncentrāciju. Pētnieki ieteica cilvēkiem ar augstu risku saslimt ar gripas vīrusu vai COVID-19 katru dienu vairākas nedēļas lietot 10 000 SV, lai paaugstinātu 25(OH)D vitamīna koncentrāciju virs 40–60 ng/ml (100–150 nmol/L) un pēc tam turpiniet ar 5000 SV dienā. Stingri sakot, optimālais līmenis ir no 60 līdz 70 ng/ml. Saindēšanās ar D vitamīnu ir reta un parasti notiek ar smagu pārdozēšanu (>10 000 SV) ilgākā laika periodā. [1420]

●**Biopieejamākais D vitamīna avots ir saule.**[1421] D vitamīns patiesībā ir hormons, kas tiek sintezēts, kad āda tiek pakļauta saules gaismai. Katru dienu jums ir jāatrodas saulē pēc iespējas ilgāk, taču pārliecinieties, ka nesaņemat saules apdegumus. Vislabāk ir saņemt saules gaismas devu no rīta, lai līdzsvarotu diennakts ritmu, kas arī spēlē lomu jūsu imūnsistēmā. [1422] Imūnsistēmai ir savs diennakts "pulkstenis", un, kad tas noiet greizi, organisma aizsargspējas tiek novājinātas. [1423]

●**D vitamīna bagātākie pārtikas produkti** – tie ir savvaļas lasis (988 SV uz 100 g) pretstatā 250 SV saimniecībā audzētam lašam [1424], siļķe (1600 SV uz 100 g) [1425], zivju eļļa (450 SV/tējk.), olu dzeltenumi (veikalā pirktas olas). satur 18–39 SV, savukārt brīvās turēšanas olas satur 3–4 reizes lielāku koncentrāciju) [1426] un daži stiprināti pārtikas produkti, piemēram, piens, graudaugi un apelsīnu sula. Sēnes sintezē D2 vitamīnu, nevis D3 vitamīnu. D2 vitamīns paaugstina D vitamīna līmeni asinīs, taču šī iedarbība nav salīdzināma ar D3 vitamīnu. [1427] D vitamīna daudzums konkrētā produktā ir atkarīgs no tā, cik daudz dzīvnieks pavadīja saulē. Tāpēc savvaļas zivīm un brīvi mītošajiem dzīvniekiem ir vairāk D vitamīna.

●**K2 un D vitamīni darbojas sinerģiski un savstarpēji atkarīgi.** D vitamīns regulē kalcija līmeni asinīs, un K vitamīns virza to pareizajā virzienā, tas ir, uz kauliem un zobiem. [1428] Saindēšanās ar D vitamīnu un K vitamīna deficīts ir saistīts ar mīksto audu pārkaļķošanos. [1429,1430] Zems K vitamīna līmenis ir saistīts arī ar sirds un asinsvadu slimību attīstību. [1431] Ir pierādīts, ka K vitamīna papildināšana samazina koronāro artēriju pārkaļķošanos. [1432]

●**K2 vitamīna deficīts ir saistīts ar Covid-19 vissmagākajām sekām.**[1433] Iespējams, tas ir saistīts ar K2 vitamīna spēju samazināt elastīna kalcifikāciju, kas veido kapilāru tīklu ap plaušu alveolām un veicina vienmērīgu gāzu apmaiņu. Šis process ir būtisks pacientiem ar smagu koronavīrusa infekciju. Zems K2 vitamīna līmenis ir saistīts ar augstu proinflammatorisko citokīnu koncentrāciju. [1434] K2 vitamīns darbojas kā kofaktors T šūnu izraisītā iekaisuma reakcijā. [1435]

●**Ieteicamā K2 vitamīna dienas deva ir 90 mikrogrami sievietēm un 120 mikrogrami vīriešiem.** Tomēr atšķirība starp K1 un K2 vitamīnu nav norādīta. K1 vitamīns ir atrodams zaļumos un krustziežu dārzeņos. K1 vitamīna biopieejamību no dārzeņiem var viegli palielināt, kombinējot tos ar veselīgiem taukiem, piemēram, brīvās turēšanas sviestu vai neapstrādātu augstākā labuma olīveļļu. Optimālais K2 vitamīna daudzums dienā ir robežās no 150–200 mkg/dienā, ko var iegūt no orgānu gaļas, raudzētiem pārtikas produktiem, piemēram, skābētiem kāpostiem un natto, olu dzeltenumiem, tumšās gaļas mājputnu gaļas un fermentētiem sieriem.

●**Magnijs ir nepieciešams visiem ķermeņa procesiem, ieskaitot imūnsistēmu.**[1436] Magnija deficīts veicina proinflammatoriskā citokīna TNF-alfa pieaugumu [1437] un samazina CD8+ T limfocītu skaitu [1438]. Magnija deficīts aktivizē makrofāgus, neitrofilus un endotēlija šūnas, kas vēl vairāk pastiprina iekaisumu. [1439] Magnija deficīta gadījumā aizkrūts dziedzeri iznīcina apoptoze un oksidatīvais stress. [1440] Trešajā nodaļā mēs detalizēti apspriedām tēmu par magnija deficītu un tā saistību ar iekaisumu un imūndeficītu.

•**Magnijs ir nepieciešams D vitamīna aktivizēšanai un transportēšanai.**[1441] Magnija deficīts samazina D vitamīna aktīvās formas kalcitriola līmeni un pasliktina epitēlijķermenīšu hormonālo reakciju [1442]. Tas izraisa no magnija atkarīgu rahītu attīstību ar rezistenci pret D vitamīnu [1443]. Secinājums ir tāds, ka, lai optimizētu D vitamīna līmeni organismā, nepieciešams pietiekams magnija daudzums. [1444] Īpašu uzmanību pievērsīsim tam, ka aktīvais D vitamīns ir nepieciešams K vitamīna atkarīgo proteīnu ražošanai un aktivācijai, kas savukārt nav iespējams bez magnija. [1445]

•**Zems magnija līmenis ir saistīts ar paaugstinātu trombozes risku.**[1446, 1447, 1448] Magnijam piemīt antitrombotiska iedarbība, [1449] un šī mikroelementa trūkums provocē trombocītu agregāciju. [1450]*In vivo* magnijs samazina nāves risku no plaušu trombembolijas. [1451] Magnija deficīts pasliktina endotēlija darbību un izraisa endotēlija šūnu oksidatīvus bojājumus. [1452] Papildu magnija papildināšana uzlabo endotēlija darbību. [1453]

•**USDA dati no 1950. līdz 1999. gadam liecina par nepārtrauktu vitamīnu un minerālvielu koncentrācijas samazināšanos 43 izplatītajos augu un dzīvnieku produktos.** No 1975. līdz 1999. gadam vidējais kalcija saturs dārzeņos samazinājās par aptuveni 27%, dzelzs par 37%, A vitamīns par 21%, C vitamīns par 30%. [1454] No 1940. līdz 1991. gadam magnija saturs dārzeņos samazinājās par 24%, augļos par 17%, gaļā par 15%, sierā par 26% [1455]. Apvienotajā Karalistē magnija koncentrācija dārzeņos ir samazinājusies par aptuveni 35%. [1456]

•**Visvieglāk uzsūcas magnija formas ir L-treonāts, citrāts, glicināts, taurāts un aspartāts.** Izvairieties no karbonātiem, sulfātiem, glikonātiem un magnija oksīda, jo tie slikti uzsūcas un parasti tiek izmantoti kā palīgvielas. Ieteicamā magnija deva ir aptuveni 350–420 mg dienā, un 50–75% iedzīvotāju nesaņem pietiekami daudz magnija. [1457] Stress, insulīna rezistence un kafija izraisa magnija zudumu organismā, tāpēc tas jālieto lielās devās, līdz 500 mg dienā.

•**Selēns ir būtisks minerāls, kas ir iesaistīts hormonu ražošanā, nodrošina antioksidantu aizsardzību un uztur redoksu homeostāzi.** (kompensē oksidatīvo stresu). Tas ir arī antioksidanta glutationa peroksidāzes kofaktors, palielinot tā ekspresiju un aktivitāti. [1458] Papildinājums ar 200 mikrogramiem selēna palielināja glutationa peroksidāzes līmeni pacientiem ar hronisku nieru mazspēju. [1459] Mēs uzsveram, ka vairāk nekā 400 mkg/dienā. var izraisīt saindēšanos un sliktu dūšu. Vīrusu infekcijas palielina nepieciešamību pēc selēna, jo palielinās reaktīvo skābekļa sugu ražošana. [1460]

•**Selēna deficīts ir saistīts ar vairāku vīrusu patogenitāti** [1461]. Selēna trūkums pastiprina gripas vīrusa patoloģisko ietekmi. [1462] Ar pietiekamu selēna daudzumu pacientiem ir lielāka iespēja pārdzīvot gripas vīrusa izraisītu pneimoniju. [1463] Jo vairāk selēna mēs uzņemam ar pārtiku, jo labāka ir mūsu aizsardzība pret gripu. [1464] Selēna klātbūtne organismā ir noteicošais faktors gripas vīrusa mutācijām. [1465] Papildinājums ar 200 mikrogramiem selēna astoņas nedēļas palielināja limfocītu citotoksicitāti pret audzēja šūnām par 118% un dabisko killer šūnu aktivitāti par 82,3% cilvēkiem ar selēna deficītu, salīdzinot ar sākotnējo stāvokli. [1466] Labākais dabiskais selēna avots ir raugs. [1467]

•A vitamīns ir taukos šķīstošo savienojumu grupa, kurā ietilpst trīs aktīvās formas: retinols, tīklene un retinolskābe, kā arī neaktīvās formas - karotinoīdi, piemēram, alfa-karotīns, beta-karotīns un beta-kriptoksantīns no augiem. Tie ir nepieciešami harmoniskai fiziskai attīstībai, augšanai un imūnsistēmas funkcionēšanai. [1468] Kopš 1920. gada ir zināms, ka A vitamīnam piemīt pretiekaisuma un pretinfekcijas iedarbība. [1469]

•Retīnskābei ir galvenā loma imūno šūnu darbības regulēšanā, tostarp līdzdalībā interferonu izdalīšanā.[1470] Retīnskābe regulē dendritisko šūnu diferenciāciju [1471], kas ir spēcīgas antigēnu prezentējošas šūnas, kas modulē adaptīvo un iedzimto imunitāti. [1472] Retīnskābe ir ļoti svarīga, lai regulētu toleranci pret baktērijām un pārtikas antigēniem. Retīnskābe arī nomāc imūnglobulīna E aktivitāti, kas mazina autoimūnas un alerģiskas reakcijas. [1473]

•Imūnajiem orgāniem, piemēram, aizkrūts dziedzerim, ir nepieciešams A vitamīns, lai ražotu timocītus. [1474] Pelēm A vitamīna deficīts pasliktina antivielu ražošanas reakciju. [1475] Ar zemu A vitamīna koncentrāciju grauzēji nespēj izveidot pilnvērtīgu imūnreakciju pret vīrusiem, baktērijām un citiem antigēniem. [1476, 1477] Pētījumi ir saistījuši A vitamīna deficītu ar paaugstinātu cilvēku uzņēmību pret infekcijām. [1478]

•A vitamīns palīdz veidot endotēlija audus un gļotādas, kas kalpo kā pirmā aizsardzības līnija pret patogēniem. [1479] Turklāt A vitamīns atrodas elpceļu un zarnu gļotādās un uzlabo šo audu antigēno imunitāti. [1480] Retīnskābe kontrolē signālus no iedzimtām limfoīdām šūnām, kas atrodas uz zarnu gļotādas virsmas, kur tā atbalsta imunitāti un uzrauga barjeras funkciju. [1481]

•2017. gada pētījums atklāja, ka A vitamīna deficīts ir atkarīgs no devas, kas saistīts ar tuberkulozi. [1482] Saskaņā ar epidemioloģiskiem datiem veselu cilvēku serumā ir vairāk A vitamīna nekā pacientiem ar tuberkulozi vai HIV. [1483, 1484]*In vitro* Retīnskābe kopā ar D3 vitamīnu kavē Koha tuberkulozes bacillus M vairošanos un novērš tās izdzīvošanu. [1485] A vitamīna papildināšana samazināja tuberkulozes biežumu HIV inficētiem pacientiem Botsvānā. [1486] A vitamīna deficīta kompensēšana samazina iespējamu malārijas un masalu izraisītas nāves risku. [1487]

•A vitamīnam ir terapeitiska iedarbība uz bērniem ar elpceļu slimībām, piemēram, pneimoniju un masalām. [1488] A vitamīns samazina mirstību, saslimstību un redzes problēmas bērniem vecumā no 6 mēnešiem līdz 5 gadiem. [1489]

•Pat Pasaules Veselības organizācija iesaka bērniem no mazāk attīstītām valstīm šajā vecuma grupā dot A vitamīna piedevas, lai izvairītos no A vitamīna deficīta un palielinātas mirstības.

[1490] Ieteicamā A vitamīna deva bērniem ir 1665 SV/dienā. [1491] Infekciju laikā cilvēks zaudē A vitamīnu, kas izdalās ar urīnu. [1492]

•**D vitamīna deficīts kopā ar palielinātu A vitamīna uzņemšanu var izraisīt endogēno retinoīdu uzkrāšanos, kas izraisa vīrusu aktivāciju un palielina uzņēmību pret jauniem gripas celmiem.** [1493] Lai gan fizioloģiski normāls retinoīdu daudzums kombinācijā ar D vitamīnu palīdz aizkavēt gripas vīrusa patoģenēzi, ja D un A vitamīnu attiecība nav apmierinoša, slimība tikai pasliktinās. A vitamīna piedevu lietošana atsevišķi var palielināt elpceļu infekciju sastopamību, un lielās devās A vitamīns var izraisīt gripai raksturīgus simptomus. [1494] Tā kā retinoīdi regulē šūnu augšanu, tie ietekmē arī vīrusu replikāciju. [1495]

•**Galvenās A vitamīna priekšrocības ir atrodamas tā aktīvajās formās, tas ir, retinolā, tīklenē un retinolskābē.** Šos savienojumus var atrast tikai dzīvnieku izcelsmes pārtikā. Lai gan A vitamīnu beta-karotīna veidā var pārvērst aktīvajā formā, tā uzsūkšanās ir atkarīga no citām taukos šķīstošām uzturvielām, un pārveide ne vienmēr ir adekvāta. [1496] Šī iemesla dēļ stingras zema tauku satura "burkānu" diētas nenodrošina organismu ar nepieciešamo, aktīvo A vitamīna formu.

•**Lielas A vitamīna devas, piemēram, 12 000 mikrogrami, var izraisīt saindēšanos, miegainību un komu.** Šo stāvokli sauc par hipervitaminozi A. A vitamīna pārpalikums grūtniecības laikā var izraisīt augļa iedzimtus defektus. [1497] Ieteicamā retinola dienas deva ir attiecīgi 700–900 mikrogrami vīriešiem un sievietēm. Tomēr ar to nepietiek, un labāk katru dienu uzņemt 5000 mikrogramus no veseliem pārtikas produktiem. Labākie A vitamīna avoti ir aknas, mencu aknu eļļa, olu dzeltenumi un lasis. Ja jūs ēdat gaļu, orgānu gaļu un olas, jums nav nepieciešams papildus uzņemt A vitamīnu.

•**Taukos šķīstošie vitamīni, piemēram, D un A, palīdz viens otram.** A vitamīns samazina D vitamīna toksicitāti un otrādi. [1498] D vitamīna piedevu lietošana ievērojami palielina A vitamīna toksiskās devas. [1499] Tāpēc D vitamīna deficīts var izraisīt A vitamīna toksicitāti. Lai nekaitētu sev ar A vitamīnu, pārliecinieties, ka jūsu D vitamīna līmenis ir pietiekami augsts.

•**C vitamīns ir antioksidants, ko ražo daudzi dzīvnieki, īpaši stresa laikā.**[1500, 1501] Cilvēki ir zaudējuši spēju sintezēt C vitamīnu, tāpēc mums tas ir jāsaņem ar pārtiku. Ir pierādīts, ka C vitamīns palielina glutationa līmeni. [1502] Tas apstrādā oksidēto E vitamīnu, [1503] nodrošina šūnu membrānu aizsardzību pret lipīdu peroksidāciju. Tas ir nepieciešams kolagēna sintēzei, un kolagēns ir vairuma iekšējo orgānu, tostarp plaušu un endotēlija, celtniecības materiāls. [1504]

•**Sistemātiski pārskatot 23 klīniskos pētījumus, kuros piedalījās 6000 bērnu, atklājās, ka 1–2 grami C vitamīna dienā samazina saaukstēšanās ilgumu un smagumu par 13–26%.** Pieaugušajiem 1–4,1 g C vitamīna dienā samazina saaukstēšanās ilgumu un smagumu par 6,9–20%. Pētījumā ar militārpersonām tika atklāts, ka 1–2 grami C vitamīna dienā samazina saaukstēšanās simptomu ilgumu par 69%. [1505]

•Gados vecākiem cilvēkiem ar akūtām elpceļu infekcijām 200 mg C vitamīna dienā palīdzēja ātrāk atveseļoties un samazināja mirstības līmeni. [1506] Daudzi ārsti intravenozas C vitamīna injekcijas uzskata par iespējamu Covid-19 ārstēšanas līdzekli. Tomēr šī metode nav iekļauta aprūpes standartā. [1507] Orgānu mazspējas un sepses gadījumā intravenozais C vitamīns neuzlabo orgānu darbību vai iekaisuma marķierus, bet samazina mirstību. [1508]

•Sportistiem, kuri regulāri lieto C vitamīnu, ir uz pusi lielāka iespēja saslimt ar saaukstēšanos nekā sportistiem, kuri nelieto C vitamīnu. [1509] Papildinājums ar C vitamīnu 600 mg devā dienā pēc ultramaratona skriešanas samazina augšējo elpceļu infekciju risku par vairāk nekā 50%. [1510]

•2020. gada metaanalīze, kas publicēta Intensīvās terapijas žurnālā, atklāja, ka 1 līdz 6 grami C vitamīna intravenozi samazināja pacientu ventilācijas ilgumu intensīvās terapijas nodaļā par 25%. [1511] Stress pakļautām pelēm tika dots C vitamīns, un tas palīdzēja novērst pneimoniju pēc inficēšanās ar H1N1 vīrusu. [1512]

• C vitamīns palīdz regulēt autoimūnas reakcijas. Tas kontrolē histamīna līmeni un noārda lieko histamīnu. [1513] Histamīns ir organisks savienojums, kas piedalās imūnprocesos, īpaši iekaisuma, alerģisku izpausmju un niezes gadījumā. [1514] Ja histamīna kļūst par daudz, tas var izraisīt autoimūnas reakcijas un paaugstinātu jutību. [1515] Zinātnieki ir atklājuši, ka 2 g C vitamīna samazina histamīna līmeni par 38%. [1516]

•B vitamīni ir vissvarīgākie ūdenī šķīstošie vitamīni, kas organismam pastāvīgi nepieciešami. Viņi ir iesaistīti iedzimtajās un adaptīvās imūnās reakcijās. [1517] Turklāt tie atbalsta nervu sistēmas darbību, veicina enerģijas ražošanas un metilēšanas procesu. Ir pierādīts, ka B vitamīni samazina pro-iekaisuma citokīnu daudzumu, uzlabo ārējās elpošanas funkciju, saglabā endotēlija integritāti un novērš hiperkoagulācijas attīstību. [1518, 1519] B vitamīna deficīts var izraisīt paaugstinātu jutību. [1520] Pateicoties adaptogēnajām īpašībām, B vitamīni palīdz tikt galā ar stresu. [1521]

•B1 vitamīns jeb tiamīns pietiekamā koncentrācijā samazina risku saslimt ar sirds un asinsvadu slimībām, nieru slimībām, garīgiem traucējumiem un neirodeģenerāciju. [1522] Lielu tiamīna devu terapija uzlabo agrīnu diabētisko nefropātiju. [1523] Žurkām tiamīna trūkums vājina imūnsistēmu. [1524] Tiamīna deficīts izraisa iekaisumu un kavē humorālo imūnreakciju – antivielu veidošanos.

•B2 vitamīns jeb riboflavīns ir būtiska uzturviela, kas nodrošina gļotādu, ādas, acu un nervu sistēmas integritāti. [1525] Riboflavīna deficīts ir saistīts ar depresiju. [1526] Ir pierādīts, ka riboflavīna papildināšana palīdz samazināt neiroloģisko invaliditāti multiplās sklerozes gadījumā. [1527] Ultravioletais starojums kombinācijā ar riboflavīnu bojā vīrusu, baktēriju un citu patogēnu RNS un DNS, neļaujot tiem vairoties. [1528] Riboflavīna kombinācija ar ultravioleto starojumu samazina SARS-CoV2 vīrusa koncentrāciju cilvēka plazmā. [1529] Riboflavīns inhibē arī HMGB1, kas, iespējams, izraisa citokīnu vētru. [1530] Visvērtīgākie riboflavīna avoti ir orgānu gaļa, olas, zivis un daži dārzeņi (lai gan augu pārtikā ir tikai prekursori). [1531]

•B3 vitamīns jeb niacīns (nikotīnskābe) ir nikotīnamīda adenīna dinukleotīda (NAD) prekursors, kas ir daudzu fizioloģisko procesu, tostarp imūnsistēmas un redoksa, koenzīms. NAD lieto infekcijas agrīnās stadijās, lai nomāktu iekaisumu un samazinātu proinflammatorisko citokīnu līmeni. [1532, 1533, 1534] Niacīns uzlabo dislipidēmiju un samazina sirds un asinsvadu slimību sekas, īpaši, ja pacients vēl nelieto statīnu. [1535] Lielākā daļa B3 vitamīna ir atrodami tādos pārtikas produktos kā alus raugs, sarkanā gaļa, zivis un kafija. [1536] Ieteicamā niacīna dienas deva ir 16 mg dienā. vīriešiem un 14 mg/dienā. sievietēm. Ja katru dienu lietojat trīs vai vairāk gramus, pārdozēšana var izraisīt insulīna rezistenci. [1537]

•B5 vitamīns jeb pantotēnskābe galvenokārt ir iesaistīts enerģijas metabolismā un lipīdu homeostāzē.[1538] Deguna aerosoli ar pantotēnskābes analogiem palīdz mazināt deguna nosprostojumu un mazina alerģiju un iekaisumu. [1539] B5 vitamīns ir daudz atrodams aknās un citu orgānu gaļā. 100 g liellopu aknu nodrošina 163% no ieteicamās B2 vitamīna dienas vērtības un 1122% no B12 vitamīna dienas devas. [1540]

•B6 vitamīns, neaktīvā forma - piridoksīns (atrodams augos) un aktīvā forma - piridoksāla 5-fosfāts (atrodams dzīvnieku izcelsmes produktos). Tas ir iesaistīts miega, garastāvokļa un iekaisuma pārvaldībā. Cilvēki, kuriem ir nosliece uz depresiju un trauksmi, cieš no zema B6 vitamīna līmeņa. [1541] Zems B6 vitamīna līmenis ir saistīts ar tādām iekaisuma slimībām kā iekaisīga zarnu slimība (IBD), diabēts un sirds un asinsvadu slimības. [1542,1543, 1544] Koronavīrusa infekcijas COVID-19 gadījumā papildu piridoksāla 5-fosfāta uzņemšana samazina pro-iekaisuma citokīnu aktivitāti un apkaro hiperkoagulāciju. [1545] Infekcijas slimību un iekaisuma procesu laikā piridoksāla 5-fosfāts tiek sadalīts, un zems šī vitāli svarīgā vitamīna līmenis traucē normālu imūnsistēmas darbību, pastiprina citokīnu sintēzi, izraisa renīna izdalīšanos un trombocītu agregāciju. , samazina 1. tipa interferona sintēzi, kā arī kavē limfocītu kustību un izjauc endotēlija integritāti. [1546] Pētījumi ar dzīvniekiem liecina, ka B6 vitamīna papildināšana saīsina vīrusu izraisītas pneimonijas ilgumu un samazina tās smagumu. Šīs parādības iespējamais iemesls ir tas, ka vitamīni B6, B2 un B9 paaugstina pretiekaisuma IL-10 līmeni. [1547] B6 vitamīna aktīvā forma ir nepieciešama arī diamīnoksidāzes (DAO) – enzīma, kas noārda histamīnu, darbībai. [1548]

•B9 vitamīns jeb folijskābe vai folacīns ir ļoti svarīgs metilēšanai, DNS un proteīnu sintēzei. No imūnsistēmas viedokļa metilēšana ir nepieciešama, lai atbalstītu imūno šūnu, piemēram, T limfocītu, darbību un imūnās atbildes aktivizēšanu. [1549] Nepareiza metilēšana ir saistīta ar autoimūnu slimību attīstību. [1550] Folicīns, ko sauc arī par 5-metiltetrahidrofolātu, palielina metildonora SAMe (S-adenozilmetionīna) koncentrāciju. Nepietiekama vai traucēta metilēšana palielina homocisteīna līmeni, kas korelē ar sirds un asinsvadu slimību attīstību. [1551] Citas uzturvielas, kas atbalsta metilēšanu, ir aminoskābe metionīns, vitamīni B12 un B6, glicīns, betaīns vai trimetilglicīns, kreatīns, holīns, N-acetilcisteīns un sēra bagāti pārtikas produkti, piemēram, krustziežu dārzeņi. [1552]

- Mutācijas MTHFR gēnā izraisa kļūdas homocisteīna regulēšanā un metilēšanā. MTHFR ir gēns, kas palīdz veidot metilgrupas ar folijskābi un pārvērst homocisteīnu metionīnā. Mums katram ir 2 MTHFR gēni no abiem vecākiem. Ja izrādās, ka kādam no MTHFR gēniem ir mutācija, jūs uzskatāt par "heterozigotu". Un, ja abi gēni ir mutēti, tie tiek klasificēti kā "homozigoti". Viena mutācija nav medicīniska nozīme, un ar divām mutācijām ne visiem attīstās hiperhomocisteinēmija. Cilvēkiem ar MTHFR mutācijām, īpaši MTHFR 677 TT genotipu, ieteicams katru dienu lietot 1,6 mg riboflavīna (B2 vitamīna). [1553, 1554]

●**B12 vitamīns jeb kobalamīns ir būtisks šūnu augšanai, nervu sistēmas darbībai un mielīna sintēzei.** Zems B12 vitamīna līmenis palielina homocisteīna līmeni un palielina iekaisumu un oksidatīvo stresu. [1555] B12 vitamīna deficīts var izraisīt kuņģa-zarnu trakta, elpošanas sistēmas un centrālās nervu sistēmas problēmas. [1556] B12 vitamīnu praktiski nav iespējams iegūt ar augu pārtiku (vienīgais zināmais izņēmums ir nori jūraszāles), tāpēc vegānu uzturā šī vitamīna parasti trūkst. [1557] Ir pierādīts, ka B12 vitamīna deficīts izraisa nervu bojājumus un neiropātijas. [1558] Metilkobalamīnu saturošas zāles teorētiski var izmantot kā potenciālu stratēģiju iekšējo orgānu aizsardzībai no Covid-19 izraisītiem bojājumiem. [1559] Singapūrā pacientiem ar COVID-19 tika ievadīti 500 mikrogrami B12 vitamīna, 1000 SV D vitamīna un magnija, kā rezultātā viņiem bija mazāka iespēja iegūt smagus simptomus un viņiem bija nepieciešama mazāk intensīva aprūpe. [1560]

●**Cinks un varš.** Cilvēkam cinks ir nepieciešams, lai nodrošinātu vairāk nekā 300 enzīmu un vairāk nekā 1000 transkripcijas faktoru (olbaltumvielu, kas regulē gēnu darbību) darbību, tostarp atbalstītu imūnsistēmu. [1561] Enzīmu reakcijās tas darbojas kā katalizators un uzlabo to darbību. [1562] Cinku nevajadzētu patērēt vairāk par 100 mg dienā, jo lielas devas, vismaz ilgtermiņā, izraisa sliktu dūšu, vemšanu un vājina imūnsistēmu. Austeres ir bagātākais cinka avots, kas satur 74 mg cinka uz 100 g produkta. Tas ir atrodams arī liellopu gaļā, mājputnu gaļā un dažos riekstos.

●**Cinkam ir būtiska nozīme kā proteīnu un šūnu membrānu strukturālai sastāvdaļai, kas novērš oksidatīvo stresu.** [1563] Cinks ir nepieciešams hormonu ražošanai un imūnsistēmas stiprināšanai. Zems cinka līmenis rada problēmas kuņģa-zarnu traktā un palielina pneimonijas attīstības risku. [1564] Tomēr pārmērīgs papildu cinka patēriņš izraisa saindēšanos un sāpes vēderā. [1565]

●**Pastilas ar cinka acetātu un cinka glikonātu novērš saaukstēšanās vīrusu piekeršanos šūnām un saīsina gripas ilgumu.** Ņemiet vērā, ka pastilas palīdz tikai infekcijas slimības sākuma stadijā. Optimālā deva pieaugušajam, saskaņā ar klīniskajiem pētījumiem, ir aptuveni 80–200 mg/dienā, kas jāsadala vairākās devās. Starp devām jānogaida 2 līdz 3 stundas, un vislabākos rezultātus var sasniegt, ja sākat lietot cinku pirmajās 24 stundās pēc simptomu parādīšanās. [1566] Pētījumi ar bērniem liecina, ka regulāra cinka uzņemšana palīdz novērst gripu. [1567] Ir pierādīts, ka cinks kavē tādu vīrusu kā SARS un arteriovīrusu replikāciju. [1568] Nelietojiet vairāk par 200 mg cinka dienā ilgāk par divām nedēļām un vienmēr papildiniet cinku ar varu. Izvairieties no cinka deguna aerosolu lietošanas, jo tie var īslaicīgi liegt jūsu ožas sajūtu.

•Cinks/varš — parastā attiecība vidusmēra cilvēkam ir 15-20 mg/1 mg cinka/vara vai (30-40 mg/2 mg vara), un vecākiem pieaugušajiem parasti tiek dota 40-80 mg cinka ar 1-2 mg. attiecīgi varš. ARED pētījumā konstatēts, ka 40 mg/1 mg cinka/vara divas reizes dienā samazināja mirstību par 27%. Šie procenti veidoja nāves gadījumus no elpceļu slimībām. [1569] Varš kā kofaktors ir nepieciešams liziloksidāzei, kas savieno kolagēnu ar elastīnu, piešķirot tam stiepes izturību. [1570] Varš ir nepieciešams kolagēna un elastīna sintēzei, [1571] bez kura nav iespējama normāla plaušu darbība.

•E vitamīns – Ieteicamā alfa-tokoferola dienas deva ir 15 mg, un augšējā robeža ir 1000 mg. Taukos šķīstošais E vitamīns ir spēcīgs antioksidants. Tehniski tas sastāv no E vitamīna klases, ko sauc par tokotrienoliem un tokoferoliem. E vitamīna deficīts ir reti sastopams, jo tas ir atrodams dārzeņos, zivīs, ar zāli barotos dzīvnieku taukos un riekstos. Tā papildināšanai E vitamīna piedevu vietā labāk izmantot dabīgu, veselu pārtiku.

Ieteicamā dienas devas tabula visiem nepieciešamajiem vitamīniem un minerālvielām

Ir dažādi veidi, kā papildināt organismam svarīgu uzturvielu trūkumu, taču mēs iesakām tos iegūt tikai ar veselu pārtiku, kad vien iespējams. Ja produkts tiek pārdots rūpnīcas iepakojumā, tad pastāv liela iespēja, ka tas ir iepriekš apstrādāts un/vai pildīts ar mākslīgām sastāvdaļām. Protams, pārtikas pārstrādē nav nekā briesmīga, turklāt apstrāde ir izdevīga, jo ļauj iegūt, piemēram, olīveļļu un fermentētos sierus. Taču fakts ir tāds, ka lielākā daļa pārstrādāto pārtikas produktu tiek rafinēti un aromatizēti ar cukuru, augu eļļām, transtaukskābēm un citām nevēlamām sastāvdaļām.

Pārtikas produkti, kas stiprina imūnsistēmu

Apskatīsim to pārtikas produktu un savienojumu sarakstu, kas padara imūnsistēmu stiprāku un izturīgāku:

●**L-glutamīns** ir dominējošā aminoskābe cilvēka organismā. [1572] Mēs to iegūstam ar dzīvnieku olbaltumvielu pārtiku, piemēram, gaļu, olām, zivīm, mājputnu gaļu, taču tas ir atrodams arī pākšaugos, lēcās un dārzeņos. Mēs varam sintezēt glutamīnu, tāpēc tā ir viena no neaizvietojamajām aminoskābēm. Taču nepieciešamība pēc glutamīna palielinās stresa, fizisko aktivitāšu un dažādu traucējumu un slimību laikā. [1573]

●**Glutamīnu izmanto aktivizētās imūnās šūnas.** [1574] Tas atbalsta limfocītu proliferāciju un palīdz limfocītiem un makrofāgiem ražot citokīnus. [1575] Glutamīns palīdz arī cilvēkiem ar pārtikas jutīgumu, stabilizējot iekaisušās zarnu sienas. [1576] Zarnu šūnas ir galvenie glutamīna patērētāji. Līdz ar to tas aizsargā pret palielinātu zarnu caurlaidību un dziedē esošos bojājumus, kas nozīmē, ka stiprina imūnsistēmu. [1577] Optimāla glutamīna daudzuma patēriņš ar pārtiku vai uztura bagātinātājiem nodrošina aizsardzību zarnu epitēlija šūnu ciešajiem savienojumiem, tādējādi samazinot zarnu caurlaidību. [1578]

●**Sēru bagāti pārtikas produkti.** Sērs ir nepieciešams glutationa sintēzei. [1579] Sēru var iegūt no divām aminoskābēm: metionīna un cisteīna. Jūs varat palielināt savu glutationa līmeni, ēdot ar sēru bagātu pārtiku, piemēram, olas, liellopu gaļu un tumšus lapu zaļumus. [1580] Krustziežu dārzeņos, piemēram, brokoļos un ziedkāpostos, ir arī sērs, kas paaugstina glutationa līmeni. [1581, 1582] Turklāt brokoļi un krustziežu dārzeņi paaugstina glutationa līmeni, aktivizējot Nrf2 ceļu caur sulforafāna ražošanu. [1583] Piena produktos, graudaugos un graudos ir maz glutationa, augļos un dārzeņos ir mērena koncentrācija, un svaiga, brīvi audzēta gaļa ir labākie glutationa avoti. [1584]

●**Kolagēns** ir galvenais saistaudu, ādas, saišu, kaulu un skrimšļu būvmateriāls. Tas veido 25–35% no kopējā olbaltumvielu daudzuma organismā. Kolagēns ir būtisks ādas elastībai, brūču dzīšanai, audu atjaunošanai un sastatnēm. [1586, 1587] Kolagēns sastāv no dažādām aminoskābēm, piemēram, glicīna, prolīna, alanīna, arginīna un citām, veidojot trīskāršu spirāli. Glicīns veido gandrīz 1/3 no kolagēna, un prolīns veido apmēram 17%. [1588]

●**Kolagēnu saturošie C tipa lektīni (kolektīni) atrodas aknās, plaušās, placentā un nierēs.** Tie nodrošina saimnieka aizsardzību pret gripas vīrusu un novērš sekundāras infekcijas attīstību. [1589] Kolektīni ir būtiska plaušu imūnsistēmas sastāvdaļa. [1590] Tie likvidē patogēnus, izmantojot komplementa sistēmu. [1591]

●**Vistas stilbiņi, cīpslas, saites, skrimšļi un atslēgas kauli satur kolagēnu.** [1592] Tie satur mazāk metionīna, kas galvenokārt ir koncentrēts muskuļu gaļā, un lielu daudzumu glicīna. Tas neļauj pārāk daudz paaugstināties homocisteīna līmenim un novērst iekaisuma attīstību. Metionīna ierobežojums ir saistīts ar pagarinātu dzīves ilgumu samazinātas IGF-1 un mTOR signālu dēļ. [1593,

1594] Tomēr, kā atklājuši zinātnieki, papildu zāļu lietošana ar glicīnu arī pagarina paredzamo dzīves ilgumu, tāpat kā metionīna ierobežošana. [1595] Tāpēc daudz veselīgāk ir ēst vairāk saišu un cīpslu nekā muskuļu gaļu. Lai gan kaulu buljons ir labi zināms kolagēna avots, tas nesatur pietiekami daudz kolagēna prekursoru, lai konkurētu ar uztura bagātinātāju stiprumu. [1596] Tomēr buljonu un zupu pagatavošana ar kauliem ir lielisks veids, kā ēdienu likt lietā, nevis izmest, kā arī līdzsvarot metionīna un glicīna attiecību.

•**Citi pārtikas produkti, kas veicina kolagēna ražošanu, ir zivis, āda, vistas āda, olas un olbaltumvielas kopumā.** [1597, 1598] C vitamīns ir nepieciešams arī kolagēna sintēzei un pārstrādei [1599] Šī iemesla dēļ dārzeņi, ogas un augļi ir nepieciešami, lai saglabātu veselīgu ādu un kaulus.

•**Laktoferīns** ir globulārs glikoproteīns, kas atrodams pienā, siekalās un asarās. Visvairāk tas ir atrodams sieviešu jaunpienā, kas pazīstams arī kā pirmais piens, cilvēka mātes piens un govs piens. [1600] Daudzu pētījumu rezultāti pierāda, ka laktoferīnam piemīt pretvīrusu īpašības un tas aizsargā pret infekcijas slimību patogēniem. [1601, 1602] Laktoferīns kavē vīrusu spēju pievienoties šūnām, traucē replikāciju un uzlabo imūnsistēmas funkcijas. [1603] No laktoferīna iegūtie peptīdi tiek aktīvi pētīti kā iespējamie terapeitiskie gripas vīrusu infekciju inhibitori. [1604] Turklāt ir pierādīts, ka hidrolizēts sūkalu proteīns, kas satur laktoferīnu un daudzus citus bioaktīvus peptīdus, izraisa makrofāgu aktivitāti un aktivizē pretiekaisuma ceļus. [1605] Sūkalu proteīnā ir daudz cisteīna, kas palīdz paaugstināt glutationa līmeni. Raudzētie piena produkti, piemēram, kefīrs un siers, aizsargā pret elpceļu infekcijām bērniem un pieaugušajiem, [1606] pateicoties baktērijām Lactobacillus GG.

•**Augļi un dārzeņi.** Regulāra augļu un dārzeņu lietošana labvēlīgi ietekmē imūnsistēmu. Ēdot daudz dārzeņu un augļu, var samazināties pro-iekaisuma mediatoru līmenis un palielināties imūno šūnu skaits. [1607] Piemēram, 2012. gada pētījumā pētnieki atklāja, ka palielināts augļu un dārzeņu patēriņš uzlaboja humorālo imūnreakciju — antivielu veidošanos — pret vakcīnu, kas vecāka gadagājuma cilvēkus aizsargā pret streptokoku pneimoniju. [1608] Tomēr nav skaidrs, vai šie ieguvumi būtu pieejami tiem, kas ēd kopumā veselīgu uzturu (t.i., nevis standarta amerikāņu diētu) un ēd kvalitatīvu, brīvi audzētu pārtiku.

•**Plūškoks un tumšās ogas.** Ogu tumšais pigments satur polifenolus un antioksidantus, kas stiprina imūnsistēmu, modulējot zarnu mikrobiotu. [1609] Avenes, zemenes, mellenes, kazenes, ķirši un dzērvenes ir veselīgas ogas, kurās ir maz cukura. Vienā pētījumā, kurā piedalījās 60 brīvprātīgie, subjektiem 48 stundas pēc A un B gripas simptomu parādīšanās tika ievadīts 15 ml plūškoka ekstrakta 4 reizes dienā. Rezultātā slimības simptomi pazuda vidēji četras dienas agrāk. [1610] Ir pierādīts, ka plūškoks samazina gripas simptomu smagumu. [1611] Randomizētu kontrolētu pētījumu metaanalīze atklāja, ka plūškoka piedevas efektīvi saīsina saaukstēšanās un gripas ilgumu. [1612]

•**Probiotikas un probiotiskie pārtikas produkti.** Ir pierādīts, ka tādas baktērijas kā laktobacilli un bifidobaktērijas uzlabo zarnu veselību un stiprina imūnsistēmu. [1613] Tos var iegūt kopā ar raudzētiem pārtikas produktiem, šim nolūkam jāpievērš uzmanība, piemēram, skābētiem kāpostiem, kimči, kefīram un raudzētiem piena produktiem. [1614] Raudzētu pārtikas produktu trūkums uzturā pasliktina iedzimto imūnreakciju. [1615] Akkermansia baktērijas aizsargā pret aptaukošanos un 2. tipa diabētu. [1616] Tie ir atrodami pārtikas produktos, kas bagāti ar polifenoliem.

•**2017. gada sistemātiskā pārskatā un randomizēto kontrolēto pētījumu metaanalīzē atklājās, ka probiotikas un prebiotikas uzlabo gripas vakcīnu efektivitāti.**[1617] Eksperimentālie pētījumi liecina, ka probiotikām ir pretvīrusu iedarbība tieši saskaroties ar vīrusu vai stimulējot imūnsistēmu. [1618]

•**Papildu uztura bagātinātāju uzņemšana ar probiotikām stiprina imūnsistēmu gados vecākiem cilvēkiem.**[1619] Gados vecāki pieaugušie labi reaģē uz ilgstošu perorālu probiotisko maisījumu, kas satur Lactobacillus plantarum, Lactobacillus rhamnosus un Bifidobacterium lactis, lietošanu. Tie uzlabo sekrēcijas imunitāti un palielina IgA antivielu līmeni. [1620] Citā pētījumā tika pierādīts, ka Bacillus subtilis probiotiskais celms stimulē IgA gados vecākiem pieaugušajiem, samazinot elpceļu infekciju sastopamību par 45%. [1621] Lactobacillus plantarum cilvēkiem uzlabo gļotādas un sistēmisko imunitāti un novērš NPL (piemēram, ibuprofēna) izraisītu T regulējošo šūnu samazināšanos. [1622]

•**Prebiotikas nodrošina barību baktērijām mūsu zarnās.** Tie uzlabo zarnu gļotādas integritāti un mazina iekaisumu. [1623] Rezistenta ciete, kas tiek uzskatīta arī par prebiotiku, uzlabo glikozes kontroli un insulīna jutību, kas tiek uzskatīti par riska faktoriem vīrusu infekciju sliktākajā gadījumā. [1624] Ēdienu, piemēram, kartupeļu un rīsu, gatavošanas un pēc tam atdzesēšanas process palīdz iegūt izturīgu cieti. Prebiotisko pārtikas produktu sarakstā ir sparģeļi, puravi, sīpoli, zaļie banāni, artišoki, pienenes zaļumi un ķiploki, kas labvēlīgi ietekmē imūnsistēmu. [1625, 1626]

•**Sīpolu dzimtas dārzeņi,** piemēram, sīpoli, puravi un šalotes, stimulē glutationa ražošanu. [1627] Ķiploki ir dabiska antibiotika un pretmikrobu līdzeklis, kas tieši iznīcina vīrusus. [1628, 1629, 1630] Lai aktivizētu ķiploku galveno labvēlīgo sastāvdaļu alicīnu, tas ir jāsasmalcina un jāpasniedz nedaudz silts, jo pārmērīgs karstums iznīcina nepieciešamos savienojumus. Jūs varat arī lietot alicīna piedevas katru dienu. Novecojuši ķiploki ir arī ārkārtīgi efektīvs imūnmodulators, kas nedaudz atšķiras pēc sastāva. [1631]

•**Melnie ķiploki tiek iegūti, raudzējot svaigus ķiplokus, kas uzlabo tā bioaktīvās īpašības.** Tas satur vairāk antioksidantu savienojumu nekā svaigi ķiploki. Ir pierādīts, ka uztura bagātinātājiem ar melnā ķiploka ekstraktu ir spēcīga imūnmodulējoša iedarbība. [1632] Melnais ķiploks inhibē TNF-alfa, IL-6 un interleikīnu-1β (IL1β) un novērš peļu nāvi no LPS inficētām infekcijām. [1633]

•**Garšaugi un garšvielas.** Oregano un oregano ēteriskajai eļļai ir efektīva pretsēnīšu un antibakteriāla iedarbība. [1634] Līdzīgas īpašības ir arī citiem augiem, piemēram, timiānam, rozmarīnam, krustnagliņām, citronu balzamam un Pithecolobium kaķu nagam. [1635] Garšvielas, piemēram, kajēnas pipari, čili pipari (satur kapsaicīnu) un melnie pipari arī var tieši iznīcināt patogēnus. [1636, 1637] Pievienojiet ēdienreizēm dažādus garšaugus un garšvielas, lai palielinātu polifenolu un antioksidantu uzņemšanu.

●**Chai.** Zaļā tēja, melna tēja un zāļu tējas satur ārstnieciskas sastāvdaļas, piemēram, polifenoli, kas uzlabo antioksidantu aizsardzību un cīnās ar infekcijām. [1638, 1639, 1640] Zaļās tējas katehīni aizsargā pret vīrusiem un novērš gripas attīstību. [1641]

●**Dabīgais medus un bišu ziedputekšņi** (filmētais materiāls). Medus satur pretmikrobu peptīdus un citas veselīgas sastāvdaļas, kas stiprina imūnsistēmu. [1642] Pētījumi liecina, ka tas kavē tādu patogēnu kā E. coli un Salmonella augšanu. [1643] Dabīgais medus ir labākā veselīgā alternatīva cukuram un sīrupiem. Bišu ziedputekšņi tiek uzskatīti par spēcīgu imūnsistēmas modulatoru, [1644], bet galvenais ir nepārspīlēt. Medus ir labs, lai ārstētu klepu kā augšējo elpceļu infekcijas simptomu. [1645] Uzmanieties dot zīdaiņiem medu, jo tas var izraisīt botulismu. [1646]

Visi šeit uzskaitītie pārtikas produkti lieliski papildina barojošu diētu, kas sastāv no veseliem dzīvnieku un augu izcelsmes pārtikas produktiem. Gaļa, olas un zivis ir bioloģiski visvairāk pieejamie aminoskābju, olbaltumvielu un citu būtisku uzturvielu avoti. Un dārzeņi un citi augi satur vairāk fitoelementu un savienojumu, kuriem ir imūnmodulējoša iedarbība. Lai novērstu jebkādus uzturvērtības trūkumus vai paaugstinātu jutību, jums ir jāpadara pēc iespējas daudzveidīgāks uzturs. Vissvarīgākais ir novērst uztura trūkumus, metaboliskā sindroma attīstību un uzturēt optimālu ķermeņa sastāvu.

Programmas "Imunitātes stiprināšana" uztura piramīda parāda pārtikas produktus siltumslodzes (kaloriju satura) izteiksmē. Piramīdas pamatā ir pārtikas produkti, kas veido lielāko daļu no jūsu ikdienas kaloriju daudzuma, bet ne vienmēr atspoguļo apēdamās pārtikas daudzumu. Augstāk ir pārtikas produkti, kas satur mazāk kaloriju un/vai tos vajadzētu patērēt mazākos daudzumos.

Endotoksīni

Jūs droši vien jau zināt, ka cilvēka ķermenis sastāv no triljoniem šūnu un sveššemju iemītniekiem. Mūsu ķermenis ir mājvieta dažādām baktērijām, patogēniem, vīrusiem un daļiņām. Eksperti uzskata, ka mūs veido gandrīz 50% svešķermeņu. [1647] Dažas daļiņas ir laipnas pret mums un nes labumu, bet citas rīkojas pretēji.

Endotoksīns, citādi pazīstams kā lipopolisaharīds (LPS), ir liela molekula, kas sastāv no lipīdiem un polisaharīdiem, kas atrodas uz gramnegatīvo baktēriju ārējās membrānas. Lai gan daži endotoksīni nav LPS, [1648] runājot par endotoksīnu, mēs domājam tikai LPS. Endotoksīna kaitīgo ietekmi veicina tādu proinflammatorisku savienojumu kā audzēja nekrozes faktora (TNF) [1649] un interleikīna-1β izdalīšanās. [1650] Tie aktivizē iedzimto imunitāti, izraisa drudzi un ir iesaistīti sepsē, intravaskulārā koagulācijā un vairāku orgānu mazspējas gadījumā. [1651, 1652] Paaugstināts LPS līmenis arī izraisa reaktīvo skābekļa sugu, piemēram, superoksīda, izdalīšanos.

Endotoksīnu klātbūtni asinīs sauc par endotoksēmiju, stāvokli, kas smagos gadījumos var izraisīt septisku šoku. [1653] Lipopolisaharīdi var atdarināt dažus ogļhidrātus cilvēka šūnās un galu galā izraisīt autoimūnu iekaisuma uzliesmojumus, piemēram, multiplo sklerozi vai demielinizējošas centrālās nervu sistēmas slimības. [1654, 1655] Citiem vārdiem sakot, viss, kas bojā zarnas un palielina LPS līmeni asinīs, var izraisīt autoimūnu slimību attīstību. Helicobacter pylori var izmantot arī molekulāro mīmiku. Ģenētiski predisponētiem cilvēkiem Helicobacter pylori izraisa autoimūnu gastrītu. [1656] Endotoksikoze zarnās veicina alkohola hepatīta — aknu iekaisuma — attīstību. [1657] Šī slimība rodas ar vienlaicīgu alkohola lietošanu, pārmērīgu mikrofloras attīstību un palielinātu zarnu caurlaidību. [1658, 1659] LPS aktivizē nodevām līdzīgo receptoru 4 uz Kupfera šūnām aknās, izraisot proinflammatorisku citokīnu izdalīšanos un aknu bojājumus. Kad endotoksīna līmenis pārsniedz Kupfera šūnu fagocītiskās spējas, endotoksīns izdalās asinīs. Svarīgi, ka Kupfera šūnas satur glicīna receptorus (pazīstami kā glicīna hlorīda kanāli), kas, stimulējot, samazina LPS izraisīto iekaisuma citokīnu izdalīšanos. [1660] Tāpēc papildu zāļu uzņemšana ar glicīnu potenciāli palīdz organismam novērst LPS un zarnu endotoksēmijas kaitīgo ietekmi. Interesanti, ka pētījumos ar dzīvniekiem glicīns ir pierādījis spēju novērst bezalkoholisko taukaino aknu slimību, kas attīstās cukura un tauku uztura dēļ. [1661] Glicīns 5 g devā 3-4 reizes dienā pozitīvi ietekmē pacientu ar metabolisko sindromu un 2. tipa cukura diabētu stāvokli, turklāt palīdz kompensēt diētas ar augstu cukura saturu postošo ietekmi. . [1662]

Epidemioloģiskie pētījumi ir saistījuši endotoksēmiju ar aptaukošanos un insulīna rezistenci. [1663] Endotoksikoze parasti rodas slikta uztura dēļ. Citiem vārdiem sakot, tas ir daudzu hronisku slimību sekas, nevis cēlonis. Tomēr pelēm, kurās nav baktēriju, attīrīta E. coli endotoksīna injekcijas izraisa aptaukošanos un insulīna rezistenci. [1664] No tā mēs varam secināt, ka pastāv tieša cēloņsakarība ar LPS, taču problēma slēpjas nepareizā LPS iekļūšanā no zarnām aknās caur vārtu vēnu un iekaisumu. Iekaisuma process izraisa insulīna rezistenci, sirds un asinsvadu slimības un daudzas citas hroniskas slimības. Iespējams, tāpēc LPS saistošais proteīns ir saistīts ar koronāro sirds slimību. [1665] Interesanti novērot, kā sirds slimība sākas ar zarnu bojājumiem.

Vairāki iespējamie endotoksēmijas cēloņi:

●**Bakteriālas infekcijas** – endotoksīni ir saistīti ar tādiem patogēniem kā Salmonella, E. coli, Haemophilus influenzae un Vibrio cholerae. [1666] Tievās zarnas baktēriju aizaugšana jeb SIBO (baktēriju aizaugšanas sindroms) var arī veicināt paaugstinātu LPS līmeni. Visiem parazītiem un patogēniem zināmā mērā ir vienāda iedarbība, jo endotoksīni ir slimību izraisošo organismu neatņemama sastāvdaļa.

●**Tabakas smēķēšana.** Ir pierādīts, ka cigarešu dūmi satur baktēriju LPS. [1667] Kad cilvēks smēķē, viņš ieelpo LPS un rada sev oksidatīvo stresu. To pašu var teikt par piesārņotu gaisu, putekļiem un pelējumu. Endotoksīni izraisa stresu un iekaisumu, savukārt iekaisums un stress veicina endotoksīnu vairošanos. [1668]

●**Pārstrādāti pārtikas produkti** Cukurs un mākslīgie saldinātāji pasliktina organisma spēju reaģēt uz endotoksīniem un palielina to izplatīšanās iespējamību. [1669] Jēlcukurs satur 100 mg E. coli endotoksīna uz gramu, un biešu cukurs satur mazāk par 1 ng/g. [1670] Visi patogēni un baktērijas barojas ar cukuru.

●**Mākslīgie saldinātāji un aromatizējošās piedevas.** Mākslīgie saldinātāji, piemēram, saharīns, aspartāms, sukraloze un stēvija, izjauc mikrobioma līdzsvaru [1671], kas potenciāli var izraisīt kaitīgu baktēriju pāraugšanu un glikozes nepanesību. [1672] Dabiskie saldinātāji, piemēram, mūku augļi, ir mazāk kaitīgi, taču tie var izraisīt arī veselības problēmas, ja tos lieto pārmērīgi.

Gramnegatīvās baktērijas izrāda rezistenci pret daudzām antibiotikām. Un, lai gan antibiotikas labi pilda savu galveno uzdevumu, tās vienlaikus iznīcina labvēlīgos mikrobus, kas līdzsvaro endotoksikozi. Tāpēc labāk ir koncentrēties uz mikrobu vides līdzsvarošanu, lai izvadītu kaitīgos patogēnus, patērējot dabisku pārtiku, kurai ir mazāk blakusparādību.

Tagad apskatīsim to produktu sarakstu, kas palīdz pārvarēt endotoksīnu un patogēno baktēriju kaitīgo ietekmi:

●**Svaigi burkāni.** Burkānos, īpaši purpursarkanajos burkānos, atrodamās nesagremojamās šķiedras un fenola savienojumi var samazināt endotoksīnu uzsūkšanos zarnās un nomākt LPS izraisītu iekaisumu. [1673, 1674] Pievienojot savam uzturam svaigus burkānus kā veselīgu uzkodu, jūs varat viegli atbrīvoties no sliktajām baktērijām zarnās.

●**Kokosriekstu eļļa.** Kokosriekstu eļļai piemīt pretmikrobu īpašības, kas samazina endotoksīnu līmeni. Turklāt tai ir pretsēnīšu iedarbība pret Candida ģints sēnēm. [1675] Jūs varat gatavot ēdienu ar kokosriekstu eļļu.

●**Pienenes sakne.** Pieneņu saknei piemīt pretvīrusu īpašības un tā aizsargā pret gripu. [1676] Tas kavē vīrusu replikāciju, stimulē aknu detoksikāciju un sniedz labumu organismam.

●**Ķiploki un alicīns.** Ķiploku galvenajai sastāvdaļai alicīnam piemīt antibakteriāla iedarbība pret dažādām gramnegatīvām un grampozitīvām baktērijām, tostarp pret multirezistentu E. coli. [1677] Svaigi ķiploki uzlabo antibiotiku pretmikrobu aktivitāti pret rezistentiem celmiem. [1678]

●**Karagināns.** Karaginānus ekstrahē no ēdamajām brūnajām aļģēm un izmanto pārtikas rūpniecībā kā stabilizējošu un želējošu līdzekli. Peļu iepriekšēja apstrāde ar karaginānu pirms LPS ievadīšanas samazināja TNF-alfa izraisīto iekaisumu uz pusi, salīdzinot ar kontroles dzīvniekiem. [1679] Karaginānus var iegūt no ēdamām jūraszālēm.

●**Īsās ķēdes taukskābes.** Īsās ķēdes taukskābēm, piemēram, sviestskābei, piemīt antibakteriālas īpašības. Ķermenis tos ražo, sagremot šķiedrvielas vai patērējot dzīvnieku taukus. [1680]

●**Ingvera ekstrakts.** Ingveram ir vairākas pretiekaisuma īpašības un tas cīnās ar endotoksīniem. Ingvera ekstrakta lietošana zobu depulpācijas laikā izvada mikroorganismus un endotoksīnus. [1681]

●**Aktivētā ogle** – Ogles ir spēcīgs helātu veidotājs, kas saistās ar dažādiem savienojumiem un izvada tos no organisma. Ja jūs to dzerat tukšā dūšā, jūs varat viegli atbrīvoties no patogēniem un toksīniem. Vissvarīgākais ir neņemt to kopā ar pārtiku, jo tas saistās ar uzturvielām.

●**Sāļš ūdens.** Sāli var saukt par senāko dabisko antibakteriālo līdzekli, ko jau tūkstošiem gadu izmanto ēdiena pagatavošanai. Sāls iznīcina baktērijas ar osmozes palīdzību. Ja sāls koncentrācija ap baktēriju palielinās, ūdens izkliedējas pa baktērijas membrānu, lai līdzsvarotu reakciju. Tā rezultātā baktērijas tiek dehidrētas, iznīcinātas, pārstāj darboties un mirst. [1682]

●**Glicīns.** Glicīns inhibē LPS izraisītu proinflammatorisku citokīnu izdalīšanos no Kupfera šūnām aknās. Glicīna ikdienas uzņemšana 5 g devā 3–4 reizes dienā ir pierādījusi efektivitāti pacientiem ar metabolisko sindromu un 2. tipa cukura diabētu. [1683]

Lielākajai daļai garšaugu un garšvielu ir antibakteriālas un pretmikrobu īpašības. Starp visizplatītākajiem ir rozmarīns, timiāns, krustnagliņas, [1684] oregano, lakrica, kurkuma, astragalus, plūškoks un jūraszāles. [1685]

Daži probiotiskie baktēriju celmi ir saistīti arī ar veselības uzlabošanos, tostarp bifidobaktērijas, laktobacilli un Akkermansia baktērijas. Tie nonāk organismā kopā ar raudzētu pārtiku un augu polifenoliem.

Probiotikas samazina endotoksīnu koncentrāciju un mazina iekaisumu. [1686] Tie arī samazināja cirkulējošo endotoksīnu līmeni pacientiem ar 2. tipa cukura diabētu pēc papildināšanas 12 nedēļas. [1688] Uz sporām balstītas probiotikas korelē ar endotoksīnu līmeņa samazināšanos uzturā pēc ēšanas un slimības riska biomarķieriem. [1688]

Kā jūs saprotat, ka jums ir palielināta zarnu caurlaidība un paaugstināts endotoksēmijas risks?

Protams, neviena analīze pilnīgi precīzi neatspoguļo ķermeņa stāvokli, taču zarnu caurlaidības pakāpi joprojām var noteikt, pārbaudot zonulīna līmeni, laktulozes un mannīta attiecību un veicot antigēnu skrīningu zarnu slimību patogēnu noteikšanai.

Pārtikas produkti, kas vājina imūnsistēmu

Zemāk ir saraksts ar pārtikas produktiem un dzērieniem, no kuriem jums vajadzētu izvairīties, ja vēlaties stiprināt savu imūnsistēmu.

●**Pārmērīga alkohola lietošana.** Pārmērīga dzeršana kaitē imūnsistēmai un palielina uzņēmību pret plaušu infekcijām. [1689] Tautas medicīnā pastāv tradīcija izmantot nelielos daudzumos stipros alkoholiskos dzērienus, piemēram, degvīnu un augu tinktūras, kā antiseptisku līdzekli visu slimību izraisītāju apkarošanai. Tie izraisa hormēzes reakciju, kas ir līdzīga augu fitoelementiem. [1690] Tomēr dažas glāzes jau ir par daudz, kas organismam nenāk par labu, bet kaitē. Arī cukurotie alkoholiskie dzērieni – kokteiļi, sidri un alus – nepalīdz stiprināt imūnsistēmu.

●**Iekaisuma veicinošas eļļas un sasmakuši tauki**. Kopumā rapšu eļļa, margarīns, saulespuķu eļļa un omega-6 sēklu eļļas ir ļoti pretiekaisuma un traucē organisma imūnsistēmu un vielmaiņu. [1691] Lielākā daļa pārstrādātu pārtikas produktu satur augu eļļas. Turklāt tos izmanto ēst gatavošanai restorānos. Pat veselīgie tauki, piemēram, olīveļļa un grauzdēti rieksti, laika gaitā kļūst sasmakuši. [1692] Mēģiniet gatavot receptes, kas satur taukus un/vai gaļu, uz lēnas uguns, lai izvairītos no lipīdu peroksidācijas un padarītu pārtiku kancerogēnu. [1693]

●**Rafinēti graudu produkti**. Konditorejas izstrādājumi, cepumi, kūkas, virtuļi un parastās maizes izstrādājumi satur daudz ogļhidrātu un tiem nav reālas uzturvērtības. Tie var arī sabojāt zarnu gļotādu un izraisīt iekaisumu. [1694] Gliadīns, kviešu proteīns, palielina cita proteīna, zonulīna, līmeni, kas padara zarnas caurlaidīgākas. [1695] Zonulīns ir savienojums, kas regulē hematoencefālās barjeras un zarnu saspringto savienojumu caurlaidību. [1696] Cilvēkiem ar celiakiju ir ļoti paaugstināta zonulīna koncentrācija serumā, salīdzinot ar veseliem kontroles subjektiem. [1697] Graudu uzņemšanas ierobežošana var uzlabot zarnu veselību un samazināt iekaisumu, īpaši, ja jums ir jutība pret lipekli. [1698] Tradicionālā saldskābmaize vairumam cilvēku nav bīstama, jo tajā ir baktērijas, kas iepriekš sagremo lipekli un vēl vairāk bagātina maizi ar citiem fermentiem, kas veicina gremošanu. [1699, 1700]

●**Rafinēti ogļhidrāti un pievienots cukurs**. Konfektes, sīrupi, čipsi, frī kartupeļi, soda un tamlīdzīgi pārtikas produkti vājina imūnsistēmu, izraisot sistēmisku iekaisumu un insulīna rezistenci. Protams, jūs joprojām varat tos nedaudz atļauties, ja neitralizēsit negatīvo ietekmi uz ķermeni ar fiziskām aktivitātēm. Tomēr mēģiniet pēc iespējas izvairīties no rafinētiem ogļhidrātiem un pievienotajiem cukuriem. Pārmērīgs ogļhidrātu daudzums izraisa hronisku iekaisumu, 2. tipa diabētu un palielina uzņēmību pret infekcijām, tostarp aktivizējot kodolfaktoru kappa B. [1701, 1702, 1703]

●**Mājputnu gaļa**. Vistas, tītara un mājputnu gaļai kopumā ir diezgan nelabvēlīgs taukskābju profils. Tie sākotnēji satur vairāk omega-6 taukskābju, īpaši, ja putni tika baroti ar kukurūzu un graudiem. Tas ir labi, ja mājputnu gaļa ir jūsu vienīgais omega-6 taukskābju avots, taču, ja jūsu uzturā jau ir pārtikas produkti ar omega-6 taukskābēm, jums var rasties problēmas. Spēcīga nelīdzsvarotība starp omega-6 un omega-3 taukskābēm ir saistīta ar iekaisuma attīstību. [1704] Putni, kas audzēti putnu fermās, biežāk slimo ar infekcijas un vīrusu slimībām, jo tie dzīvo tuvu. [1705]

●**Pārstrādāti gaļas produkti**. Jāizvairās no bekona, desām, klimpām, gaļas konserviem un citiem apstrādātiem gaļas veidiem, kam bieži ir pievienoti konservanti. Tiem var būt pretiekaisuma iedarbība. Apstrādātā gaļā esošie nitrāti izraisa kaitīgu savienojumu veidošanos zarnās, piemēram, nitrozamīnus, ja trūkst C vitamīna. [1706, 1707]

●**Dažas jūras veltes.** Dažas jūras veltes satur lielu daudzumu dzīvsudraba un citu piesārņotāju. Zivju eļļā uzkrājas vides toksīni, piemēram, dioksīni un PCB. Toksīnus uzkrāj lielas, ilgdzīvojošas plēsīgās zivis. Tāpēc mēģiniet izvairīties no lielu zivju, piemēram, tunzivju, haizivju, līdaku, paltusu un foreļu, ēšanas, jo tie sava izmēra un ēšanas paradumu dēļ uzkrāj vairāk smago metālu. Mazākas zivis/jūras veltes, piemēram, lasis, pollaks, krils un sardīnes, satur mazāk smago metālu. [1708] Saimniecībā audzētas zivis, visticamāk, tiek barotas ar antibiotikām, kā arī graudiem un citiem iekaisīgiem pārtikas produktiem, kas rada nelabvēlīgu taukskābju profilu. [1709]

●**Smagie metāli, piemēram, kadmijs.** Pētījumi liecina, ka vides piesārņojums ar kadmiju (Cd) negatīvi ietekmē mitohondriju darbību un palielina plaušu iekaisumu dzīvniekiem. Kadmijs palielina pro-iekaisuma IL-4 koncentrāciju, izmaina taukskābju vielmaiņas produktus, kas vīrusu infekcijas rezultātā izraisa plaušu iekaisumu. [1710] Austeres un ķemmīšgliemenes satur augstu kadmija, toksiska smagā metāla, līmeni, un tos nevajadzētu patērēt vairāk par 55 gramiem dienā. [1711, 1712, 1713, 1714]

Parasti vienmēr ir labāk novērst kaut ko kaitīgu, nevis pievienot kaut ko labvēlīgu. Ja neierobežotā daudzumā lietojat pretiekaisuma pārtiku, jūs riskējat sabotēt visus savus centienus, neskatoties uz to, ka ēdat "superfoods". Tāpēc daudz svarīgāk ir vispirms atteikties no pārtikas produktiem, kas novājina imūnsistēmu, un tikai pēc tam iekļaut uzturā tos stiprinošus produktus.

Devītā nodaļa:
Uzturvielu un uztura bagātinātāju spēks spēcīgai imūnsistēmai

Kā mēs uzzinājām iepriekšējā nodaļā, imūnsistēmai ir nepieciešamas galvenās uzturvielas, bez kurām tā nevar pareizi darboties. Barības vielu trūkums nostāda organismu stresa stāvoklī un ierobežo tā resursus, kurus varētu izmantot, lai aizsargātu pret slimību izraisošiem patogēniem un cīnītos ar iedibinātajām infekcijām. Neskatoties uz to, ka Rietumvalstu iedzīvotājiem pazīstamajā uzturā kaloriju netrūkst, tajā ir ļoti niecīgs uzturvielu daudzums. Tā rezultātā tiek novājinātas ķermeņa aizsardzības sistēmas, un tāpēc Rietumu sabiedrība kopumā ir daudz uzņēmīgāka pret iespējamām epidēmijām un imūndeficītu.

Uzturvielas no augstas kvalitātes veseliem pārtikas produktiem nevar aizstāt. Diemžēl industriālā sabiedrībā regulāri iegūt pilnvērtīgu pārtiku ar katru dienu kļūst grūtāk, jo mūsu sistēmā ir tendence audzēt monokultūras, noplicināt augsni un veicināt neveselīgus ēšanas paradumus. Piemēram, to ASV iedzīvotāju procentuālais daudzums, kuri neatbilst vidējām uzturvielu prasībām, sadalās šādi: kālijs (100%), D vitamīns (94,3%), holīns (91,7%), E vitamīns (88,5%), K vitamīns (66,9%). %), magnijs (52,2%), kalcijs (44,1%), A vitamīns (43%) un C vitamīns (38,9%). [1715] Iemesls ir tāds, ka ASV uztura lielāko daļu veido graudi, tauki un eļļas, kā arī cukurs un saldinātāji. Rafinēti kvieši zaudē vairāk nekā 80% E vitamīna, B6, kālija un magnija, turklāt papildus zaudē kāliju (-71%), kalciju (-56%) un selēnu (-45%).

Turklāt USDA dati liecināja, ka no 1950. līdz 1999. gadam vitamīnu un minerālvielu saturs 43 parastajās kultūrās pastāvīgi samazinājās, īpaši B2 vitamīna jeb riboflavīna (-38%) un C vitamīna (-20%). Laikā no 1975. līdz 1999. gadam vidējais kalcija saturs dārzeņos samazinājās par aptuveni 25%, dzelzs par 37%, A vitamīns par 21%, C vitamīns par 30%. [1716] Laikā no 1940. līdz 1999. gadam magnija daudzums dārzeņos samazinājās par 24%, augļos par 17%, gaļā par 15%, sierā par 26%. [1717] Apvienotajā Karalistē magnija saturs dārzeņos ir samazināts par aptuveni 35%. [1718] Ķīmisko mēslojumu izmantošana vēl vairāk pastiprina barības vielu samazināšanos.

По материалам Anne-Marie Mayer, (1997), "Vēsturiskas izmaiņas augļu un dārzeņu minerālvielu saturā", British Food Journal, Vol. 99 Iss 6 207.–211.lpp.

Lielbritānijā no 1840. līdz 2000. gadam minerālvielu saturs kviešos samazinājās šādās proporcijās: varš (-33%), magnijs (-33%), dzelzs (-25%) un cinks (-38%). [1719] Avenēs, izmantojot fosfora mēslojumu, kalcija un magnija (par -30% katras vielas), vara (-55%), bora (no -20 līdz -40%) un cinka (-30%) samazinājās. Pesticīdu un mēslošanas līdzekļu izmantošana augsnē iznīcina labvēlīgās baktērijas, sliekas un kukaiņus, kas, pirmkārt, rada lielāko daļu barības vielu. Tā rezultātā kultūraugi absorbē mazāk barības vielu. Pat augu sēklas mūsdienās satur mazāk barības vielu nekā agrāk. Piemēram, mikroelementu satura analīze kviešu sēklās Kanzasā no 1920. līdz 2000. gadam parādīja daudzu minerālvielu trūkumus, tostarp cinka (-11 līdz -31%), dzelzs (-24%) un selēna (-16%) trūkumus. [1720] Mūsdienu brokoļu audzēšanas metodes ir samazinājušas mangāna saturu dārzeņos par aptuveni 27%, salīdzinot ar 1950. gadu. [1721]

Īsāk sakot, uzturvielas pazūd no pārtikas, jo mēs atsakāmies no tradicionālās lauksaimniecības prakses un neizmantojam reģeneratīvās lauksaimniecības metodes. Pat pieaugošā CO2 koncentrācija pasliktina barības vielu pieejamību. Piemēram, zinātnieki aprēķinājuši, ka līdz gadsimta beigām ogleklļa dioksīda ietekmē rīsu uzturvielu saturs samazināsies šādi: olbaltumvielas (-10,3%), dzelzs (-8%), cinks (-5,1%).), tiamīns (-17,1%), riboflavīns (-16,6%), pantotēnskābe (-12,7%) un folijskābe (-30,3%). [1722]

Pirmkārt, cilvēki ēd maz ar minerālvielām bagātu pārtiku. Un, ja izvēle ir viņu labā, tad viņi nesaņem pietiekami daudz noderīgu savienojumu ar pārtiku. No šejienes nāk šie iespaidīgie 50-75% iedzīvotāju cieš no magnija deficīta. Dažas pārtikas pārstrādes metodes, piemēram, eļļu un graudu rafinēšana, izsmeļ jau tā pietiecīgās magnija rezerves. Rafinētās eļļās pilnībā nav magnija. Piemēram, saflora sēklas satur 680 mg magnija uz 1000 kalorijām, bet saflora eļļā magnija nav vispār. [1725] Graudaugu, rīsu un kviešu rafinēšana samazina magnija saturu par 80–90%, bet cukura rafinēšana samazina magnija saturu par 95–100%. [1726]

Eksperti lēš, ka aptuveni 1 miljards cilvēku cieš no D vitamīna deficīta nepareiza uztura un nepietiekamas saules gaismas iedarbības dēļ. [1727] Amerikas Savienotajās Valstīs tiek lēsts, ka 41% pieaugušo ir D vitamīna deficīts, un 69% spāņu un 82% afroamerikāņu ir D vitamīna deficīts imūnsistēmu, mums šo uzturvielu patēriņš ir jānosaka par prioritāti.

Šajā nodaļā mēs runāsim par to, kādiem uztura bagātinātājiem un papildu uzturvielām jums vajadzētu pievērst uzmanību. Noskaidrosim, kuru mikroelementu cilvēkiem visbiežāk trūkst, un kuri uztura bagātinātāji stiprina imūnsistēmu, palielinot tās spēju cīnīties ar dažādām slimībām. Pirms sākat lietot uztura bagātinātājus, jums jākonsultējas ar savu ārstu un/vai jāveic asins analīzes attiecībā uz vitamīniem un minerālvielām.

Kāpēc lietot D vitamīna piedevas?

D vitamīnu bieži sauc par "saules vitamīnu", un tas ir būtiska uzturviela, kas palīdz uzturēt pareizu ķermeņa darbību. [1729] D vitamīns palielina kalcija, magnija un fosfāta uzsūkšanos zarnās. [1730] Ir dažādi D vitamīna veidi, piemēram, D1, D2 un D3, un pēdējie divi ir vissvarīgākie (D2, ko sauc par ergokalciferolu, un D3, ko sauc par holekalciferolu). D3 vitamīns ir aptuveni divas reizes efektīvāks D vitamīna līmeņa paaugstināšanā asinīs nekā D2 vitamīns. [1731, 1732] Ir pierādīts, ka šis efekts rodas hemodialīzes pacientiem. [1733] Mūsu āda dabiski ražo D3 vitamīnu (bet ne D2), ja tiek pakļauta saules gaismai. [1734]

D vitamīns darbojas kā hormons, kas tiek sintezēts, kad āda tiek pakļauta saules gaismai. Ultravioletais starojums izraisa reakciju, pārvēršot organismā esošo holesterīnu par holekalciferolu (D3 vitamīnu). D vitamīns kontrolē kalcija metabolismu un muskuļu un imūnsistēmas darbību.

D vitamīna priekšrocības:

- Augsta koncentrācija korelē ar zemu sirds un asinsvadu slimību risku [1735]
- Samazina gripas infekcijas risku skolēniem [1736]
- Augsta koncentrācija ir saistīta ar zemu multiplās sklerozes attīstības risku [1737]
- Palīdz uzturēt labu garastāvokli [1738]
- Trūkums ir saistīts ar trauksmi un depresiju fibromialģijas gadījumā [1739]
- Augsta koncentrācija korelē ar zemu vēža risku [1740]
- Augsta koncentrācija ir saistīta ar zemu risku saslimt ar 1. tipa cukura diabētu [1741]
- Palīdz zaudēt svaru, nomācot apetīti [1742]
- Aizsargā pret osteoporozi un artrītu [1743]
- Palielina ekstremitāšu muskuļu spēku [1744]
- Samazina mirstības risku [1745]

Lai gan lielākajai daļai iepriekš aprakstīto priekšrocību ir nepieciešams papildu apstiprinājums, D vitamīns joprojām ir ārkārtīgi svarīga uzturviela cilvēka ķermenim, kas bieži vien ir nepietiekama. [1746] Lielākā daļa iedzīvotāju cieš no D vitamīna deficīta, jo viņi nesaņem pietiekami daudz ar pārtiku un saules stariem.

Ieteicamā D vitamīna dienas deva bērniem un pieaugušajiem ir 600 SV, taču daudzi eksperti ir vienisprātis, ka tas ir par maz. Lai noskaidrotu, vai jums ir trūkums, varat veikt asins analīzi. Tiek uzskatīts, ka atbilstošais diapazons ir 30–50 ng/ml (75–125 nmol/L), deficīts ir 20–29 ng/ml, un deficīts ir mazāks par 20 ng/ml [1747] (lai gan daži apgalvo, ka deficīts ir mazāks par 12 ng/ml). [1748]

D vitamīna deficīta pazīmes ir:

- Garastāvokļa traucējumi un depresija [1749]
- Hroniska noguruma un izsīkuma sindroms [1750]

- Biežas infekcijas
- Lēna brūču dzīšana un biežas traumas [1751.
- Zems kaulu blīvums un rahīts [1752, 1753]
- Matu izkrišana [1754]
- Muskuļu sāpes un fibromialģija [1755]

D vitamīna deficīts ir ļoti izplatīta problēma, īpaši reģionos, kur ir maz saules. Cilvēkiem ar aptaukošanos ir par 50% mazāk bioloģiski pieejamā D vitamīna nekā cilvēkiem, kuriem nav aptaukošanās, un viņiem 3 reizes biežāk ir D vitamīna deficīts.[1756]

Jūs nevarat iegūt pietiekami daudz D vitamīna ar pārtiku vien. Turklāt lielākā daļa cilvēku reti pavada laiku saulē. Ņemot vērā iepriekš minēto, būtu prātīgi sākt lietot D vitamīna piedevu.

Kā pareizi sākt šo uzdevumu:

•Veikt asins analīzi lai pārbaudītu savu D vitamīna līmeni Optimālā koncentrācija ir starp 40-60 ng/ml. Ja jums ir mazāk par 30–40, tad jāsāk lietot uztura bagātinātāji ar D3 vitamīnu.

•Mainiet savu uzturu ar D vitamīna pārtikas produktiem. Biežāk ēdiet olu dzeltenumus, mencu aknu eļļu, treknas zivis, īpaši savvaļas lasi, laša aknas un kaviāru.

•Lietojiet D vitamīna piedevas. Deva ir atkarīga no deficīta pakāpes.

- Ja jūsu līmenis ir mazāks par 20 ng/ml, iespējams, jums vajadzēs 6000 līdz 10 000 SV katru dienu vairākas nedēļas, līdz sasniegsiet 30 līdz 50 ng/ml. Parasti pēc tam ir nepieciešami 2000–4000 SV dienā, lai uzturētu atbilstošu līmeni.

- Ja jūsu D vitamīna līmenis ir no 20 ng/ml līdz 29 ng/ml, jums, iespējams, vajadzēs 4000 līdz 6000 SV dienā vairākas nedēļas, lai sasniegtu 30 ng/ml vai vairāk. Pēc tam jālieto uzturoša D vitamīna deva 2000–4000 SV/dienā, lai nenoslīdētu zem pietiekamā līmeņa.

- Ja jūsu līmenis ir 30–50 ng/ml robežās, ievērojiet 2000–4000 SV dienā.

- Ja jums ir vairāk par 50 ng/ml, iespējams, nav jālieto D vitamīna piedevas, bet jāturpina ēst ar D vitamīnu bagātu pārtiku.

•Ja dzīvojat klimata zonā, kur valda tumsa, tad nepieciešams vairāk D vitamīna. Ziemas mēnešos jums ir jālieto 4000 SV, un dažos gadījumos jūs varat sasniegt līdz 7500 SV, īpaši ziemeļu platuma grādiem. Vasarā pietiek ar mazāku D vitamīna uzņemšanu, aptuveni 1000–2000 SV.

•Lietojiet citus taukos šķīstošos vitamīnus. Ieteicams sākt lietot citus taukos šķīstošos vitamīnus, piemēram, A, K un E, lai pilnībā izmantotu D vitamīna sniegtās priekšrocības [1757] Lai to izdarītu, iekļaujiet orgānu gaļu, treknas zivis, fermentētus pārtikas produktus. un gaļa jūsu uzturā.

•Uzņemiet pietiekami daudz magnija. Mērķējiet apmēram 400–500 mg dienā, lai palīdzētu aktivizēt D vitamīnu.

•Pavadiet vairāk laika ārā. Ar uztura bagātinātājiem vien jūs nevarēsit paaugstināt zemo D vitamīna līmeni līdz optimālam līmenim. Varbūt ar piedevām pietiks, lai uzlabotu asins analīzes, bet tomēr saule dod organismam daudzveidīgākus ieguvumus. Ja jūs pietiekami daudz sauļojat un izvairāties no saules apdegumiem, jūs uzlabosit ķermeņa veselību vairākos veidos, tostarp paaugstināsiet slāpekļa oksīda līmeni, kas palīdz uzturēt optimālu asinsspiedienu.

Saindēšanās ar D vitamīnu ir reta un parasti notiek ar smagu pārdozēšanu (>10 000 SV) ilgākā laika periodā. [1758]

Uztura bagātinātāji ar magniju

Magnijs (Mg) ieņem ceturto vietu pēc daudzuma starp visām cilvēka organismā esošajām minerālvielām. Tas ir atbildīgs par vairāk nekā 600 enzīmu darbību organismā. Tas stabilizē asinsspiedienu, stiprina kaulus, tai piemīt neiroprotektīva iedarbība un palīdz normāli funkcionēt nervu sistēmai.

Apskatīsim magnija priekšrocības cīņā pret stresu un to, kā tas palīdz stiprināt imūnsistēmu:

●**Magnija deficīts izraisa imūnsistēmas traucējumus, tāpat kā pacientiem ar "XMEN slimību".**[1759] Šādiem cilvēkiem magnija transportēšanas procesā imūnās šūnās ir ģenētiski traucējumi, kā rezultātā viņiem ir paaugstināts risks saslimt ar augšējo elpceļu infekcijām, sinusītu, viņiem raksturīga arī nekontrolēta Epšteina-Barra replikācija. vīruss, limfoma, autoimūnas slimības un novājināta imunitāte.

●**Magnija deficīts samazina dabisko killer šūnu un CD8 T šūnu citotoksicitāti.**[1760] Tas labvēlīgi ietekmē vīrusu replikāciju un veicina ļaundabīgo šūnu vairošanos. [1761]

●**Magnija deficīts izraisa oksidatīvo stresu un intracelulārā glutationa sadalīšanos.**[1762] Tāpēc intracelulārajam magnijam ir galvenā loma imūnsistēmas darbībā un cīņā pret patogēniem. Papildu magnija piedevu uzņemšana palīdz uzlabot imūnsistēmas darbību.

●**Zems magnija līmenis serumā palielina trombu veidošanās risku, kas ir īpaši svarīgi COVID-19 kontekstā, kas jau tagad palielina trombozes iespējamību.**[1763, 1764]*In vivo* magnijam piemīt antitrombotiska iedarbība un tas samazina mirstību no plaušu embolijas. [1765] No tā mēs varam secināt, ka magnijs ir dabisks antikoagulants.

●**Magnija piedevas samazina glikozes līmeni tukšā dūšā cilvēkiem ar cukura diabētu un arī uzlabo glikozes toleranci tiem, kam ir cukura diabēta attīstības risks.**[1766] Magnija deficīts ir saistīts ar aizkuņģa dziedzera beta šūnu darbības kavēšanu, organisma DNS labošanas spēju samazināšanos, insulīna rezistenci, sirds un asinsvadu slimību attīstību, 2. tipa cukura diabētu, osteoporozi, hiperglikēmiju un hiperinsulinēmiju. [1767, 1768]

●**Magnija deficīts izraisa depresijas un trauksmes simptomus.**[1769] Magnija papildināšana var palīdzēt mazināt trauksmes simptomus. [1770] Magnija deficīts nostāda ķermeni satrauktā stāvoklī un atspējo HPA asi. [1771]

●**Magnijs regulē neirotransmiteru darbību un novērš neiroloģiskās slimības.**[1772] Tas aizsargā pret neirodeģenerāciju un neiroloģiskiem traucējumiem. Magnijs stabilizē garastāvokli cilvēkiem ar bipolāriem traucējumiem un māniju. [1773, 1774]

●**Magnijs veicina relaksāciju un stresa mazināšanu.** Magnijs ir būtisks serotonīna sintēzei smadzenēs, kas veicina relaksāciju un uzlabo pašsajūtu. [1775] Turklāt tas atbalsta GABA, galvenā inhibējošā neirotransmitera, darbību. [1776]

●**Magnijs veicina muskuļu relaksāciju, samazinot kalcija pieplūdumu.** Kalcijs aktivizē muskuļu kontrakciju un sasprindzinājumu, un magnijs traucē šo darbību. [1777] Magnijs uzlabo miega kvalitāti, palīdz ātrāk aizmigt un labi izgulēties. [1778]

Kā redzat, bez magnija nav iespējams novest veselību līdz optimālam stāvoklim, un imūnsistēmai tas ir īpaši nepieciešams. Diemžēl šo mikroelementu ir ļoti grūti iegūt no veseliem pārtikas produktiem augsnes, kurā tie aug, noplicināšanas un pārtikas tehnoloģiskās apstrādes dēļ. Turklāt stress, insulīna rezistence, fiziskā slodze, svīšana, vielmaiņas sindroms un vides faktori noārda grūti nopelnīto magniju, aktivizējot simpātisko nervu sistēmu. [1779] Cikls kļūst pilnīgs, un, jo vairāk esat noslogots, jo izmisīgāk jūsu ķermenim ir nepieciešams magnijs, lai tiktu galā ar nelabvēlīgiem apstākļiem.

Labākie dabiskie magnija avoti (uz 100 g):

● Ķirbju sēklas = 534 mg

● Sezama sēklas = 351 mg

● Brazīlijas rieksti = 376 mg

● Tumšā šokolāde = 327 mg

● Mandeles = 268 mg

● Melnās pupiņas = 160 mg

● skumbrija = 97 mg

● Tumši lapu zaļumi, spināti, mangoldi vai lapu kāposti = 79 mg

● Baltās pupiņas = 53 mg

● Banāni = 27 mg

Iegūt ieteicamo magnija diennakts devu ar pārtiku vien nav viegls uzdevums, jo magnija zudums palielinās ārējo faktoru ietekmē. Šie apstākļi ietver veselības stāvokli (diabētu, sirds mazspēju un insulīna rezistenci), medikamentus (insulīnu, protonu sūkņa inhibitorus un diurētiskus līdzekļus) un vecumu. Tāpēc, visticamāk, jums ir jāuzņem 500 mg magnija dienā vai vairāk, īpaši, ja jums ilgstoši ir šī mikroelementa deficīts. Magnija pārdozēšanas blakusparādības ir kuņģa-zarnu trakta darbības traucējumi un caureja.

Ķermenis izmanto sāli, lai cīnītos pret infekcijām

Galda sāls sastāv no diviem būtiskiem minerāliem – nātrija un hlorīda. Bet, kad runa ir par imūnsistēmas stiprināšanu, hlorīds nozog visu uzmanību. Ar hlorīda palīdzību organisms ražo sālsskābi, kas ir daļa no kuņģa sulas. Tas palīdz iznīcināt patogēnus kuņģī un ir iesaistīts barības vielu uzsūkšanā, bez kuras nav iespējama normāla imūnsistēmas darbība. Ja nebūtu kuņģa sulas, mēs nevarētu iegūt uzturvielas no pārtikas un ciestu no desmitiem infekciju. Bet tas mums nenotiek, pateicoties sāls un tajā esošajam hlorīdam. Neitrofīli izdala tā saukto hipohlorskābi, tas ir, hipohlorīta sāli (hipohlorīts ir balinātāja aktīvā sastāvdaļa). Hipohlorskābe, ko ražo neitrofīli, nogalina patogēnos mikroorganismus, un hlorīds ir tieši tas, kas nepieciešams šādas noderīgas skābes ražošanai. Tāpēc hlorīds palīdz cīnīties ar infekcijām kuņģī un roku imūnās šūnās. Cilvēka ķermenis nespēj ražot hlorīdu, tāpēc mums tas ir jālieto sāls veidā. Hlorīds ir nepieciešams, lai ražotu taurīna hloramīnu, kas palīdz nomierināt citokīnu vētras. Pēc tam, kad neitrofīli izmanto hipohlorskābi, lai iznīcinātu infekciju, taurīna hloramīns samazina iekaisumu. [1780]

Sāls skalošanai, inhalācijām un deguna apūdeņošanai

Skalošana ar ūdens sāļu šķīdumu palīdz atšķaidīt gļotādu un iznīcināt kaitīgos mikrobus. Lai pagatavotu pareizo šķīdumu gļotu izskalošanai, jums vienkārši jāpadara ūdens nedaudz sāļāks par mutes vidi un jāizvelk mitrums no gļotādas, pēc tam tā kļūs plānāka. Piemēram, hipertoniskajos šķīdumos sāls koncentrācija ir 2-3%, salīdzinot ar 0,82% asinīs. Lai pagatavotu nedaudz koncentrētu sāls šķīdumu, jums vajadzēs 1/3 līdz ½ tējkarotes sāls uz 100 ml. Tomēr Mayo klīnikas eksperti iesaka ¼ līdz ½ tējkarotes sāls uz 8 uncēm, kas nozīmē, ka šķīduma sāls koncentrācija būs attiecīgi no 0,8 līdz 1,6 procentiem. Ja skalojiet ar šo šķīdumu 2-3 reizes dienā, jūs varat ievērojami uzlabot gļotādas stāvokli. Sālsūdens izvelk mitrumu un iznīcina baktērijas, kas nozīmē, ka mutes skalošana ar sāls šķīdumu uzlabo čūlu, gingivīta, periodontīta un kariesa stāvokli. [1781]

Gadījumu kontroles pētījumā Irānas iedzīvotāju vidū tika pārbaudīti faktori, kas saistīti ar samazinātu augšējo elpceļu infekciju risku. Pētnieki secināja: "Rīkla un mutes skalošana ar sālsūdeni ir visefektīvākais profilakses pasākums." [1782] Randomizētā kontrolētā pētījumā ar veseliem pieaugušajiem ar augšējo elpceļu infekcijām atklājās, ka deguna skalošana ar hipertonisku fizioloģisko šķīdumu un skalošana (izmantojot 3% fizioloģisko šķīdumu) pirmajās 48 stundās pēc simptomu parādīšanās samazināja slimības ilgumu par 1,9 dienām (p. = 0,01), samazina vajadzību pēc bezrecepšu medikamentiem par 36% (p = 0,004), samazina vīrusa pārnešanu ciešā kontaktā par 35% (p = 0,006) un samazina vīrusa izplatību (p = 0,04).). [1783] Iespējams, tagad jums rodas jautājums, kur iegūt hipertonisku sāls šķīdumu deguna apūdeņošanai? Neti podu var iegādāties daudzos veikalos. Tikai esiet uzmanīgi: skalošanai ar neti katlu varat izmantot tikai destilētu ūdeni, tas ir, krāna ūdens nederēs! Parasti tējkannas pārdod kopā ar sauso maisījumu skalošanai, no kura jāsagatavo izotonisks/hipertonisks šķīdums deguna skalošanai. Parasti neti podu nav ieteicams lietot ikdienā, taču infekcioza saaukstēšanās laikā deguna skalošana un skalošana ievērojami uzlabo pacienta stāvokli.

Ir zinātniski pierādīts, ka deguna skalošana ar fizioloģisko šķīdumu ir efektīvs palīglīdzeklis hroniska rinosinusīta simptomu ārstēšanai. [1784] Turklāt apūdeņošana tiek uzskatīta par efektīvu papildu līdzekli vairāku citu stāvokļu simptomu ārstēšanai, tostarp akūtu rinītu/deguna nosprostošanos, alerģisku rinītu, vīrusu izraisītu augšējo elpceļu sastrēgumu, kā arī endoskopiskās sinusa operācijas pēcoperācijas laikā.

Austrumeiropā un Centrāleiropā viņi praktizē ārstnieciskas vizītes uz īstām sāls alām pazemē (šo dziedināšanas metodi sauc par speleoterapiju), kas sniedz nenovērtējamu labumu organismam. Šim viedoklim piekrita Hipokrāts. [1785] Sāls mikrodaļiņu ieelpošanu nevis alā, bet uz zemes virsmas sauc par haloterapiju, kas imitē dabiskas sāls alas atmosfēru. Šī alternatīvā ārstēšanas metode ir aktīvi izmantota vismaz kopš viduslaikiem. Haloterapija pirmo reizi tika apspriesta kā potenciāla terapeitiskā metode 1842. gadā, kad poļu ārsts Fēlikss Bočkovskis pamanīja, ka sāls ieguvēji reti slimo ar elpceļu infekcijām. [1786] Tā kā lielākajai daļai cilvēku ir liegta iespēja apmeklēt sāls raktuves, ārsts speciāli vienkāršiem cilvēkiem izstrādāja haloģeneratorus – ierīces, kas rada sāls alas imitāciju un palīdz elpot sāļo gaisu. Sāls likvidē flegmu un attīra elpošanas ceļus, vienlaikus attīrot organismu no infekcijas daļiņām. Ņemiet vērā, ka sākumā šī procedūra var izraisīt simptomu pasliktināšanos, jo palielināta krēpu kustība izraisa klepu. SPA un veselības iestādēs var apmeklēt speciālas sāls istabas, sāls pirtis vai pirtis bez apkures.

Haloterapija ir sadalīta divās galvenajās pieejās – sausā un mitrā sāls terapija. Kad tas ir sauss, tiek izmantotas sausā sāls mikrodaļiņas, un, ja tas ir mitrs, tiek izmantots sāls šķīdums. Tipiska sāls istaba vienā stundā gaisā izdala 5 mg sausas sāls mikrodaļiņas. Atpūta sāls istabā un sāls gaisa ieelpošana ir indicēta pacientiem ar astmu, bronhītu, plaušu slimībām, elpceļu alerģijām un hroniskām ausu infekcijām. [1787] Haloterapija uzlabo cistiskās fibrozes, astmas un hroniskas obstruktīvas plaušu slimības (HOPS) stāvokli. [1788, 1789] Pacientiem ar HOPS apūdeņošana ar fizioloģisko šķīdumu palīdz samazināt elpas trūkumu un uzlabot gļotu klīrensu. [1790] Divi randomizēti pētījumi parādīja, ka sāls istaba samazina bronhu hiperreaktivitāti astmas gadījumā. [1791, 1792] Sāls gaisa elpošana palīdz uzlabot palielinātos adenoīdus un mandeles, kas pirmspubertātes vecuma bērniem izraisa miega apnoja. [1793] Haloterapija ir ieteicama kā pirmās izvēles līdzeklis bakteriālas vaginozes ārstēšanai. [1794] Saskaņā ar randomizēta pētījuma autori, sāls terapija uzlabo imūnsistēmu, uzlabojot limfocītu, imūnglobulīnu darbību un pastiprinot neitrofilu fagocītisko aktivitāti. [1795] Turklāt pēc haloterapijas tiek novērota ādas stāvokļa uzlabošanās psoriāzes un dermatīta gadījumā, lai gan šie dati nav pārliecinoši apstiprināti. [1796]

Uztura bagātinātāji ar glutationu

Glutations ir viens no galvenajiem antioksidantiem cilvēka organismā. Tas ir atrodams augos, dzīvniekos un citos dzīvos organismos. Kad tas sasniedz cilvēku, tas sniedz lielu labumu veselībai, tostarp samazina oksidatīvo stresu. Glutationa galvenais uzdevums ir aizsardzība pret reaktīvām skābekļa sugām, brīvajiem radikāļiem, lipīdu peroksidācijas produktiem un smagajiem metāliem. [1797] Glutations optimālā koncentrācijā palīdz organismam tikt galā ar oksidatīvo stresu un paātrina bojāto audu dzīšanas procesu.

Apskatīsim glutationa derīgo īpašību sarakstu:

•**Glutations darbojas kā galvenais antioksidants**, kas neitralizē brīvos radikāļus un saglabā citus antioksidantus, piemēram, vitamīnus C un E to aktīvajā formā. [1798]**Glutations mazina oksidatīvo stresu,** kas smagos gadījumos izraisa daudzu slimību, tostarp vēža, attīstību.

•**Glutations atbalsta aknu veselību** un palīdz cīnīties ar šī orgāna aptaukošanos. [1799] Aknas, galvenais detoksikācijas orgāns, gūst lielu labumu no glutationa.

•**Glutations palīdz imūnsistēmai**, kontrolējot iekaisumu un autoimūnas reakcijas. [1800]

•**Glutations palīdz regulēt slāpekļa oksīda līmeni**, uzlabojot citrulīna funkcijas. [1801] Tā rezultātā uzlabojas asinsrite un sirds stāvoklis. [1802] Citrulīna līmenis parasti strauji pazeminās akūtu elpceļu infekciju un sepses laikā, [1803, 1804], kas rodas vīrusu infekciju komplikāciju beigu stadijā. Citrulīna līmeņa paaugstināšanai ir pozitīva ietekme uz endotēlija veselību, pateicoties slāpekļa oksīda pieplūdumam. Turklāt slāpekļa oksīdam pašam ir pretvīrusu iedarbība. Tāpēc optimālā glutationa un citrulīna koncentrācija nodrošina slāpekļa oksīda piegādi un uzlabo imunitāti.

•**Glutations kontrolē šūnu nāves procesu** un šūnu cikls. Glutationa trūkums izraisa apoptozi vai šūnu nāvi. [1805]

•**Glutations ir būtisks DNS remontam**, proteīnu sintēze, aminoskābju transportēšana un enzīmu aktivācija. Glutations ietekmē visas ķermeņa sistēmas.

Mēs esam iesnieguši astotajā nodaļā pārtikas produktu sarakstu, kas palielina glutationa līmeni. Ir daudzi faktori, kas samazina glutationa koncentrāciju organismā, tostarp: vides toksīni, slikta dzīvesveida izvēle, miega trūkums, pārmērīgs alkohola patēriņš, hronisks stress, novecošanās, iekaisīgi pārtikas produkti un uztura trūkumi. [1806, 1807]

Uztura bagātinātāji, kas veicina glutationa veidošanos, ir N-acetilcisteīns (NAC), alfa liposkābe un liposomālais glutations. [1808, 1809] Magnijs un C vitamīns arī paaugstina glutationa līmeni. Lielākā daļa uztura bagātinātāju, kas satur glutationu, tiek iznīcināti gremošanas traktā un slikti uzsūcas, ja tos lieto iekšķīgi. Lai pārvarētu šos ierobežojumus, daudzi eksperti iesaka lietot liposomālo glutationu. Liposomālā glutationa perorāla ievadīšana papildina organisma iekšējās glutationa rezerves un imūnās funkcijas marķierus. [1810] Visefektīvākā papildu glutationa iegūšanas metode ir intravenoza, lai gan mums vēl nav pietiekami daudz zinātnisku datu par tā biopieejamību. [1811] Pētnieki pētīja divus pacientus ar COVID-19, kuriem 2 g intravenoza glutationa palīdzēja uzlabot elpošanas funkciju un mazināja elpas trūkumu stundas laikā pēc lietošanas. [1812] Atkārtota glutationa ievadīšana mazināja citus elpceļu vīrusu infekcijas simptomus.

Zemāk ir saraksts ar uztura bagātinātājiem, kas palīdz kontrolēt RNS vīrusus: [1813]
- Ferulīnskābe: 500–1000 mg
- Lipoīnskābe: 1200–1800 mg (ferulīnskābes vietā)
- Spirulīna: 15 g (vai 100 mg fikocianobilīna)
- N-acetilcisteīns: 1200–1800 mg (attiecīgi 2–3 devās)
- Selēns: 50–200 mcg
- Glikozamīns: 3000 mg vai vairāk
- Cinks: 30–50 mg
- Rauga beta-glikāns: 250–500 mg
- Plūškoks: 600–1500 mg (standartizēts līdz 10–15% antocianīnu)

Zāles un uztura līdzekļi ar antitrombotisku iedarbību, kas ir daudzsološi koronavīrusa infekcijas ārstēšanā[4][1]:
- Hidroksihlorokvīns: 200 mg 2 reizes dienā
- Spirulīna: 15 g (apaļa ēdamkarote) vienu reizi dienā
- Glicīna pulveris: 5 g, 2-3 reizes dienā
- Liposkābe: 600 mg 2–3 reizes dienā
- Ferulīnskābe: 500 mg 2 reizes dienā (lipoīnskābes vietā)
- Brokoļu asnu pulveris: 5 g 1–2 reizes dienā (satur 20–40 mg sulforafāna)
- N-acetilcisteīns: 600 mg 2–3 reizes dienā
- Citrulīna pulveris: 2 g, 2 reizes dienā
- Folijskābe: 40 mg vienu reizi dienā
- Biotīns: 10 mg 2–3 reizes dienā

---

1.   http://flibusta.site/b/781081/read#n_4

Uztura bagātinātāji ar NAD+

NAD+ (NAD+) jeb nikotīnamīda adenīna dinukleotīds ir galvenais koenzīms, kas piedalās visos organisma enerģijas procesos. [1815] Tas ir būtiski, lai pārtiku pārvērstu enerģijā, labotu DNS bojājumus, stiprinātu imūnsistēmu, sadedzinātu taukus un regulētu ķermeņa diennakts ritmu. [1816] Novecošana samazina NAD daudzumu, un zems NAD paātrina novecošanos. [1817]

Kā NAD ietekmē imūnsistēmu?

●NAD biosintētiskie ceļi regulē imūnās šūnas un iedzimto imunitāti.[1818] Imūnās atbildes laikā makrofāgi palielina NAMPT līmeni, kas virza NAD pārstrādes ceļu un kontrolē iekaisumu un šūnu izdzīvošanu. NAD kontrolē citokīnus, limfocītus un monocītus asinīs. [1819] NAD injicēšana pelēm pasargā tās no autoimūnām slimībām un pagarina dzīvildzi pēc ādas transplantācijas. [1820, 1821]

●NAD ir iesaistīts ķermeņa pretvīrusu aizsardzības sistēmās, piemēram, interferons. [1822] Koronavīrusa infekcija izjauc NAD metabolismu, pārmērīgi ekspresējot PARP (poli(ADP-ribozes) polimerāzi), kas nomāc pretvīrusu aktivitāti. [1823] Nikotinamīda vai nikotīnamīda ribosīda papildināšana var atjaunot PARP pretvīrusu aizsardzību.

●Zems NAD līmenis kavē šūnu antioksidantu aktivitāti. Rezultāts ir iekaisums un oksidatīvais stress, kas vājina imūnsistēmu. Makrofāgu stimulēšana ar lipopolisaharīdu noved pie ķermeņa iekaisuma stāvokļa un samazina NAD koncentrāciju dažu stundu laikā. [1824] Šajā posmā veidojas arvien vairāk reaktīvo skābekļa sugu, kas pasliktina bojājumus.

●NAD aizsargā pret smagajiem metāliem un novērš to kaitīgo ietekmi. Pētījumā par apaļajiem tārpiem atklājās, ka uztura bagātinātāji ar NAD+ aizsargā pret saindēšanos ar metildzīvsudrabu. [1825] Tāpēc, lai aizsargātos pret vides toksīniem, labāk ir rūpēties par augstu NAD koncentrāciju organismā, izmantojot veselīgus ieradumus un uztura bagātinātājus.

●Zems NAD līmenis paātrina ķermeņa un imūnsistēmas novecošanās procesu. Teorija ir tāda, ka NAD līmenis samazinās līdz ar vecumu, jo tos sadala pārmērīgi aktīvs NAD attīrīšanas enzīms CD38. [1826] CD38 ir ar membrānu saistīta hidrolāze, ko pārregulē NF-κB. [1827] Kopumā, jo vairāk iekaisuma, jo vairāk CD38, kas noārda NAD. Iespējams, tāpēc dažādām iekaisuma slimībām raksturīgs zems NAD līmenis. Šajā gadījumā visi centieni jāvērš uz zema NAD līmeņa cēloņa ārstēšanu, nevis tādu zāļu lietošanu, kas to mākslīgi palielina. NAD attīrošie enzīmi, piemēram, CD38, ADP-riboziltransferāzes (ART), poli-ADP-ribozes polimerāzes (PARP) un sirtuīni veicina imūnsistēmas un visa ķermeņa novecošanos. [1828] Flavonoīdi kvercetīns un apigenīns inhibē CD38, kas palielina NAD koncentrāciju. [1829]

Iekaisums ir process, kas rodas kā novecošanas blakusparādība un aktīvi iznīcina NAD. [1830] Infekcijas, hroniskas slimības un vīrusu slodze nevar notikt bez iekaisuma. Imūnās reakcijas izraisa oksidatīvo stresu un NAD+ sadalīšanos. Novecojot, iekaisuma stāvoklis pēc noklusējuma pasliktinās, jo organismā paliek mazāk NAD un antioksidantu kapacitātes. [1831] Diemžēl mēs esam papildus pakļauti dažādiem pro-iekaisuma apstākļiem, piemēram, gaisa piesārņojumam, smagajiem metāliem, pesticīdiem, EML un sliktas kvalitātes pārtikai, kas vēl vairāk noplicina organisma NAD krājumus. Šī labvēlīgā savienojuma trūkums pastāvīgi negatīvi ietekmē imūnsistēmas darbību un palielina ķermeņa uzņēmību pret infekcijām.

Apskatīsim, kā palielināt NAD līmeni optimālai imūnsistēmas darbībai un enerģijas homeostāzei:

●Nomāc iekaisumu, kas pazemina NAD līmeni. Kā mēs apspriedām iepriekš, iekaisums veicina NAD sadalīšanos. Tāpēc iekaisuma pamatcēloņa atrašana un tā ārstēšana ir jūsu sākumpunkts NAD līmeņa paaugstināšanai.

●NAD var sintezēt no aminoskābēm triptofāna vai asparagīnskābes. Triptofāna hidroksilāze 1 ir cieši saistīta ar NAD+ imūnregulējošajām īpašībām. [1832] Imūnās reakcijas laikā notiek triptofāna sadalīšanās. Papildu triptofāna uzņemšana stimulē dzīšanas procesus. [1833] Dzīvnieku olbaltumvielas ir biopieejamākais NAD prekursoru avots.

●Papildu B3 vitamīns vai niacīns, nikotīnamīds, nikotīnamīda ribosīds (NR) un nikotīnamīda mononukleotīds (NMN) palielina NAD+ līmeni. Dienas nepieciešamību NAD+ biosintēzei var apmierināt, uzņemot 20 mg niacīna dienā. Tomēr arvien vairāk pierādījumu liecina, ka, paaugstinot NAD+ līmeni daudz augstāk, jūs varat pasargāt sevi no novecošanas un neirodeģenerācijas procesiem. [1834] Niacīns ir atrodams dzīvnieku barībā un olbaltumvielās. Niacīns, ko var atrast augos vai pārtikas produktos, piemēram, kukurūzā, ir mazāk uzsūcas un neuzlabo B3 vitamīna deficītu. [1835]

Zinātnieki ir atklājuši, ka NAD līmeņa paaugstināšana ar nikotīnamīda ribosīdu (NR) novērš novecošanās pazīmes un, iespējams, samazina dažādu slimību attīstības risku. [1836] Tomēr nav bijis daudz cilvēku klīnisko pētījumu, lai pierādītu šo hipotēzi.

Galvenie NAD prekursori ir nikotīnskābe (NA) vai niacīns, nikotīnamīds (Nam), nikotīnamīda ribosīds (NR) un nikotīnamīda mononukleotīds (NMN). Visi šie savienojumi ir iesaistīti metabolismā, bet nikotīnamīda ribosīds (NR) vislabāk paaugstina NAD līmeni atkarībā no devas. [1837] 100, 300 un 1000 mg NR devas palielina NAD līmeni cilvēkiem. [1838] Visbiežāk viena bioloģiski aktīvo zāļu deva satur 300 mg. Pelēm papildu 400 mg/kg/dienā NR ievadīšana vienu nedēļu palielināja aknu un muskuļu NAD līmeni. [1839]

Deivida Sinklera laboratorija ziņo, ka vecajām pelēm NMN injicējot nedēļu, tiek atjaunoti un atjaunoti mitohondriji. [1840] Šī procedūra neuzlabo muskuļu spēku, bet tas, iespējams, ir saistīts ar īso ārstēšanas ilgumu. Ilgtermiņa zinātniskā pētījumā peles, kurām tika dota liela NMN deva (300 mg/kg/dienā), bez papildu slodzes zaudēja 18% no ķermeņa svara. [1841] Ārstēšanai nebija nekādas ietekmes uz jaunām pelēm, taču tā bija ļoti noderīga vecām pelēm.

Salīdzinot ar NMN, NR ir apstiprināts vairākos klīniskos pētījumos ar cilvēkiem. Eksperti uzskata, ka NR ir drošāks pat lielākās devās, lai gan mums nav pietiekami daudz zinātnisku datu par NMN drošību. [1842] Zinātnieki ir atklājuši, ka perorāla NR ievadīšana 5000 mg/kg/dienā. neizraisa nāvi, bet kaitīgi ietekmē iekšējos orgānus. Minimālās blakusparādības tiek novērotas, lietojot 1000 mg/kg/dienā, bet 300 mg/kg/dienā. nerada blakusparādības. [1843] ASV Pārtikas un zāļu pārvalde nav novērtējusi NMN, lai gan savienojums ir iekļauts uztura bagātinātājos. [1844] Šķiet, ka lielas NMN devas nerada nopietnas veselības problēmas.

Galvenās grūtības, ārstējot ar zālēm, kas satur NR un NMN, ir tādas, ka tās var metilēt un izdalīties ar urīnu. Rezultātā tiek zaudēti NAD prekursori un metilgrupas donors, ko varētu izmantot metilēšanai. [1845] Lai to novērstu, lietojiet NR un NMN kopā ar pārtiku, lai nekavējoties novirzītu tos uz NAD sintēzi, nevis metilēšanu. Turklāt, lai novērstu metilgrupu zudumu, varat mēģināt apvienot NR un NMN ar papildu metilgrupu donoriem, piemēram, trimetilglicīnu (betaīnu), kreatīnu, B12 vitamīnu vai glicīnu.

●**Fermentēti pārtikas produkti**, piemēram, skābēti kāposti un kombuča, satur B vitamīnus, kas paaugstina NAD+ līmeni. Fermentācijas procesā veidojas NADH un laktāts, kas samazina NAD+. [1846]

●**Ketonu ķermeņi** samazināt reaktīvo skābekļa sugu veidošanos mitohondrijās NADH (NADH) oksidēšanās dēļ par NAD+. [1847] Ketogēnā diēta paaugstina NAD+ līmeni, pateicoties tauskskābju oksidācijai un glikozes izvadīšanai. [1848] Glikozes samazināšanās izraisa NAD+ līmeņa paaugstināšanos, stimulējot AMPK un SIRT1 aktivitāti. [1849] Tomēr augļi var arī aktivizēt fermentus, kas palīdz pārvērst NADH par NAD+. [1850] Tāpēc svaigi augļi ir noderīgi pat tad, ja tiek ievērota zema ogļhidrātu satura diēta.

●**Badošanās un kaloriju ierobežošana** palielina NAD+ un SIRT1. Tiem piemīt atjaunojoša iedarbība un tie veicina šūnu izdzīvošanu. [1851, 1852, 1853] Badošanās veicina NAD pārstrādi, aktivizējot NAMPT, kas kontrolē NAD pārstrādes ceļu, stimulējot AMPK. [1854] Dzīves ilguma palielināšana, ierobežojot uzņemto kaloriju daudzumu, daļēji ir atkarīga no NAD ietekmes. [1855]

●**Fiziskie vingrinājumi** paaugstināt NAD+ un sirtuīnu līmeni. [1856, 1857] Pirts apmeklējumam ir tāds pats efekts. [1858] NAD līmenis galvenokārt palielinās mitohondrijās. [1859]

Vai infekciju laikā man jālieto NAD zāles?

NAD/NADH homeostāze (NADH) nosaka patogēnu un dažādu baktēriju, tostarp Mycobacterium tuberculosis (MBT) izdzīvošanu. [1860] Daži vīrusi pārņem fermentus, kas nepieciešami NAD homeostāzei, un izmanto tos paši savai izdzīvošanai. [1861] Pēc ekspertu aplēsēm, aptuveni 17% MBT fermentatīvo reakciju ir iesaistītas NADPH kā kofaktors. [1862] MBT var izmantot gan de novo sintēzi, gan NAD pārstrādes ceļu. [1863] NAD+ deficītam ir baktericīda iedarbība uz daudziem baktēriju celmiem, un tas var būt potenciāls dažu slimību mērķis.

Līdz šim pētījumi ir parādījuši, ka zālēm, kas palielina NAD līmeni, piemēram, NR un pterostilbēnu, ir antibakteriālas īpašības. [1864] Iespējams, ka šī iemesla dēļ sirutīnu un SIRT1 palielināšana uzlabo šūnu funkcijas. [1865] Tādējādi NAD/NADH efektīvi darbojas kā abpusgriezīgs zobens, vienlaikus uzlabojot imunitāti un saglabājot patogēnu dzīvībai svarīgās funkcijas. Noteicošais faktors ir atkarīgs no daudziem citiem procesiem organismā un kopējā enerģijas līdzsvara.

Piemēram, ja esat vesels un jums ir augsts NAD līmenis, jums var nebūt nepieciešams lietot uztura bagātinātāju, kas satur šo savienojumu. Bet, no otras puses, ar hronisku nogurumu vai mitohondriju disfunkciju, palielinot NAD līmeni, ievērojami uzlabojas stāvoklis. Zems NAD līmenis vēl vairāk noārda NAD un uztur jūs atkārtotā NAD izsīkuma ciklā.

Noteikta infekcijas stadija nopietni ietekmē arī slimības gala iznākumu. Ja paaugstināsit NAD līmeni pareizajā vīrusu infekcijas stadijā, jūs varat ievērojami samazināt slimības smagumu. Vīrusi un inficētās šūnas pastāvīgi cīnās par NAD, cenšoties vilkt to uz savu pusi. Inficētās veselās šūnas izmanto NAD, lai pasargātu sevi no vīrusa, un vīrusi no tām paņem NAD, lai izdzīvotu. Jaunākie pētījumi liecina, ka infekcijas noplicina NAD rezerves, aktivizējot PARP. Pēc tam uzkrājas pro-iekaisuma citokīnu vētra, kas parasti notiek COVID-19 un citu infekcijas slimību laikā, vēl vairāk noārdot NAD. [1866] Gandrīz visas ar COVID-19 saistītās patoloģijas ir saistītas ar NAD+ zudumu.

Adaptogēni imunitātes uzlabošanai

Tradicionālā medicīna tūkstošiem gadu ir balstījusies uz dažādu augu ārstnieciskajām īpašībām. Tie satur noderīgus adaptogēnus savienojumus, kas nepieciešami imūnsistēmas stiprināšanai un vielmaiņas procesa uzlabošanai.

Adaptogēni ir augu savienojumi, kas uztur homeostāzi organismā. [1867] Ja jums ir maz enerģijas un vitalitātes, tiem būs uzmundrinošs efekts, un, ja esat pārāk satraukti, tie palīdzēs jūs nomierināt. Vielu sauc par adaptogēnu, ja tā ir netoksiska, nespecifiska un tai ir fizioloģiska iedarbība. Līdz šim ASV Pārtikas un zāļu pārvalde un ES nelieto terminu "adaptogēns" farmakoloģijā, jo trūkst datu par tā iespējamo ieguvumu veselībai. [1868] Tomēr šobrīd tiek veikts ļoti daudz pētījumu par adaptogēnu, piemēram, sēnīšu, garšaugu, sēņu un augu labvēlīgajām īpašībām.

Zemāk ir saraksts ar visizplatītākajiem un efektīvākajiem adaptogēniem:

●**Slīpa pūce (Inonotus obliquus).** Čaga aug un attīstās uz bērzu stumbriem. Sēne palīdz samazināt holesterīna, triglicerīdu līmeni, mazina iekaisumu un novērš oksidatīvo stresu. [1869] Zinātnieki ir atklājuši, ka čagas polisaharīdi aktivizē makrofāgus, izmantojot MAPK un NF-kB signalizācijas ceļus. [1870] Čagas sēne šķidrā ekstrakta veidā stimulē baltos asinsķermenīšus un pretiekaisuma citokīnus. [1871] Tajā pašā laikā tas kavē proinflammatorisko citokīnu veidošanos. [1872] Čagu var lietot kā pulveri, tinktūru, ekstraktu vai pagatavot tēju. Optimālā čagas dienas deva ir 1–2 tējkarotes, jo sēnē ir daudz oksalātu, kas saistās ar kalciju un veido nierakmeņus. Oksalātu koncentrācija čagā ir atkarīga no izdalīšanās formas, tāpēc pirms iegādes pievērsiet uzmanību informācijai par oksalātu saturu. Aptuveno oksalātu līmeni čagā var salīdzināt ar mandelēm, zemesriekstiem, graudaugiem un šokolādi. Sēne to satur daudz mazāk nekā tādos pārtikas produktos kā spināti, rabarberi un biešu zaļumi, kur šķīstošo oksalātu koncentrācija ir ļoti augsta. Tomēr nešķīstošie oksalāti nekaitē ķermenim, jo tie izdalās kopā ar izkārnījumiem, kas nozīmē, ka jums ir jābūt tikai modram attiecībā uz šķīstošiem oksalātiem. Ir zināms gadījums, kad 72 gadus veca sieviete ar aknu vēzi sešus mēnešus lietoja 4-5 ēdamkarotes čagas un tādējādi izraisīja aknu bojājumus un neatgriezenisku nieru darbības zudumu. Tāpēc ir ļoti svarīgi nodrošināt, lai jūs nepārsniegtu ieteicamo chaga devu. Ja lietojat čagu, esiet piesardzīgs, lietojot pārtiku ar augstu oksalātu saturu, piemēram, spinātus, rabarberus, riekstus, sēklas, pupiņas, šokolādi, bietes, tēju, avenes utt. [1873]

●**Reishi sēne (Ganoderma lucidum).** Reishi sēne aug mitrās vietās. Tas atbalsta imūnsistēmas darbību, sarkano asins šūnu darbību, [1874] uzlabo organisma spēju pretoties slimībām. Pētījumā, kurā piedalījās vairāk nekā 4000 krūts vēzi izdzīvojušo, 59% pacientu regulāri lietoja reishi. [1875] Reishi satur plašu bioaktīvo polisaharīdu, beta-glikānu un vairāk nekā 120 dažādu terpenoīdu klāstu. [1876] Tas palielina ABL holesterīna līmeni, samazina TNF-alfa līmeni un cīnās ar nogurumu. [1877, 1878] Dienas deva ir tāda pati kā čagai, tas ir, 1 līdz 2 tējkarotes dienā.

●**Šitaki sēne (Lentinula edodes).** Šitaki ir tumši brūna sēne, kas aug uz celmiem un atmirušās koksnes. Sēne satur polisaharīdus, terpenoīdus un sterīnus, kas stiprina imūnsistēmu, pazemina holesterīna līmeni un cīnās ar vēzi. [1879] Pētījumi liecina, ka regulāra šitake lietošana (1 līdz 2 tējkarotes vai 5 līdz 10 g) mazina iekaisumu un uzlabo imūno funkciju jauniem cilvēkiem. [1880] Eksperti atzīmēja C reaktīvā proteīna līmeņa samazināšanos, gamma delta T šūnu un dabisko killer šūnu proliferācijas palielināšanos un sekrēcijas IgA palielināšanos, kas liecina par palielinātu zarnu imunitāti.

●**Sēnīte jeb "tītara aste" (Coriolus/Trametes versicolor).** Daudzkrāsaina sēne *in vitro* samazina leikēmijas šūnu skaitu [1881] un uzlabo imūnsistēmu pacientiem, kuriem tiek veikta ķīmijterapija. [1882] Tas satur 35 dažādus polifenolus un flavonoīdus, piemēram, spēcīgu antioksidantu kvercetīnu. [1883] Tītara aste ir bagāta arī ar citām vielām, piemēram, polisaharīdu peptīdiem (PSP), kas aktivizē makrofāgus un modulē imūnreakciju. [1884, 1885] *In vitro* Polypore polypore ekstrakts kavē Staphylococcus aureus un Salmonella augšanu. [1886]

●**Ašvaganda.** Pētījumi ar dzīvniekiem liecina, ka ashwagandha ir imūnmodulējošas īpašības un palielina palīgu T šūnu un makrofāgu līmeni. [1887, 1888] Eksperti ir atklājuši, ka cilvēkiem ashwagandha mazina stresu un atjauno imūnsistēmu līdzsvarā. [1889, 1890] Piecos cilvēkos ashwagandha palielināja CD4 un CD3+ T limfocītu ekspresiju 96 stundas pēc ievadīšanas. [1891]

●**Ženšeņs.** Āzijas un Amerikas ženšeņs kontrolē imūnās šūnas un tam piemīt pretmikrobu īpašības. [1892] Fermentētai savvaļas ženšeņa saknei piemīt pretiekaisuma un antioksidanta iedarbība. [1893] Tradicionāli žeņšeņu lieto hroniska noguruma un erektilās disfunkcijas ārstēšanai. [1894] Pētījumā, kurā piedalījās 30 cilvēki, kuriem tika doti 200 mg žeņšeņa dienā, viņu garīgā veselība un garastāvoklis uzlabojās, taču pēc astoņām nedēļām šis līmenis atgriezās sākotnējā līmenī. [1895] Citā pētījumā 200 mg deva, salīdzinot ar 400 mg devu, bija efektīvāka garīgās veiktspējas palielināšanā un ilgāk pasargāja cilvēkus no noguruma testa laikā. [1896] Tāpēc vairāk ne vienmēr ir labāk.

●**Ingvers.** Ingvera pretiekaisuma īpašības ir plaši zināmas. Tas spēj arī novērst infekcijas izraisītājus un aizsargāt pret vides stresa faktoriem, piemēram, dūmiem un kaitīgām ķīmiskām vielām. [1897, 1898] Viena no tā aktīvajām sastāvdaļām ir gingerols, spēcīgs pretiekaisuma savienojums. [1899] Ir pierādīts, ka patērējot 2 gramus ingvera dienā, tas ievērojami samazina muskuļu sāpes. [1900] Daži pacienti no 247 cilvēkiem ar ceļgala osteoporozi lietoja ingvera ekstraktu, kā rezultātā viņi mazāk sūdzējās par sāpēm un mazāk sāka lietot medikamentus. [1901] Eksperimenta laikā sievietes pirmajās trīs menstruāciju dienās paņēma 1 g žāvēta ingvera pulvera, kā rezultātā sāpes pilnībā izzuda. Ingvera iedarbība šajā gadījumā ir salīdzināma ar ibuprofēna iedarbību. [1902] 2. tipa cukura diabēta gadījumā 2 g ingvera pulvera dienā samazina glikozes līmeni tukšā dūšā par 12% un oksidētos lipoproteīnus par 23%. [1903] Trīs grami ingvera dienā var ievērojami samazināt holesterīna līmeni. [1904]

●**Kurkuma.** Kurkumīnam, vienam no vairākiem aktīvajiem kurkuma komponentiem, piemīt pretiekaisuma īpašības, tas mazina hroniskas sāpes un cīnās ar infekcijām. [1905] Tas paaugstina glutationa līmeni un kavē NF-kB aktivāciju. [1906] Kurkumīnam ir antibakteriāla, pretvīrusu un pretsēnīšu iedarbība uz cilvēka ķermeni. [1907] Tas ir atrodams karija un citās Indijas garšvielās, bet visefektīvākie ir uztura bagātinātāji, kas satur kurkumīnu. Tie satur taukos šķīstošos kurkuminoīdus vai ūdenī šķīstošos kurkumas saharīdus. Parasti uztura bagātinātājus ar kurkumu lieto pa 500 mg divas līdz četras reizes dienā ēdienreizes laikā.

●**Astragalus (Astragalus membranaceus).** Pētījumu rezultāti liecina, ka astragalus aizsargā pret kuņģa-zarnu trakta iekaisumu un tai piemīt imūnstimulējošas īpašības. [1908] Vienā pētījumā astragalus, ehinācijas un lakricas augu tinktūra stimulēja imūnās šūnas 24 stundu laikā pēc lietošanas un saglabāja paaugstinātu līmeni nākamās 7 dienas. [1909] Pētījums*in vitro* parādīja, ka astragalus ekstrakts aktivizē makrofāgu imūnreakciju. [1910]

●**Lakrica sakne vai lakrica** Tam ir salda garša, tāpēc to izmanto kā saldinātāju saldumu un pastilu ražošanā. Lakrica sakne ir arī aktīvi izmantota medicīniskiem nolūkiem daudzus gadsimtus. Visbiežāk to lieto klepus, gremošanas traucējumu un saaukstēšanās ārstēšanai. Ir pierādīts, ka lakrica samazina Helicobacter pylori skaitu, [1911] mazina čūlas, [1912] veicina imūnsistēmas darbību, [1913] un cīnās ar vīrusu infekcijām, piemēram, netipisku pneimoniju vai gripu. [1914] Eksperti ir atklājuši, ka izoliquiritigenīns (ILG), lakricas saknes galvenā aktīvā sastāvdaļa, kavē gripas vīrusa replikāciju un traucē pro-iekaisuma citokīnu izdalīšanos. [1915] ILG papildu ievadīšana samazina saslimstību pelēm, kas inficētas ar H1N1 vīrusu. [1916] Glicirizīns, vēl viens aktīvs lakricas saknes savienojums, efektīvi bloķē SARS koronavīrusa replikāciju. [1917] Ņemiet vērā, ka pārmērīgs glicirizīna daudzums izraisa galvassāpes, vājumu, hipertensiju un pat sirdslēkmes. [1918] Tāpat nav ieteicams to dzert grūtniecības un zīdīšanas laikā. Lakrica var mijiedarboties ar zālēm, piemēram, diurētiskiem līdzekļiem, antiaritmiskiem līdzekļiem, asinsspiediena zālēm, prettrombu līdzekļiem, statīniem un nesteroīdiem pretiekaisuma līdzekļiem (NPL). [1919] Lakrica lietošana jāierobežo, pamatojoties uz glicirizīna koncentrāciju, ko nedrīkst lietot vairāk kā 100 mg dienā.

●**Schisandra chinensis (Schisandra chinensis)** – vīteņauga augļi, purpursarkanas krāsas ogas. 2013. gadā pētījumā ar dzīvniekiem zinātnieki atklāja, ka Schisandra chinensis atjauno aknas un aizsargā pret lipīdu peroksidāciju. [1920] Turklāt tas atvieglo menopauzes simptomus sievietēm, [1921] bloķē lieko beta-amiloīdu Alcheimera slimības gadījumā [1922] un mazina depresiju pelēm. [1923] Droša deva ir 1,5–6 g dienā pulvera veidā vai 3 g dienā veselu augļu. Pārmērīgas devas var izraisīt grēmas, čūlas, refluksu un alerģiju.

●**Moringa oleifera.** Moringa satur C vitamīnu, beta-karotīnu, kvercetīnu un hlorogēnskābi, kas mazina iekaisumu. [1924] Pētījumi ar cilvēkiem liecina, ka tas palīdz samazināt cukura līmeni asinīs un lipīdus. [1925] Moringa lapas un sēklas aizsargā peles un žurkas no saindēšanās ar arsēnu. [1926] Augs arī kavē lipīdu peroksidāciju un labvēlīgi ietekmē nieru darbību. [1927] Moringas sakne samazina oksalātu koncentrāciju urīnā un novērš urolitiāzes attīstību. [1928] Turklāt šis ārstniecības augs palīdz cīņā pret stresu, trauksmi un palīdz regulēt vairogdziedzera hormonus. [1929, 1930] Moringa pulveri ieteicams lietot katru dienu, 1/2–2 tējk. vai 1500–3000 mg dienā.

●**Svētais baziliks (Ocimum sanctum)** vai tulsi (tulsi) ir pretvīrusu, antibiotiku, pretsēnīšu, baktericīdas un dezinfekcijas īpašības. [1931] 2017. gada pētījumu pārskats atklāja, ka svēto baziliku potenciāli varētu izmantot sirds un asinsvadu slimību ārstēšanai, pateicoties tajā esošajiem antioksidantiem. [1932] Tā kā augam piemīt antibakteriāla iedarbība, to var izmantot mutes veselības uzlabošanai. [1933]

●**Androgrāfs** ir Acanthaceae dzimtas augu ģints. Dažādās valstīs to pazīst ar dažādiem nosaukumiem, tostarp "Indijas ehinaceja". Tradicionālajā ķīniešu un indiešu medicīnā Andrographis Paniculata lieto klepus, saaukstēšanās un gripas ārstēšanai. Tas ir pilnīgi drošs un lieliski atvieglo akūtu elpceļu infekciju simptomus un saīsina slimības ilgumu. [1934] Ir pierādīts, ka ārstniecības augs efektīvi mazina augšējo elpceļu infekciju simptomus. [1935]

●**Artemisinīns** vai vērmeles kavē flavivīrusu replikāciju, stimulējot 1. tipa interferona veidošanos. [1936]

Parasti adaptogēnus nav ieteicams lietot regulāri, jo tie var izraisīt atkarību un organisms pārstās uz tiem reaģēt. Lai no tā izvairītos, lietojiet šos labvēlīgos augu savienojumus stresa, iekaisuma, saaukstēšanās un infekciju laikā. Tie ir īpaši efektīvi gripas sezonā, kad organismam trūkst saules gaismas un imūnsistēmai nepieciešama papildu stimulācija.

Apskatīsim to vielu un zāļu sarakstu, kas nepalīdz stiprināt imūnsistēmu un tikai pasliktina infekciju gaitu:

● **Paracetamols un nesteroīdie pretiekaisuma līdzekļi (NPL).** Pretsāpju līdzekļus bieži lieto saaukstēšanās ārstēšanai, lai gan tiem nav būtiskas pozitīvas ietekmes. Pētījumi liecina, ka acetaminofēns vai paracetamols palielina saaukstēšanās ilgumu, jo nomāc dabiskos aizsardzības mehānismus. [1937] Pneimonijas gadījumā NSPL traucē neitrofilu darbu, neļauj tiem savākties iekaisuma vietā un neļauj pabeigties iekaisuma procesiem pēc akūtas plaušu bakteriālas infekcijas, kas būtiski palēnina atveseļošanos. [1938] 2014. gadā pētnieki atklāja, ka NPL un citi drudzi mazinoši pretsāpju līdzekļi palielina gripas slimību un nāves gadījumu skaitu ASV. [1939]

● **Multivitamīni.** Nav pierādīts, ka B vitamīnu, E vitamīna, folijskābes un C vitamīna lietošana aizsargā pret parastām infekcijām. [1940, 1941] Lai gan multivitamīni palīdz kompensēt mikroelementu trūkumu. [1942] Zinātnieki ir atklājuši, ka C vitamīns saīsina saaukstēšanās simptomu ilgumu un smagumu, bet nevar novērst slimību.

● **Ehinācija**, kas visā pasaulē tiek cienīts ar spēju stiprināt imūnsistēmu, tiek izmantots augšējo elpceļu infekciju ārstēšanai. [1943] Tomēr jaunākie sistemātiskie pārskata pētījumi nav atklājuši statistiski nozīmīgus ieguvumus veselībai šajā augā. [1944]

● **Klepus zāles.** Klepus ir mūsu ķermeņa aizsardzības mehānisms, kas palīdz atbrīvot elpceļus, izvadot gļotas un baktērijas. Neviena no bezrecepšu zālēm pret klepu, piemēram, kodeīns, [1945] dekstrometorfāns (DXM) vai antihistamīni [1946], nav pierādīta efektīva gripas un klepus ārstēšanā. [1947]

Atgādināsim, ka pirms sākat lietot šo vai citu uztura bagātinātāju, noteikti jākonsultējas ar savu ārstu. Ir saprātīgāk vispirms pievērst uzmanību savam uzturam, sākt ēst pilnvērtīgu pārtiku un pēc tam papildināt trūkstošos mikroelementus un uzturvielas. Tomēr ir dažas uzturvielas, kuru burtiski visiem trūkst: magnijs, varš, mangāns, D vitamīns, A vitamīns, riboflavīns, holīns un, iespējams, NAD tiem, kam ir novājināta imūnsistēma.

Desmitā nodaļa:

Intermitējoša badošanās, autofagija un imūnsistēmas novecošanās.

Kā badošanās ietekmē imūnsistēmu?

Imūnsistēmas novecošana vai ar vecumu saistīta aizkrūts dziedzera involucija ir imūnsistēmas funkciju nomākšanas process, kas saistīts ar vecumu un šūnu iznīcināšanu. Jo vairāk imūnsistēma noveco, jo sliktāk organisms tiek galā ar imūnreakcijām [1948] un T-limfocītu veidošanos. [1949] Turklāt dabisko killer šūnu citotoksicitāte ir ievērojami samazināta. [1950] Šī procesa rezultātā palielinās nāves gadījumu skaits no infekcijas slimībām.

Šūnu novecošanās ir normāla bioloģiskās novecošanās sastāvdaļa. [1951] Šūnas sāk novecot, kad tās zaudē spēju dalīties un augt. Neskatoties uz to stāvokli, šīs šūnas turpina demonstrēt vielmaiņas aktivitāti un izplata iekaisumu, regulē imūnligandus un saīsina telomērus. [1952] Dažkārt tās sauc par "zombiju šūnām", jo tās organismam nedod nekādu labumu, bet tikai veicina iekaisumu. Vecās šūnas paātrina visa organisma novecošanos, uzkrājoties tajā un ierobežojot cilmes šūnu reģenerācijas potenciālu. [1953] No tā izriet, ka cilvēks ir uzņēmīgāks pret dažādām infekcijām, hroniskām slimībām un vēža attīstību. Nepieciešamas imūnās šūnas? Pirmkārt, jums ir jāsaražo pietiekami daudz cilmes šūnu. Nepieciešams labot bojātās sirds šūnas? Arī šeit bez cilmes šūnām neiztikt. Tādējādi, jo vairāk bojājumu uzkrājas organismā, jo vairāk ir veco šūnu un mazāk cilmes šūnu. Kopumā mēs varam teikt, ka iekaisums un oksidatīvais stress neļauj organismam ražot jaunas šūnas, lai aizstātu tās, kuras ir bojātas un mirst no vecuma.

Šūnu novecošanās notiek, reaģējot uz DNS bojājumiem, ko izraisa reaktīvās skābekļa sugas (ROS) un brīvie radikāļi. [1954, 1955] Oksidatīvais stress ir neizbēgama enerģijas ražošanas, elpošanas un dzīves sastāvdaļa. Viss, ko mēs varam darīt, ir to zināmā mērā palēnināt.

Pirms vairāk nekā 20 gadiem eksperti secināja, ka patērēto kaloriju daudzuma ierobežošana palēnina novecošanās procesu un pagarina dzīves ilgumu gandrīz visām dzīvnieku sugām. [1956] Apēdot ierobežotu kaloriju daudzumu, apaļtārpi, mušas, peles un pērtiķi dzīvo vidēji par 20–30% ilgāk. [1957] Kaloriju ierobežojums samazina oksidatīvo stresu, samazina iekaisumu, uztur mitohondriju veselību un noņem zombiju šūnas. Tomēr dzīvi var pagarināt tikai tad, ja var izvairīties no uztura trūkumiem. Turklāt pētījumi par dzīvnieku kaloriju ierobežošanu liecina, ka ieguvumi galvenokārt rodas no pārstrādātas pārtikas izslēgšanas, un šie pētījumi nekad nav veikti ar dzīvniekiem, kas izmanto dabisku uzturu. Turklāt tās tika piespiedu kārtā ierobežotas, tāpēc bieži vien ir tā, ka mazkaloriju diētas reālos apstākļos cilvēkiem nedarbojas. Tomēr, ja būtu veids, kā ievērot diētu, kas dabiski izraisīja mazāku kaloriju uzņemšanu un/vai uzlabotu vielmaiņas veselību, dzīves pagarināšana būtu iespējama.

Kaloriju ierobežojuma priekšrocības ir saistītas ar autofagiju vai šūnu dzīves ciklu. Autofagija ir veco, nolietoto šūnu komponentu pārstrādes process un pēc tam to pārvēršana enerģijā. Piemēram, ja jūs bloķējat autofagijas gēnus, peles nedzīvos ilgāk pat ar kaloriju ierobežojumu, un pelēm ar aktivizētu autofagiju faktiski palielinās dzīves ilgums. [1958] Šūnu novecošanas laikā palielinās autofagija (lai atbrīvotos no bojātajām šūnām), [1959] un autofagijas kavēšana arī veicina novecošanos. Vienkārši sakot, nepietiekama autofagijas aktivitāte paātrina šūnu novecošanās procesu, un, šūnām novecojot, organisms cenšas tās iztīrīt ar autofagijas palīdzību.

Pētījumi liecina, ka autofagijas spēju atjaunošana maina novecošanās procesu un atjauno novecojošo satelītšūnu reģeneratīvās funkcijas. [1960] Turklāt zinātnieki ir pierādījuši, ka autofagija aizsargā pret ar vecumu saistītu sarkopēniju un muskuļu zudumu. [1961] Autofagijas trūkums veicina vecumu un slimību attīstību. [1962] Autofagija apkaro ar vecumu saistītu muskuļu zudumu, [1963] uzlabo jutību pret insulīnu, [1964] veicina pāreju uz ketozi, [1965] kontrolē imūnsistēmu un noņem novecojošos mitohondrijus. Mitofagijas vai mitohondriju autofagijas process iznīcina organellus, kas ierosina novecošanos. [1966] Mitohondriju sabrukšana un novecošana ir neizbēgama dzīves sastāvdaļa, tāpēc mums ir jānodrošina stabila autofagija, lai labotu ķermeņa bojājumus.

Šajā nodaļā mēs apspriedīsim, kādi pasākumi jāveic, lai, aktivizējot autofagiju, novērstu šūnu novecošanos un imūnsistēmas novecošanos. Labākie rīki tam ir periodiska badošanās un kaloriju ierobežošana, taču ir arī citas metodes, kas ļauj sasniegt tādu pašu rezultātu. No mūsu viedokļa vissvarīgākais ir tas, ka intermitējoša badošanās un autofagija labvēlīgi ietekmē imūnsistēmu, kas nozīmē, ka tās var saukt par pirmo soli imūnsistēmas stiprināšanā.

Šūnu un imūnsistēmas novecošana

Šūnu novecošanās fenomens ir interesants, jo normālas šūnas, kas pārtrauc dalīties, nemirst, bet turpina pastāvēt – tikai tās vairs nedalās un neaug. Būtībā tā ir disfunkcionālu šūnu uzkrāšanās, kas ražo citokīnus, veicina iekaisumu un veicina audu bojājumus. Šo parādību sauc arī par replikatīvo novecošanos vai Heiflika robežu, kas nosaukta profesora Leonarda Heiflika vārdā, kurš šo terminu ieviesa 1960. gados. Pēc viņa novērojumiem, šūnai ir dalījumu skaita ierobežojums. [1967] Heifliks noteica, ka cilvēka fibroblastu kultūra var dalīties apmēram 50 reizes, pēc tam šūnas kļūst novecojošas.

Novecojošām šūnām ir iekaisums, morfoloģiskas izmaiņas, proinflammatoriski citokīni un SASP, kas ir ar novecošanu saistīts sekrēcijas fenotips, kas satur noteiktus augšanas faktorus. [1968] Tie ierosina blakus esošo šūnu novecošanos. Tika uzskatīts, ka šis process ir nepieciešams, lai aizsargātu šūnas no vēža. Vēzis attīstās ļaundabīgu vai inficētu šūnu nekontrolētas augšanas rezultātā, un šūnu novecošanās neļauj tam notikt. Diemžēl novecojošās zombiju šūnas veicina arī dažādu patoloģiju attīstību un veicina organisma novecošanos.

Ar novecošanos saistītie T limfocīti izraisa imūnsistēmas novecošanos un ar vecumu saistītus traucējumus, ražojot proinflammatoriskus citokīnus. [1969] T limfocītu novecošanās un hronisks zemas pakāpes iekaisums — šai parādībai ir savs nosaukums, iekaisuma vai iekaisuma novecošanās — ir iesaistīta daudzu ar vecumu saistītu slimību attīstībā. [1970] Cilvēkiem hiperglikēmijas attīstību var noteikt novecojoši T limfocīti. [1971] Novecojošie T limfocīti sistēmiskajā cirkulācijā ir saistīti ar sistēmisku iekaisumu un bojājuma lielumu cilvēka ādas leišmaniozes gadījumā. [1972] Novecojošu endotēlija šūnu uzkrāšanās ir galvenais aterosklerozes un sirds un asinsvadu slimību attīstības faktors. [1973] Novecojošās kaulu smadzeņu šūnas izraisa imūnsistēmas novecošanos. [1974]

Šeit ir vairāki iemesli, kas izraisa šūnu novecošanos.

●**Aptaukošanās un ķermeņa tauku pārpalikums izraisa novecošanos un nomāc neiroģenēzi.**[1975] Tauku šūnām, īpaši viscerālajiem taukiem, ir tendence uzkrāties makrofāgiem un izdalīt proinflammatoriskus citokīnus.

●**Vājināta imūnsistēmas uzraudzība paātrina novecojošo šūnu uzkrāšanos un novecošanās procesu.**[1976] Tas izraisa iekaisumu un citotoksicitāti.

●**T šūnu disregulācija un T šūnu novecošanās.**[1977] Imūnsistēmas novecošana ir saistīta ar zemu CD4+/CD8+ attiecību, [1978] traucētu palīgu T limfocītu attīstību, [1979] samazinātu dabisko killer šūnu citotoksicitāti, [1980] pārmērīgu CD8+ T šūnu skaitu, kas kavē pretvīrusu aizsardzību. , [1981] un vāja reakcija uz antigēniem. [1982]

●**Iekaisuma citokīni un šūnu novecošanās.**[1983] Tie izplatās blakus esošajās šūnās kā ugunsgrēks un saīsina telomērus. Telomēru erozija palielina jutību pret šūnu novecošanos. [1984]

●**DNS bojājumi izraisa šūnu novecošanos.** DNS tiek bojāta oksidatīvā stresa rezultātā, kā rezultātā sāk aktivizēties p53 proteīns. [1985] Tas nomāc audzēju attīstību un neļauj novecojošām šūnām pārvērsties par ļaundabīgām. [1986]

●**Metabolisma traucējumi izraisa šūnu novecošanos.** Hiperglikēmija izraisa šūnu novecošanos [1987] un iekaisuma novecošanos (iekaisumu), kas savukārt vēl vairāk stimulē šūnu novecošanos. [1988] Paaugstināta glikozes koncentrācija liek makrofāgiem atbrīvot SASP un proinflammatoriskus citokīnus, kas savukārt veicina zemas pakāpes iekaisumu un šūnu novecošanos. [1989]

●**Insulīna/IGF-1 un mTOR signalizācijas ceļu stimulēšana paātrina šūnu replikāciju un novecošanos.** Signalizācijas ceļi novērš mirušo šūnu iznīcināšanu, inhibējot autofagiju. Pārāk aktīvs mTOR veicina SASP. [1990]

Ja vēlies dzīvot ilgāk un saglabāt jauneklīgu imūnsistēmu, tad regulāri jāatbrīvojas no novecojošajām šūnām.

Mēs esam izstrādājuši jums plānu, lai novērstu šūnu novecošanos un izmantotu zombiju šūnas:

●**FOXO proteīna aktivizēšana. FOXO proteīni** ir transkripcijas faktori, kas kontrolē dzīves ilgumu un stresa reakciju. FOXO4 peptīds var īpaši mērķēt uz novecojošām šūnām. [1991, 1992]

●**Badošanās 48 stundas** palielina FOXO1,3 un 4 koncentrāciju pusotru reizi, un, atsākot uzturu, tie samazinās līdz sākotnējam līmenim. [1993] Kaloriju ierobežojums palielina sirtuīnus, kā arī FOXO faktorus. [1994, 1995]

●**Vingrinājumi palielina FOXO1 fosforilāciju, uzlabo jutību pret insulīnu un veicina mitohondriju bioģenēzi.** [1996] Tomēr hroniska ilgstoša / pārmērīga fiziskā slodze samazina FOXO ekspresiju. [1997] Lai gan vingrinājumi īstermiņā izraisa oksidatīvo stresu, bazālais iekaisums drīz samazinās. [1998]

●**Reaģējot uz karstuma stresu, FOXO palīdz ražot vairāk karstuma šoka proteīnu, kas aizsargā pret DNS bojājumiem un veicina šūnu rezistenci.**[1999] Pirts un citas procedūras ķermeņa temperatūras paaugstināšanai, kā arī vingrošana aktivizē FOXO.

●**Beta-hidroksisviestskābe (BHB) ir ketonu ķermenis, kas palielina FOXO3 koncentrāciju un kavē oksidatīvo stresu.** [2000] BHB aizkavē asinsvadu un endotēlija šūnu novecošanos, [2001] un tādējādi novērš šūnu novecošanos. Ketonu līmeni var paaugstināt, samazinot ogļhidrātu uzņemšanu, badošanos un fizisko slodzi.

●**Intermitējoša badošanās** ir kaloriju abstinences prakse, kas stimulē autofagiju un mitofagiju, lai attīrītu organismu no šūnu atliekām un nepareizi salocītām olbaltumvielām. [2002] Badošanās samazina oksidatīvo stresu un iekaisumu. [2003]

●**Kardio treniņš.** Aerobikas vingrinājumi aizsargā pret novecojošu šūnu uzkrāšanos. [2004] Kardio vingrinājumi palīdz tos iznīcināt, izmantojot autofagiju un AMPK aktivāciju. [2005]

●**Augstas un zemas temperatūras iedarbība.** Karstuma šoka proteīni izraisa autofagiju un palīdz attīrīt ķermeni no nepareizi salocītām olbaltumvielām. [2006] Saunas un ledus vannas stimulē limfas plūsmu un palīdz izvadīt toksīnus no ķermeņa.

●**D vitamīns un magnijs.** D vitamīna receptoru aktivizēšana var traucēt SASP proteīnu, piemēram, IL-6 un IL-8, sintēzi, inhibējot p38 MAP kināzi. [2007, 2008] Kalcitriols (D vitamīna aktīvā forma) aktivizē D vitamīna receptorus, un šim procesam ir nepieciešams magnijs. Tāpēc, lai samazinātu SASP proteīnu sintēzi, ir nepieciešams gan magnijs, gan D vitamīns. Vissvarīgākais ir tas, ka magnija deficīts palielina oksidatīvā DNS bojājuma risku [2009], kas ir šūnu novecošanās fenomena pamatā. No tā varam secināt, ka organisma nodrošināšana ar optimālu magnija un D vitamīna daudzumu ir svarīgs posms šūnu novecošanās procesa kavēšanā.

●**Cinks un varš** – Cinks novērš saindēšanos ar smago metālu kadmiju, kas izraisa oksidatīvo stresu. Kadmijam ir svarīga loma DNS bojājumos un priekšlaicīgā šūnu novecošanā. [2010] Cinks ir būtisks DNS integritātes saglabāšanai, un cinka deficīts palielina DNS bojājumu risku. Turklāt 12 nedēļu klīniskajā pētījumā gados vecākiem pieaugušajiem ar zemu cinka līmeni serumā atklājās, ka cinka papildināšana (20 mg cinka dienā no cinkkarnozīna) samazināja DNS bojājumus un uzlaboja antioksidantu profilu. [2012] Ņemot vērā, ka aptuveni 2 miljardi cilvēku visā pasaulē nepatērē pietiekami daudz cinka, [2013] tas liecina, ka cinka deficīts ir galvenais paātrinātas šūnu novecošanās cēlonis. Vara deficīts arī palielina oksidatīvos bojājumus organismā. Tas vienmēr jāpievieno bioloģiski aktīviem preparātiem ar cinku, parasti cinka/vara attiecībās 15–20/1.

Ir īpaši savienojumi un zāles, kas selektīvi ir vērstas uz novecojošām šūnām un tās nogalina. Šo pretnovecošanās līdzekļu grupu sauc par senolītiskiem līdzekļiem. [2015] Tie īpaši uzbrūk novecojošām šūnām un stimulē līdzīgus signalizācijas ceļus, piemēram, Nrf2 un autofagiju, kas palīdz iztīrīt to atliekas no ķermeņa. Senolītiskie līdzekļi ir izrādījuši daudzsološus līdzekļus sirds mazspējas, plaušu slimību, Alcheimera slimības ārstēšanā, kā arī ir pierādījuši spēju palielināt paredzamo dzīves ilgumu. [2016., 2017., 2018.]

●**Kvercetīns** ir flavonoīds, kas atrodams ābolos, brokoļos, sīpolos, kāpostos un citos dārzeņos. Tas aktivizē Nrf2 un ir pretiekaisuma iedarbība. [2019] Kvercetīns kopā ar leikēmijas līdzekli dasatinibu aktīvi nogalina novecojošas šūnas un novērš ar vecumu saistītas izmaiņas dzīvnieku modeļos un šūnu kultūrā. [2020]

●**Fisetīns** ir dabisks flavonoīds ar senolītiskām īpašībām. [2021] Cilvēka nabas vēnu endotēlija šūnās fisetīns ierosina selektīvu apoptozi novecojošās un neproliferējošās šūnās. Fisetīns ir atrodams augļos un dārzeņos, piemēram, ābolos, zemenēs, sīpolos un gurķos. [2022] Izrādās, ka cilvēkam katru dienu jāapēd 400 g zemeņu (bagātākais fisetīna avots), lai nodrošinātu klīniski nozīmīgu šī savienojuma devu un izjustu tā senolītiskās īpašības. Tomēr fisetīna perorālā bioloģiskā pieejamība joprojām ir apšaubāma.

●**Azitromicīns un roksitromicīns** ir farmaceitiskās zāles, kuru mērķis ir iznīcināt novecojošas šūnas. Ir pierādīts, ka azitromicīns noņem līdz pat 97% novecojošo šūnu, kā rezultātā 25 reizes samazinās novecošanās. [2013] Šķiet, ka tas arī izraisa autofagiju. Iespējams, novecojošo šūnu skaita samazināšanās dēļ daži pētījumi liecina par azitromicīna terapeitisko iedarbību kombinācijā ar hidroksihlorokvīnu pacientiem ar COVID-19.

●**Piperlongum** ir savienojums, kas atrodams garo papriku augļos. Zinātnieki ir atklājuši, ka piperlongumīns nogalina cilvēka fibroblastu novecojošās šūnas. [2024]

●**EGCG (epigallokatehīna gallāts)** ir galvenais zaļās tējas polifenols, kas novērš priekšlaicīgu novecošanos un ierosina novecojošo šūnu nāvi. [2025] EGCG ietekmē autofagiju un Nrf2. [2026] Tas stimulē FOXO3, galveno FOXO proteīnu, kas ir atbildīgs par ilgmūžību. [2027] Pētījumos ar dzīvniekiem melnās tējas teaflavīni ir pierādījuši senolītiskas īpašības. [2028]

●**Alicīns** ir organisks sēra savienojums, kas atrodams ķiplokos. Tas mazina oksidatīvo stresu un nogalina vecās šūnas. [2029]

●**Berberīns** ir bārbeles un citu augu alkaloīds. Tam ir spēcīga pretdiabēta iedarbība, kas veicina autofagiju un inhibē p53. [2030] Berberīns ir labs arī insulīna jutības uzlabošanai.

Novecojošas šūnas parādās, kad p53 mēģina novērst bojāto šūnu pārvēršanos par vēzi. Zināmā mērā tās darbs nāk par labu organismam, jo citādi audzēji rastos biežāk. Bet tajā pašā laikā pārmērīga novecojošo ieeju uzkrāšanās izraisa slimību attīstību. Tāpēc ir nepieciešams aktīvi stimulēt organismu attīrīties no vecajām šūnām, izmantojot autofagijas, badošanās un vingrošanas procesu. Tomēr ir jāuzmanās, lai organisms netiktu pakļauts nevajadzīgam oksidatīvajam stresam un toksīniem.

Intermitējoša badošanās un autofagija no imūnsistēmas viedokļa

Pētījumi liecina, ka cilvēkiem pirmajās slimības dienās ir samazināta ēstgriba. [2031] Tā ir dabiska ķermeņa reakcija uz cīņu pret infekciju, ko var novērot pat kukaiņiem [2032] – tie pārtrauc ēst, līdz jūtas labāk. Infekcijas izraisīta anoreksija ir evolūcijas ziņā dzīvotspējīga stratēģija, jo tā ietaupa enerģiju un ļauj koncentrēties uz sevis labošanu. [2033] Pārtikas pagaidu atturēšana arī pārtrauc barības vielu plūsmu uz infekcijas izraisītāju un veicina ieprogrammētu šūnu nāvi vai apoptozi. [2034]

Kaloriju ierobežojums var vājināt imūnsistēmu hroniskas enerģijas izsīkšanas un iespējamo uztura trūkumu dēļ. Taču pētījumi arī liecina, ka badošanās labvēlīgi ietekmē imunitāti. [2035] Badošanās ne tikai pasargā no imūnsistēmas bojājumiem, bet arī palīdz stimulēt imūno šūnu atjaunošanos, paātrinot cilmes šūnu veidošanos.

2019. gada pārskats žurnālā The New England Journal of Medicine lika ekspertiem secināt, ka gan cilvēku, gan dzīvnieku pētījumi liecina par nepārprotamām periodiskas badošanās priekšrocībām. Un šīs prakses rezultātus mēra ne tikai ar liekā svara zudumu, kaloriju ierobežošanu vai oksidatīvā stresa samazināšanos. [2036, 2037, 2038] Badošanās aktivizē ķermeņa aizsardzības sistēmas un antioksidantu ceļus, piemēram, autofagiju un sirtuīnus. Tiek uzskatīts, ka autofagijai ir izšķiroša nozīme ilgmūžībā, kas rodas ar kaloriju ierobežojumu. Sirtuīni ir klusie gēnu informācijas regulatori šūnā. [2039] Tie veicina DNS atjaunošanos un ilgmūžību. Sirtuīni ir evolucionāri konservēti vīrusu ierobežošanas faktori. [2040] Ir pierādīts, ka zāles, kas aktivizē sirtuīnus, kavē A gripas vīrusa un citomegalovīrusa replikāciju. [2041]

Intermitējoša badošanās uz ķermeni iedarbojas tāpat kā sistemātiska kaloriju patēriņa ierobežošana. Tikai badošanās gadījumā jums nav pastāvīgi jāuztraucas par uzņemto kaloriju skaitu. Pētījums, kas tika veikts ar pelēm, parādīja, ka ilgāka ikdienas badošanās (kā badošanās periods pēc ēšanas) uzlaboja viņu veselību un ilgmūžību neatkarīgi no uztura sastāva vai kaloriju daudzuma. [2042] Peles ēda vienu reizi dienā, un tās salīdzināja ar pelēm ar ierobežotu kaloriju daudzumu ar 13 stundu barošanas logu un pelēm, kuras baroja ad libitum.

Viens no pētniekiem, profesors de Kabo, secināja:

"Ikdienas badošanās intervāla palielināšana, nesamazinot kaloriju daudzumu un neatkarīgi no patērētās diētas veida, kopumā uzlaboja peļu tēviņu veselību un izdzīvošanu. Iespējams, ka šis pagarinātais ikdienas abstinences periods ļauj atjaunot un uzturēt mehānismus, kuru hroniskas uztura iedarbības gadījumā nebūtu. [2043]

Šajā gadījumā uzmanība jāpievērš nevis svara zaudēšanai, bet gan ķermeņa tauku zaudēšanai un vielmaiņas procesa uzlabošanai. Insulīna rezistences novēršana un viscerālo tauku zaudēšana ir milzīgs ieguvums spēcīgai imūnsistēmai. Turklāt neregulāra badošanās sniedz organismam papildu, unikālas priekšrocības. Šāda veida pozitīvā hormēzes stresa, piemēram, karstuma šoka vai fiziskās slodzes, rezultātā palielinās imūnizturība. Eksperti joprojām precīzi nezina, kurā brīdī badošanās priekšrocības sāk parādīties. Tieviem, muskuļotiem cilvēkiem badošanās priekšrocības var parādīties pēc 16 līdz 18 stundām, savukārt tipiskam neveselīgam amerikānim var būt nepieciešams badoties 24 stundas vai ilgāk, lai sāktu gūt labumu no saviem centieniem. Ir svarīgi atzīmēt, ka badošanās periods, kas nepieciešams, lai iegūtu reālu labumu, ir atkarīgs arī no pēdējās aktivitātes, t.i., fiziskās aktivitātes. Citiem vārdiem sakot, jums nebūs ilgi jāgavē, lai iegūtu visas nepieciešamās priekšrocības, ja esat nesen vingrinājis.

Imūnsistēmas atjaunošana: autofagija un imūnā atbilde

Autofagijas daudzveidīgo iesaistīšanos imunitātē kopā sauc par imūnfagiju. [2044] Tas darbojas gan iedzimtajā, gan adaptīvajā imūnsistēmā, regulējot aizkrūts dziedzera darbību, antigēnu prezentāciju, limfocītu homeostāzi, T šūnu regulēšanu, citokīnu veidošanos un kontrolē iekaisumu un šūnu izdzīvošanu. [2045, 2046] Autofagija palīdz atjaunot imūnsistēmu, attīsta imūnsistēmu, nodrošina enerģiju imūnreakcijām un kontrolē intracelulāros mikroorganismus kā autonomu iedzimtu aizsardzību. [2047]

Ar autofagiju saistītie proteīni regulē iedzimto imūnreakciju. [2048] Apskatīsim dažus piemērus:

●**Makrofāgi** – "lielie ēdāji" grieķu valodā ir balto asinsķermenīšu veids, kas apēd atkritumus un vēža šūnas. Makrofāgi, kuriem trūkst autofagijas gēnu, saasina iekaisumu. Un makrofāgi ar daudziem autofagijas gēniem ātrāk absorbē iekaisuma veicinošas daļiņas. [2049]

●**Neitrofili** – Autofagija izraisa neitrofilu iekaisumu, kas palīdz iedzimtajai imūnsistēmai efektīvi attīrīt patogēnus.

●**Limfocīti** - T-limfocītu proliferācijai pēc T-šūnu receptoru stimulācijas ir nepieciešami ar autofagiju saistīti gēni. [2051]

●**Citokīni** – autofagijas proteīni regulē iekaisuma mediatorus un ietekmē citokīnu veidošanos makrofāgos. [2052] Citokīni ir olbaltumvielas, kas regulē imunitāti.

Sākotnēji infekcijas laikā autofagija var izraisīt iekaisumu, jo tā palīdz atklāt vīrusus un stimulē interferona sekrēciju. [2053]. Bet tajā pašā laikā tas samazina pro-iekaisuma reakcijas, piemēram, tās, ko mediē IL-1β un IL-18. [2054] Autofagijas nozīmi iekaisuma modulēšanā pierāda tas, kā vairāki proinflammatoriski citokīni, piemēram, audzēja nekrozes faktors (TNF) un IL 1BIL 1B (interleikīns 1, β), izraisa autofagiju. [2055] Tas tiek darīts, lai cīnītos pret infekciju. Iekaisums un oksidatīvais stress darbojas kā autofagijas izraisītāji. [2056]

Autofagija samazina iekaisumu vairākos veidos. Bet kā darbojas pretiekaisuma mehānismi?

● Nepietiekama autofagija izraisa reaktīvo skābekļa sugu (ROS) uzkrāšanos. [2057]

● Autofagija noņem agregētas iekaisuma struktūras un samazina NF-κB aktivitāti, tādējādi mazinot proinflammatorisko reakciju. [2058]

● Autofagija regulē iekaisumu adipocītos. Autofagijas inhibīcija pastiprina iekaisuma reakcijas, izmantojot endoplazmatiskā retikulu stresa reakciju un insulīna rezistences regulēšanu. [2059]

● Autofagijas inhibīcija izraisa plaušu iekaisumu cistiskās fibrozes gadījumā. [2060]

Oksidatīvais stress un pārāk daudz reaktīvo skābekļa sugu palielina ārējās mitohondriju membrānas caurlaidību. Mitohondriji ar paaugstinātu caurlaidību ir selektīvi vērsti uz autofagosomām, lai mitofagijas laikā noārdās. [2061] Tādējādi autofagija ir svarīga oksidatīvā stresa mazināšanai un disfunkcionālu mitohondriju likvidēšanai.

Audzēja attīstības sākumposmā autofagija noņem bojātos organellus un DNS, lai nodrošinātu normālu šūnu darbību. [2062] Tomēr vēlākos posmos autofagija var veicināt audzēja šūnu proliferāciju un metastāzes. [2063, 2064] Autofagija ir pretrunīgs process audzējos, kas var veicināt vai nomākt vēža progresēšanu atkarībā no konkrētā audzēja šūnas/audu veida un stadijas. Bet slimību profilaksei bazālās autofagijas uzlabošana ir droša ķermenim.

Maiga un cikliskā autofagijas darbība palīdz atjaunot ATP un atbalsta šūnu izdzīvošanu. Ņemiet vērā, ka pārmērīga autofagija var izraisīt veselīgu šūnu un mitohondriju zudumu, kas izraisa šūnu novecošanās progresēšanu un saasina slimības. Insulīna receptoru substrāta signālu ablācija izraisa nekontrolētu autofagiju sirdī, miocītu zudumu, sirds mazspēju, mitohondriju disfunkciju un atoptozi. [2065] Tāpēc hroniski aktivizēta autofagija ne vienmēr ir laba lieta. Citiem vārdiem sakot, pārāk daudz vingrinājumu, badošanās un citi "autofagijas stimulatori" noved pie katastrofāliem rezultātiem. Kā vienmēr, visas indes un visas zāles, abas nosaka deva.

Autofagija un vīrusi

Svešu patogēnu sadalīšanās procesu sauc par ksenofagiju. [2066] Šādi baktērijas un vīrusi tiek sadalīti un degradēti autofagijas ceļā. Virofagija ir virionu autofagija. Abi procesi palīdz novērst infekcijas izraisītājus, taču to cēlie nodomi var iznīcināt dažus vīrusus. [2067] Dažādu sugu evolūcijas bruņošanās sacensību rezultātā daži vīrusi ir attīstījušies, lai nolaupītu autofagijas funkcijas un izmantotu to savai izdzīvošanai. Tā nav autofagija kā tāda, kas nodara kaitējumu – tas ir tikai vielmaiņai līdzīgs process. Ikviens ir izlutināts ar dažādām infekcijām.

Lūk, ko pētījumi saka par autofagijas spēju ietekmēt bakteriālas infekcijas un vīrusus:

● Baktērijas, piemēram, Streptococcus pyogenes, [2068] vai patogēnus, piemēram, M. tuberculosis, [2069] Salmonella [2070] un Listeria monocytogenes, [2071], var izvadīt ar autofagiju. Autofagija aizsargā saimniekšūnas no toksiskiem produktiem, ko ražo patogēni, piemēram, Vibrio cholerae citolizīns [2072], Bacillus anthracis nāvējošs toksīns [2073] un Helicobacter pylori vakuolējošais toksīns [2074].

● Vīrusi, kas izvairās no autofagijas vai bloķē to, ir herpes vīruss [2075] HIV-1, [2076] cilvēka citomegalovīruss [2077] un Coxsackie vīruss B3. [2078] A gripas vīruss var arī izmantot autofagiju, lai sevi pavairotu. [2079] Ir zināms, ka C hepatīta vīruss izraisa autofagiju. [2080] Tomēr viņš pats var arī pēc tam izvairīties.

● Viens no autofagijas proteīniem, Beclin 1, aizsargā pret sindbisa vīrusa (SINT) izraisītu encefalītu. [2081] Turklāt bojātais autofagijas gēns ATG5 aizkavē SINV klīrensu.

● RNS vīrusi replicēšanai izmanto autofagiju. Pikornavīrusi, tostarp poliovīruss, izraisa vīrusa RNS genoma autofagisku degradāciju caur galektīna-8 proteīnu, kas ierobežo vīrusu infekciju. [2082]

Dažos gadījumos poliovīruss var izvairīties no šīs atklāšanas un slēpties. Cits pikornavīruss, coxsackievirus B3, inhibē virofagiju. [2083]

● Koronavīrusi (COV), tostarp smaga akūta respiratorā sindroma vīruss (SARS)-CoV un peles hepatīta vīruss (MHV), var izraisīt autofagiju, taču tiem nav nepieciešama vīrusa replikācija. [2084] Koronavīrusi faktiski kavē citus autofagosomu ekspresijas aspektus. [2085] 2019. gada pētījumā par MERS (Tuvo Austrumu elpošanas sindromu) pieaugošā autofagija novērsa šī koronavīrusa replikāciju. [2086]

● Denges drudža vīruss (DENV) replicēšanai izmanto taukskābes. Lipofāgijas vai lipīdu autofagijas procesā autofagija sadala lipīdu pilienus un atbrīvo tos, lai nodrošinātu enerģiju, ko DENV var izmantot, lai izdzīvotu. [2087]

Grūti pateikt, vai autofagija var likvidēt koronavīrusu un līdzīgus vīrusus, pirms tā kļūst bīstama, jo neviens nekad nav domājis uzdot šo jautājumu. Mēs varam tikai spekulēt, pamatojoties uz pētījumiem, kas veikti par citām līdzīgām elpceļu infekcijām. Apskatīsim dažus piemērus:

●**Autofagijai ir svarīga loma plaušu iekaisuma reakcijā uz infekciju un stresu.**[2088] Tas nomāc iekaisumu un veicina balto asinsķermenīšu reakciju uz infekcijām. Sākotnēji autofagija ir kritiska, lai nomāktu iekaisumu un infekciju plaušās, taču tā var arī bojāt plaušu epitēlija šūnas, ja tā tiek pārmērīgi ekspresēta. [2089]

●**Autofagijas inhibīcija izraisa plaušu iekaisumu cistiskās fibrozes gadījumā.**[2090] Autofagijas stimulēšana ar rapamicīnu samazina plaušu iekaisumu un Burkholderia cenocepacia infekciju cistiskās fibrozes gadījumā. [2091] Autofagijai ir aizsargājoša loma plaušu fibrozes gadījumā. [2092]

●**Autofagija likvidē infekcijas izraisītājus un makrofāgus plaušās, kas tur parādās cigarešu dūmu dēļ.** Bojāta vai nepietiekama autofagija plaušās izraisa autofagosomu, olbaltumvielu agregātu, disfunkcionālu mitohondriju un baktēriju uzkrāšanos, kas veicina infekciju attīstību. [2093] No otras puses, pietiekama autofagija novērš šos notikumus un samazina infekcijas līmeni. Tomēr autofagija var aizsargāt vai veicināt hroniskas obstruktīvas plaušu slimības (HOPS) attīstību atkarībā no šūnu veida un situācijas. [2094]

●**Autofagija nomāc tuberkulozes patogēnu izdzīvošanu inficētos makrofāgos.**[2095] Šādi darbojas aizsardzības mehānisms pret Mycobacterium tuberculosis. Ar cilvēka imūnsistēmu saistītais GTPāzes ģimenes proteīns M (IRGM) inducē autofagiju, lai iznīcinātu intracelulārās mikobaktērijas. [2096] Citos gadījumos audzēja ģenēze bumbuļveida sklerozes kompleksā ir atkarīga no autofagijas, un autofagijas inhibīcija to atceļ. [2097]

Autofagija kļūst par iekaisumu veicinošu, transportējot vīrusu replikācijas starpproduktus. [2098] Bet tas var arī samazināt pro-iekaisuma reakcijas, piemēram, tās, ko mediē IL-1β, IL-18. [2099] Kurš scenārijs galu galā izrādīsies pareizs, visticamāk, būs atkarīgs no infekcijas smaguma pakāpes un vīrusa veida, ar kuru jūs saskaraties. Ja jūsu ķermenis var noķert vīrusu, kamēr tas joprojām ir spēcīgs, tas, visticamāk, spēs to likvidēt, izmantojot autofagiju. Bet, ja jūs saslimsities, kamēr esat novājināta imūnās aizsardzības ziņā, un infekcija spēj nostiprināties, autofagija kļūs par iekaisuma procesu.

Vai jums vajadzētu gavēt, kad esat slims?

2014. gadā Valtera Longo vadītajā pētījumā konstatēts, ka ilgstoša badošanās palīdz atjaunot imūnsistēmu. [2100] Pelēm un pacientiem, kuri saņēma ķīmijterapiju un kuri neēda vairākas dienas, tika konstatēts ievērojams balto asinsķermenīšu skaita samazinājums asinīs. Turklāt viņi ieslēdza signālu ceļus asinsrades cilmes šūnām (HSC), kas ir atbildīgas par asins un imūno šūnu veidošanos. Gavēņa laikā viņu asinīs samazinājās balto asinsķermenīšu skaits, kas būtībā nozīmē, ka viņu imūnsistēma bija nedaudz novājināta. Tomēr pēc tam, kad viņi atsāka ēst, baltās asins šūnas atgriezās sākotnējā līmenī, un ilgtermiņa hematopoētiskās cilmes šūnas vairākas reizes palielinājās salīdzinājumā ar sākotnējo līmeni.

- LT-HSC – ilgtermiņa hematopoētiskās cilmes šūnas (HSC)
  - ST-HSC – īstermiņa hematopoētiskās cilmes šūnas (HSC)
  - WBS – baltās asins šūnas

По материалам: Cheng, C.-W., Adams, G. B., Perin, L., Wei, M., Zhou, X., Lam, B. S., ... Longo, V. D. (2014). Ilgstoša badošanās samazina IGF-1/PKA, lai veicinātu uz asinsrades cilmes šūnām balstītu reģenerāciju un reverso imūnsupresiju. Šūnu cilmes šūna, 14(6), 810–823. doi:10.1016/j.stem.2014.04.014

Veseliem cilvēkiem un pelēm ilgstoša badošanās samazina monocītu skaitu sistēmiskajā cirkulācijā un samazina monocītu vielmaiņas un iekaisuma aktivitāti. [2101] Eksperti ir atzīmējuši, ka pretiekaisuma iedarbība ir labvēlīga autoimunitātes nomākšanai, neapdraudot viegla iekaisuma priekšrocības cīņā pret infekcijām un bakteriālu iekaisumu. [2102] Badošanās arī samazina limfocītu līmeni, bet atkārtota barošana tos atjauno līdz vajadzīgajam līmenim. [2103] No tā var secināt, ka badošanās īstermiņā vājina imūnsistēmu enerģijas stresa un barības vielu izsīkuma dēļ. Tomēr, pārkāpjot badošanos, jūs izjūtat atsitiena efektu un vairāk nekā kompensējat visus zaudējumus. Turklāt zinātnieki ir pierādījuši, ka uztura ierobežošana vai badošanās saglabā imunoloģisko atmiņu, veicinot T limfocītu uzkrāšanos kaulu smadzenēs. [2104] Šī ir fundamentāla stratēģija izdzīvošanai, adaptīvās imunitātes atbalstam un imūnsistēmas atmiņai uztura traucējumu laikā.

Praksē regulāra neregulāra badošanās un dažos gadījumos ilgstoša badošanās palielina imūnsistēmas izturību un palēnina šūnu novecošanos. Tajā pašā laikā, ja esat slims, tad badošanās var nebūt labākais risinājums, jo infekcijas dēļ ilgstoša badošanās palēninās jūsu atveseļošanos. Šādā situācijā labāk nodrošināt organismu ar visām nepieciešamajām uzturvielām, par ko runājām astotajā nodaļā. Mēs uzskatām, ka badošanās 2-3 dienas ik pēc 2-3 mēnešiem atjauno imūnsistēmu, palīdzot atbrīvoties no vecām un/vai nefunkcionējošām imūnās šūnām un aizvietojot tās ar jaunām un veselām. Ja ārsts apstiprinās šo ierosinājumu un piekrīt, ka badošanās ir droša jūsu veselībai, tad jūsu "imūnsistēmu stiprināšanas" arsenālā būs papildu rīks.

2016. gada Jēlas universitātes pētījums atklāja, ka badošanās aizsargā pret baktēriju, bet ne vīrusu infekcijām. [2105] Eksperti inficēja peles ar baktēriju Listeria monocytogenes, kas izraisa saindēšanos ar pārtiku. Peles pārtrauca ēst un galu galā atveseļojās, savukārt piespiedu barošana palielināja mirstību. [2106] Turklāt papildu glikozes lietošana izraisīja letālas reakcijas, bet olbaltumvielu un tauku piedevas neizraisīja. Citiem vārdiem sakot, ar kādām uzturvielām jūs barojat zarnu mikrobus, tas palīdzēs sasniegt šo veselības stāvokli infekciju laikā. Saskaņā ar šo pētījumu glikozes uzņemšanas ierobežošanu var uzskatīt par aizsardzību pret endotoksēmiju. Zinātnieki ir arī atklājuši, ka glikozes izmantošanas kavēšana ir letāla gripas vīrusa infekcijas laikā. Jēlas universitātes pētījums atklāja, ka šūnām ir nepieciešami ketoni, lai mazinātu baktēriju iekaisumu, savukārt glikoze ir ieteicama, lai reaģētu uz vīrusu iekaisumu. Tajā pašā laikā organisms atbrīvo arī HSP (karstuma šoka olbaltumvielas), lai palīdzētu sev atjaunot bojātās olbaltumvielas, saskaroties ar tādiem faktoriem kā karstums, sauna un vingrinājumi. Šīs prakses un apstākļi liek organismam glikoneoģenēzes ceļā ražot savu endogēno glikozi. Jūsu ķermenis var ražot glikozi arī badošanās laikā, sadalot taukus vai olbaltumvielas. Tātad jums nekad nav pilnībā atņemta glikoze, tāpēc tikai daži vēža veidi, t.i., daži smadzeņu vēža veidi, labi reaģē uz ketogēnu diētu. Mēs noteikti neiesakām ievērot diētu ar augstu rafinēto cukuru saturu jebkuras infekcijas gadījumā, un jūsu mērķim vienmēr vajadzētu būt pilnvērtīgai pārtikai. Taču, lai būtu drošībā, infekciju laikā labāk ir izvairīties no pārmērīga daudz cukura saturošu augļu patēriņa un tā vietā izvēlēties mazāk saldus augļus, piemēram, ogas vai bioloģiskos zaļos kivi (bez mizas!), kas satur daudz C vitamīna un E.

Vēlamies uzsvērt, ka badošanās ar pārtraukumiem 16-24 stundu garumā vīrusus neiznīcinās, bet neļaus tiem vairoties. Ilgstoša badošanās 2 līdz 5 dienas nav piemērota vīrusu infekcijas aktīvajai fāzei, taču badošanās palīdz atbrīvoties no bakteriālām infekcijām. Gavēnis stiprina imūnsistēmu, taču reizēm badošanās laikā var saslimt. Vislabāk ir izmantot badošanos kā līdzekli imūnsistēmas atjaunošanai un izmantot šo rīku, kad esat vesels. Nav nepieciešams to izmantot slimības laikā, izņemot dažas bakteriālas infekcijas.

Intermitējošā badošanās veidi

Intermitējoša badošanās ir ēšanas veids, kurā jūs ierobežojat ēdiena uzņemšanu līdz noteiktam laika periodam un gavējat atlikušo dienas daļu. Badošanās nav saistīta ar uztura maiņu (lai gan tas ir iespējams), taču šī pieeja radikāli maina jūsu ēdienreižu laiku. Ideja ir izlaist ēdienreizes un ēst tikai vienu vai divas reizes īsā ēšanas laikā. Visā cilvēces vēsturē gavēšana ir praktizēta, iespējams, visās kopienās un grupās. Tika uzskatīts, ka gavēnim piemīt ārstnieciskas īpašības, tas uzlabo kognitīvās funkcijas un veicina garīgo attīrīšanos, taču mūsdienu sabiedrībā badošanos galvenokārt izmanto kā līdzekli svara zaudēšanai. Tas rada jautājumu, kādam jābūt optimālajam badošanās ilgumam? Un kad vajadzētu gavēt? Diemžēl atbilde būs atkarīga no indivīda un konkrētās situācijas.

Ir vairāki dažādi gavēņa termini un definīcijas. Mūsdienās daudz tiek runāts par periodisku badošanos, alternatīvu gavēni, ilgstošu badošanos, ēšanas logiem, ilgstošu badošanos, gavēņa atdarināšanas veidiem vai vienkārši ierosinājumu izlaist ēdienreizes. Dažas no šīm pieejām ir paredzētas ilgākam laika periodam nekā citas. Noskaidrosim, kādas ir to atšķirības.

●**Intermitējoša badošanās** ir ēšanas modelis, nevis ēdiena atteikums, kas attiecas uz dažāda veida ierobežojumiem. Šis jēdziens ietver, piemēram, ikdienas laika ierobežotu ēšanas logu, vienu ēdienreizi dienā, 16/8, badošanos katru otro dienu, kā arī ilgstošu badošanos, kas ilgst no 3 līdz 5 dienām. Badošanās vienu dienu nedēļā vai ēdiena uzņemšanas ierobežošana katru dienu ir visas iespējas neregulārai badošanai (jo šī prakse nav saistīta ar atteikšanos no ēdiena katru dienu uz visu atlikušo mūžu, pretējā gadījumā drīz pienāks jūsu dzīves beigas). Vienīgā atšķirība ir intensitātes pakāpe. Intermitējoša badošanās var raksturot jebkāda veida pārtikas uzņemšanas ierobežošanu līdz īsam laika periodam (ēšanas logs), kam seko ilgs badošanās periods.

●**Intermitējoša badošanās 16/8** – Jūs gavējat 16 stundas un ēdat 8. Parasti jūs izlaižat brokastis un vienkārši gaidāt līdz pusdienām un vakariņām. Mūsuprāt, 16 stundas ir minimālais badošanās ilgums visiem. Tomēr, ja nesen esat veicis intensīvus vingrinājumus (noskrējis 5 K vai atgriezies no spēka treniņa), noteikumus var mainīt, īpaši tiem, kam ir tieva un muskuļota ķermeņa uzbūve. Piemēram, ja esi kārtīgi pastrādājis, un tajā pašā laikā esi laimīgs slaida un tonizēta ķermeņa īpašnieks, ir diezgan pieņemami ēst 3 reizes dienā. Būtībā tas ir tā, it kā jūs ēdat tikai divas reizes — intensīva apmācība atņem vienu ēdienreizi. Protams, no fizioloģiskā viedokļa šis process izskatās sarežģītāks nekā mūsu apraksts. Tomēr, ja jūs jau esat labā formā un atgriežaties no svara treniņa, jums nevajadzētu justies slikti, ēdot trīs reizes tajā dienā (vai pat atkārtojot trīs ēdienreizes nākamajā dienā). Faktiski pārmērīga badošanās un nepietiekams uzturvielu patēriņš ir negatīvs faktors tiem, kuri ir fiziski piemēroti un ļoti aktīvi visu dienu. Galvenais, ko vēlamies jums pastāstīt, ir fakts, ka badošanās ilgumam vai ēdienreižu skaitam vienmēr jābūt atkarīgam no diviem faktoriem: 1.) cik slaids un muskuļots ir jūsu ķermenis, un 2.) cik fiziski aktīvs esat. Ir atļauta badošanās un ēšanas loga attiecība 14/10, 18/6 vai 20/4. Ideja ir vienkārši samazināt laiku, ko pavadāt pilnīgā stāvoklī.

•OMAD diēta – šīs pārtikas sistēmas nosaukums ir saīsinājums vārdam "Viena ēdienreize dienā". Patiesībā tas runā pats par sevi - jums ir nepieciešams ēst tikai vienu reizi dienā. Parasti jūs gavējat apmēram no 23:00 līdz 23:00 un ēdat 1–2 stundu laikā. Šī prakse ir lieliski piemērota svara zaudēšanai, jo vienā ēdienreizē jūs jutīsieties sātīgi un pēc tam varēsiet uzturēt kaloriju deficītu bez īpašas piepūles. Ja ievērosiet šo diētu ar pareizu keto adaptāciju, jūs saglabāsiet lielāku muskuļu masu. Ja jums ir vēlme kļūt ārkārtīgi slaidam un tonizētam, tad OMAD jeb viena ēdienreize dienā, iespējams, jums ir vislabākais. Lielākais izaicinājums ir saplānot šo maltīti tā, lai saņemtu optimālo uzturvielu daudzumu. Tas var būt ļoti sarežģīti, tāpēc OMAD diētu vajadzētu izmēģināt tikai tiem, kas labi pārzina uzturu un var izveidot optimālu ēdienkarti vienai ēdienreizei.

•Viena ēdienreize var plānot šādi:
- 6 brīvās turēšanas olas (selēns, A/D vitamīns un jods)
– 340–680 g sautētas sarkanās gaļas (dzelzs/cinks/B12), ieskaitot cūkgaļu (B1 vitamīns)
- 30 g aknas (varš/A vitamīns)
– 55 g savvaļas laša (omega-3/A/D vitamīns) vai laša ikri
– 2-3 šķēles Ecēhiēla maizes, rieksti vai mīdijas (mangāna)
– 30 g spinātu vai tumšās šokolādes ar 70% vai vairāk kakao saturu (kalcijs/magnijs)
- Čedaras vai Parmezāna siers (vairāk kalcija)
– Dateles, žāvētas plūmes un/vai mandeles (bors)
- Minerālūdens (kalcijs/magnijs).
- Camu-camu (C vitamīns) (tropu superfood augļi - apm.)
– Nerafinēts sāls (patēriņš atkarībā no dzīvesveida/vajadzībām)
– Lai papildinātu diētu ar kalciju, varat pievienot sarkano mērci, zaļos banānus, viegli vārītus kartupeļus vai pupiņas.
– Tas ir tikai aptuvens ēdienreižu plāns. Varat to pārskatīt un pievienot vairāk augu pārtikas pēc savas patikas.

– Mēs uzskatām, ka uzturā vienmēr jābūt vismaz 10-20% kaloriju, kas nāk no dzīvnieku izcelsmes produktiem. Fakts ir tāds, ka augu barībā ir mazāk barības vielu nekā pirms 50 gadiem, savukārt dzīvnieku barībā ir daudz vitamīnu aktīvās formas. Tādējādi mēs uzskatām, ka uzturā, vismaz no uztura viedokļa, nekad nevajadzētu sastāvēt no vairāk par 80-90% augu pārtikas.

•Elektriskais logs ar ierobežotu laiku. Šāda veida neregulāra badošanās ietver ēšanu noteiktā laika periodā 24 stundu laikā. Šie noteikumi nepārsniedz vienu dienu. Patiesībā ikviens, kurš ēd vienu ēdienreizi dienā, praktizē 16/8 vai 20/4, faktiski ierobežo savu ēšanas periodu, taču tos joprojām var klasificēt citā intermitējošā badošanās apakšgrupā. Atšķirība starp tām ir tikai intensitātes jautājums.

•Ilgstoša badošanās - Tas ir atteikums ēst ilgāk par 24 stundām. Parasti ilgstošu badošanos veic 36 stundas vai badošanos 3–5 dienas vai ilgāk. Šos ierobežojumus var uzskatīt par neregulāras badošanās veidu, jo ēdiena pārtraukšana notiek periodiski. Tomēr šī prakse būtiski atšķiras no parastā elektriskā loga ierobežojuma.

●**Gavēnis katru otro dienu** ir visbiežāk praktizētais un pētītais intermitējošās badošanās veids. Pirmkārt, vienu dienu jūs ēdat normāli, bet nākamajā dienā vai nu pilnībā gavējat, vai apēdat apmēram 500 kalorijas, un pēc tam atkārtojiet ciklu. Šī ir ļoti ilga neregulāra badošanās forma, kas ilgst vairākas nedēļas, taču tā fizioloģiskā ietekme nedaudz atšķiras no laika ierobežojuma ēšanas logiem un ilgstošas badošanās. Diemžēl lielākā daļa pētnieku un žurnālistu nesaskata atšķirības starp šīm metodēm.

Badošanās laiks un secība ir ņemti no Cahill (2006), Consolazio et al (1967) un Rapoport et al. [2107, 2108, 2109]

Badošanās vājina imūnsistēmu tikai tad, ja tā no labvēlīgas prakses pārvēršas par milzīgu stresu organismam un atņem tam vitāli svarīgas barības vielas. Kopumā badošanās joprojām ir tas pats fizioloģiskais stresa faktors, ar kuru imūnsistēma ir paredzēta mijiedarbībai. Lai organisms pielāgotos stresam ar hormēzes palīdzību, ir jāsaglabā deva, jāpavada šī prakse ar pietiekamu atveseļošanās periodu un jāatsāk uzturs. Pārāk daudz stresa faktoru galu galā noved pie sliktas adaptācijas.

Ja esat slims, kategoriski nav ieteicams turpināt badošanos daudzas dienas, jo neatlaidīgas pūles rezultātā tas pasliktināsies. Ir lietderīgāk pieturēties pie ikdienas ēdienreižu plāna ar ierobežotu ēšanas logu, piemēram, 16/8 vai OMAD diētu. Intermitējoša badošanās prakse ir lieliska veselīgas imūnsistēmas uzturēšanai un autofagijas palielināšanai.

Vienpadsmitā nodaļa:

Sports un imunitāte.

Ja ir pārāk daudz fizisko aktivitāšu, kādi vingrošanas veidi ir vislabākie veselības uzlabošanai un kad ir labākais laiks to darīt?

Ikviens zina, ka fiziskās aktivitātes un regulāras fiziskās aktivitātes ir labas veselībai. Tiek uzskatīts, ka daudzas hroniskas slimības var novērst vai vismaz uzlabot, savedot savu ķermeni formā. [2110] Protams, vingrinājumi ietekmē imūnsistēmu. Sportiskas aktivitātes var būt gan labvēlīgas, gan kaitīgas no imunitātes viedokļa. Vingrošana tieši uzlabo imūnsistēmas darbību un palielina imūno šūnu veidošanos. Arī apmācība darbojas netieši, novēršot metabolisko sindromu.

Regulāras fiziskās aktivitātes stimulē aizsardzības mehānismus un stiprina imūnsistēmu, aktivizējot kodolfaktoru 2 – ar eritroīdiem saistīto faktoru 2 (NRF2). [2111] Aktivizējot NRF2, mūsu ķermenis aktivizē antioksidantu atbildes elementu (ARE), palielinot daudzu antioksidantu un antioksidantu enzīmu veidošanos visā organismā. Hormēze darbojas šādi: tā aktivizē NRF2 un pēc tam pārregulē paša organisma antioksidantu aizsardzības sistēmas. NRF2 arī veicina limfas un asinsriti. Fiziskie vingrinājumi uzlabo artēriju darbību, kas pasargā no aterosklerozes attīstības un ir pretiekaisuma iedarbība. [2112] Regulāras fiziskās aktivitātes palielina zarnu mikrobioma daudzveidību, kurā atrodas aptuveni 70% imūnsistēmas. [2113] Optimāla fiziskā aktivitāte uzlabo imunitāti, mazina bazālo iekaisumu, kas pasargā no citokīnu vētras, un labvēlīgi ietekmē hroniskas slimības. [2114]

Muskuļu masa darbojas kā endokrīnais orgāns un ar dažādu mehānismu palīdzību ietekmē imūnsistēmu. [2115]Skeleta muskuļi ražo muskuļu šūnu citokīnus, ko sauc par miokīniem. Viņiem ir hormonāla, imūnmodulējoša, reģenerējoša un pretiekaisuma iedarbība. [2116] Eksperti ir atklājuši, ka skeleta muskuļi var neitralizēt pretvīrusu CD8+ T šūnu izsīkumu, aizsargājot T šūnu proliferāciju no iekaisuma. [2117] Muskuļu audi ir saskarē ar citiem ķermeņa orgāniem, piemēram, kauliem, aizkuņģa dziedzeri, aizkrūts dziedzeri, plaušām, smadzenēm un zarnām. [2118, 2119] Miokīni un fiziskās aktivitātes var uzlabot imūnsistēmas novecošanās procesu un pat palēnināt to. [2120] Citiem vārdiem sakot, vingrinājumi un muskuļu veidošana labvēlīgi ietekmē imūnsistēmu, kas savukārt samazina hronisku slimību attīstības risku nākotnē.

Vingrojumi ir hormēzes veids, kas uzlabo vispārējo veselību un padara ķermeni izturīgāku. Efektivitāte ir tieši saistīta ar devu – pārāk maz, un jūs nesaņemat tos ieguvumus, ko sniegtu treniņi, savukārt pārāk smaga vingrošana var atstāt negatīvas sekas uz veselību. Tāpat kā badošanās un pirts gadījumā, pastāv devas un atbildes reakcijas attiecība, un galvenais ir noteikt optimālo vingrinājumu daudzumu. Tāpēc ir svarīgi zināt, kad pietiek ar fiziskām aktivitātēm un vajag atpūsties. Šajā nodaļā mēs runāsim par to, kā dažādi vingrinājumi labvēlīgi ietekmē jūsu veselību un imūnsistēmu. Bet vislabāk, jūs uzzināsiet, kā izmantot vingrinājumus, lai uzlabotu imūno šūnu darbību un palielinātu savu vispārējo noturību pret stresa notikumiem.

Vingrinājumi un imūnsistēma

Vingrinājumu imunoloģija ir diezgan jauna pētniecības joma, un 90% darbu par šo tēmu tika publicēti pēc 90. gadiem. [2121] Starptautiskā vingrojumu imunoloģijas biedrība tika dibināta 1989. gadā. [2122] Vingrojumi tagad tiek popularizēti kā veids, kā atbalstīt imūnsistēmu un uzlabot vielmaiņu. [2123] Pastāv skaidra apgriezta sakarība starp mērenām fiziskām aktivitātēm un slimību attīstības risku. [2124, 2125]

Apskatīsim, kā vingrinājumi pozitīvi ietekmē imūnsistēmu:

●**Vingrinājumi un muskuļu masa var palēnināt imūnsistēmas novecošanos.**[2126] Sports uzlabo imūno šūnu darbību, neskatoties uz novecošanās procesu. [2127] Fiziski veselām vecākām sievietēm ir ievērojami augstāks dabisko slepkavu un T limfocītu līmenis, un viņas ziņo par mazāk slimībām, salīdzinot ar mazkustīgām sievietēm. [2128] Citā pētījumā gados vecākiem skrējējiem, kuri bija skrējuši 17 gadus, T šūnu funkcija bija uzlabojusies salīdzinājumā ar kontroles grupu. [2129] Vecākiem pieaugušajiem, kuri paliek fiziski aktīvi, ir arī paaugstināts antivielu līmenis pret gripas imunizāciju. [2130] Vingrošana pirms vakcinācijas pret gripu palielina vakcīnas efektivitāti, stimulējot organisma reakciju un samazinot infekciju sastopamību. [2131]

●**Mērena fiziskā aktivitāte krasi paaugstina IL-6 līmeni,** kam piemīt pretiekaisuma iedarbība, inhibējot TNF-alfa un IL-1 beta signālu pārraidi, uzlabo cukura līmeni asinīs un lipīdu metabolismu. [2132,2133] Tomēr intensīva fiziskā slodze ir saistīta ar īslaicīgu imūndeficītu, pastiprinātu iekaisumu un augšējo elpceļu infekciju attīstības risku. [2134, 2135] Ilgstoši intensīvi vingrinājumi nomāc imūnglobulīnu A (IgA), dabiskās slepkavas (NK) šūnas, T un B limfocītus. Lai gan vingrinājumi īslaicīgi palielina iekaisuma biomarķierus, nākotnē tie samazinās.

● Ir pierādīts, ka regulāras fiziskās aktivitātes samazina augšējo elpceļu infekciju attīstības risku. [2136] Vairāki pētījumi liecina, ka regulāras fiziskās aktivitātes samazina nāves gadījumu skaitu, gripu un pneimoniju. [2137, 2138] Tomēr aktīvas vīrusu infekcijas vai gripas laikā vingrošana var palielināt slimības smagumu, ja jau esat slims. [2139] Turklāt, nogurdinot sevi, pārāk smagi trenējoties, jūs varat kļūt neaizsargātāku pret iespējamām slimībām. [2140] Ja jums ir drudzis un slikta dūša, nesportojiet, bet citādi palieciet fiziski aktīvi.

● Kā aprēķināt optimālo slodzes devu? Fiziskā aktivitāte, kas ilgst mazāk nekā 60 minūtes, palielina pretiekaisuma citokīnu, imūnglobulīnu, neitrofilu un citu vielu cirkulāciju, kurām ir svarīga loma imunitātes uzturēšanā. [2141] Eksperti ir pierādījuši, ka tikai 30 minūšu pastaigas var ievērojami palielināt dabisko killer šūnu, limfocītu, monocītu un neitrofilu līmeni. [2142] Secinājums ir tāds, ka vidējas intensitātes vingrinājumi, kas ilgst mazāk nekā 60 minūtes, pasargā no infekcijas, turpretim ilgstoša slodze izraisa īslaicīgu imūnsupresiju.

●**Mēs piedāvājam aptuvenus slodzes apjomus, treniņu ilgumu un biežumu, kas ir piemēroti imūnsistēmas stiprināšanai**

– Vidējas intensitātes vingrinājumi 30–60 minūtes, 5 reizes nedēļā

– Smagas fiziskās aktivitātes 30–45 minūtes 3–4 reizes nedēļā

– Augstas intensitātes intervāla treniņš (HIIT), kas ilgst 15–30 minūtes, 3 reizes nedēļā

– Izvairieties no smagas fiziskās aktivitātes, kas ilgst 60 minūtes vai ilgāk.

...Mēs nesakām, ka jums nekad nevajadzētu doties uz intensīviem un gariem treniņiem, kas ilgst 60 minūtes vai vairāk. Šīs aktivitātes vienkārši palielina risku saslimt ar kādu infekciju, kas acīmredzami traucēs treniņiem vai sniegumam sacensībās. Ir jāatrod līdzsvars starp risku un ieguvumu. Tas nozīmē, ka jūs varat uzlabot savu fizisko sagatavotību un/vai palielināt muskuļu masu, intensīvi vingrojot 60 minūtes vai ilgāk, taču paturiet prātā, ka tas rada lielāku risku saslimt. Ir svarīgi atzīmēt, ka lielākajā daļā pētījumu, kas aplūko smagas fiziskās aktivitātes, kas palielina infekcijas risku, tiek apskatīti tādi sporta veidi kā skriešana, riteņbraukšana vai peldēšana. Līdz ar to nav iespējams droši pateikt, vai informācija par slimībām attiecas uz tiem, kuri intensīvi nodarbojas ar spēka treniņiem 60 minūtes un ilgāk, taču tomēr, jo ilgāk cilā smagumus, jo lielāks risks saslimt ar elpceļu infekcijām.

...**Iespējama stratēģija, lai kompensētu paaugstinātu infekciju risku pēc intensīvas ilgstošas slodzes:**

......Beta-glikāni no rauga: 250–500 mg/dienā.

......C vitamīns vai C vitamīna ekstrakti (Camu Camu, Kakadu plūme, acerola, mežrozīšu augļi): 500–2000 mg C vitamīna dienā.

.........Izvairieties no sintētiskām piedevām ar lielām C vitamīna devām, īpaši pirms treniņa. Tie var nomākt iekaisumu un samazināt fiziskās aktivitātes ieguvumus. Neliels C vitamīna daudzums (50-100 mg) kopā ar kolagēnu pēc treniņa palīdzēs palielināt kolagēna sintēzi un izturību. C vitamīns galvenokārt jāiegūst no uztura vai veselu augļu/augu ekstraktiem, kas satur citus labvēlīgus savienojumus, nevis jāpaļaujas uz sintētiskiem C vitamīna piedevām.

......Selēns: 50–200 mikrogrami dienā

......Cinks/varš: attiecība 20 mg/1 mg, vienu vai divas reizes dienā

......D vitamīns un magnijs: attiecīgi 2000 SV un 200 mg

....Pārliecinieties, ka saņemat visas nepieciešamās uzturvielas pareizajā daudzumā, īpaši A vitamīnu, B vitamīnus un nerafinēto sāli

– Nesportojiet, kad esat slims

• Akūtas, kā arī hroniskas fiziskās slodzes izraisītas imūnsistēmas izmaiņas tiek uzskatītas arī par nozīmīgiem faktoriem, lai samazinātu risku saslimt ar hroniskām slimībām, piemēram, sirds un asinsvadu slimībām un vēzi.[2143, 2144] Vingrojumi uzlabo artēriju darbību, kas pasargā no saslimšanas ar. ateroskleroze un iekaisums. [2145]

Imūnsistēma atšķirīgi reaģē uz vingrinājumiem atkarībā no fizioloģiskā stresa pakāpes un slodzes. Agrākie vingrinājumu imunoloģijas pētījumi ir datēti ar 1902. gadu, kad zinātnieki atklāja, ka Bostonas maratona skrējējiem 5 minūtes pēc skrējiena paņemtās asinis liecina par balto asinsķermenīšu palielināšanos, kas ir salīdzināma ar daudzām infekcijām un noteiktām slimībām. [2146] 1990. gadā veiktajā Losandželosas maratona skrējēju pētījumā atklājās, ka skrējējiem pēc skrējiena ir palielināta infekcijas epizožu iespējamība. [2147] No 2311 pētītajiem subjektiem gandrīz 13% ziņoja, ka ir slimi nedēļu pēc notikuma, savukārt tikai 2,2% kontroles grupas ziņoja par to.

Slodzes laikā dabiskā killer šūnu aktivitāte palielinās, bet pēc 2 stundām tā nokrītas līdz minimumam un pēc 24 stundām atgriežas līmenī, kāds bija pirms treniņa. [2148] Slodzes intensitāte nosaka imūno šūnu atbrīvošanās pakāpi. Ir pierādīts, ka arī 60 minūšu brauciens ar velosipēdu samazina T šūnu skaitu, taču pēc atveseļošanās tās atgriežas normālā stāvoklī. [2149] Pētnieki ir atklājuši, ka ogļhidrāti neitralizē vielmaiņas disfunkciju un iekaisumu pēc ilgstošas slodzes (45 jūdzes braucot ar velosipēdu) un var pat uzlabot sportisko sniegumu salīdzinājumā ar tīru ūdeni. [2150]Proteīna pulveris, kas bagātināts ar zaļo tēju un mellenēm, aizsargā sportistus no vīrusu infekcijām pēc ilgstošas fiziskas aktivitātes. [2151] Pēc olbaltumvielu un augu polifenolu uzņemšanas sportistu asinis parādīja pilnīgu gatavību cīnīties ar vīrusiem. Imūnsupresiju pēc fiziskās slodzes, iespējams, izraisa Th1 imūnās atbildes maiņa uz Th2 reakciju. Th1 imūnās atbildes ir iekaisīgas un ir būtiskas pretvīrusu aktivitātei infekciju agrīnās stadijās. Daži savienojumi, kas var atjaunot Th1 imūnreakciju pēc treniņa, palielina izturību pret vīrusiem. [2152]

Ir labi zināms, ka augstas veiktspējas sportisti, kā arī militārpersonas vai pirmās palīdzības sniedzēji ir vairāk pakļauti slimību un infekciju izplatībai. Tomēr to var izraisīt citi faktori, piemēram, stress, darījumu braucieni un miega trūkums, nevis fiziska slodze kā tāda. [2153] Daži no lielākajiem slimības riska faktoriem ir depresija, trauksme, ārkārtējs nogurums pēc fiziskās slodzes, jet lag, ziemas sacensības, miega trūkums un zems kaloriju patēriņš. [2154, 2155] Hronisks stress ir galvenais imūnsistēmas nelīdzsvarotības un uzņēmības pret slimībām veicinātājs. [2156 2157] Pacientiem ar vīrusu infekcijām ir paaugstināts kortizola līmenis. [2158] Stresa hormonu un pro-iekaisuma citokīnu līmenis mērenas slodzes laikā nepalielinās. Izturības sportisti biežāk slimo nekā svarcēlāji, jo spēka sporta veidi parasti ir īsāki un rada mazāku stresu.

1984. gada Losandželosas olimpisko spēļu laikā Amerikas Medicīnas asociācijas žurnāls publicēja pārskatu, kurā eksperti noraidīja vingrojumu spēju ietekmēt infekciju smagumu vai biežumu, jo trūkst pārliecinošu pierādījumu. [2159] Tomēr kopš tā laika ir publicēti daudzi pētījumi, kas parāda šo saistību.

Pastāv saistība, ko atspoguļo J-veida līkne, starp fizisko slodzi un augšējo elpceļu infekcijām (URTI). [2160] Cilvēkiem, kuri piekopj mazkustīgu dzīvesveidu un nenodarbojas ar fiziskām aktivitātēm, ir vidējs risks saslimt ar ARVI, savukārt tiem, kuri vingro mēreni, risks ir par 40–50% mazāks. Cilvēki, kuri vingro piecas vai vairāk reizes nedēļā, pavada par 43% mazāk dienu, ārstējoties no saaukstēšanās. [2161] Taču neaizmirstiet, ka nogurdinošas fiziskās aktivitātes palielina saslimšanas risku 2-6 reizes. Taču šie skaitļi neattiecas uz augsta līmeņa sportistiem, kuri rūpīgi plāno savas treniņu programmas. [2162]

Adaptēts no Nieman, D. C. un Wentz, L. M. (2019). Pārliecinoša saikne starp fizisko aktivitāti un ķermeņa aizsardzības sistēmu. Journal of Sport and Health Science, 8(3), 201–217. doi:10.1016/ j.jshs.2018.09.009. (Piespiedu savienojums starp fizisko aktivitāti un ķermeņa aizsardzības sistēmu.)

Adaptēts no Nieman, D. C. un Wentz, L. M. (2019). Pārliecinoša saikne starp fizisko aktivitāti un ķermeņa aizsardzības sistēmu. Journal of Sport and Health Science, 8(3), 201–217. doi:10.1016/ j.jshs.2018.09.009 (Piespiedu saikne starp fiziskām aktivitātēm un ķermeņa aizsardzības sistēmu)

Kopumā īsas mērenas vai intensīvas slodzes, kas ilgst līdz 60 minūtēm, ir labvēlīgas ķermeņa imūnās aizsardzības stiprināšanai. Bet imunitāte, visticamāk, samazināsies, ja vingrinājumu ilgums pārsniedz 60 minūtes. Mēs nesakām, ka jums nekad nevajadzētu vingrot ilgāk par stundu. Jums vienkārši jāpievērš uzmanība citiem riska faktoriem, piemēram, miega trūkumam, uzturam un stresa pārvaldībai. Ja vien jūs neatradīsities ļoti piesārņotā vidē, piemēram, dodaties uz lidostu vai līdzīgu, šiem piesardzības pasākumiem ir maza nozīme.

Muskuļu masa un imūnsistēmas novecošanās

Novecošanu raksturo progresējoša skeleta muskuļu atrofija, ko sauc par sarkopēniju. Ir pierādīts, ka šī vecuma izmaiņu īpašība izpaužas daudzos cilvēkos. [2163] Pēc 40 gadu vecuma muskuļu masa un spēks samazinās par aptuveni 2% desmitgadē, un tauku masa tajā pašā laika posmā palielinās par aptuveni 7,5%. [2164] Dažos gadījumos samazinājums var sasniegt pat 2,8–3,6%. [2165] Tomēr visdramatiskākās izmaiņas notiek pēc 50 gadu vecuma, kad desmitgadē [2166] spēka zudums ir vairāk nekā 15%. Sarkopēnija veicina svara pieaugumu, veicina sliktu vielmaiņu, izraisa insulīna rezistenci un palielina kritienu un visu iemeslu mirstības komplikāciju risku. [2167] No otras puses, muskuļu masas veidošanai ir pretējs efekts, tas ir, uzlabojas jutība pret insulīnu un glikozes tolerance, stiprina kaulus un pagarina dzīves ilgumu.

Aerobā kapacitāte, kas ir maksimālā spēja izmantot skābekli fiziskās aktivitātes laikā, mēdz samazināties pēc 50 gadu vecuma. [2168] Liela 2011. gada metaanalīze atklāja tiešu korelāciju starp staigāšanas ātrumu un izdzīvošanu gados vecākiem pieaugušajiem. [2169] Pastaigai nepieciešama enerģija, motora kontrole, fiziskā sagatavotība un tā ir maiga ķermenim. Lēna vai izmainīta gaita var liecināt par sarkopēniju vai citu hronisku slimību. [2170]

Sarkopēnija un fiziskās sagatavotības samazināšanās galvenokārt ir saistītas ar mazkustīgu dzīvesveidu, ne vienmēr vecumu. [2171] Mūsdienu cilvēks ir mazāk fiziski aktīvs un neizmanto muskuļus tik daudz kā agrāk. Muskuļu masas uzturēšanai nepieciešams pietiekams stimuls pretestības un muskuļu šķiedru augšanas veidā. Tajā pašā laikā 2. tipa cukura diabēts un metaboliskais sindroms var arī veicināt sarkopēnijas attīstību un vienlaikus būt tās sekas. [2172] Neatkarīgi no vecuma fiziskā neaktivitāte, alkohola un insulīna rezistence samazina muskuļu proteīnu sintēzi (MPS). [2173, 2174, 2175, 2176] Šis process ir nepieciešams, lai uzturētu un veidotu muskuļu audus. Samazinoties MPS līmenim, ķermenis sāk lēnām zaudēt funkcionālo muskuļu masu, kas galu galā noved pie sliktas vielmaiņas un miokīnu skaita samazināšanās. Un otrādi, ir zinātniski pierādīts, ka spēka treniņi palielina olbaltumvielu sintēzi gan jauniem, gan veciem pieaugušajiem. [2177] Pat viena pretestības treniņa sesija palielina MPS 2–3 reizes, un šo efektu var vēl vairāk uzlabot ar augstu olbaltumvielu diētu. [2178]

Muskuļu masas palielināšana ir viens no labākajiem veidiem, kā uzlabot jutību pret insulīnu un paātrināt vielmaiņu. [2179] Jo vairāk muskuļu jums ir un jo augstāka vielmaiņa, jo vairāk jūs esat pasargāts no slimībām, kas saistītas ar pārēšanos, piemēram, 2. tipa cukura diabētu, metabolisko sindromu un insulīna rezistenci. Muskuļu masa atvieglo tauku zudumu, jo skeleta muskuļi ir kā milzīgs sūklis, kas uzsūc glikozi un kalorijas.

Vecums/metaboliskais sindroms/šūnu novecošanās izraisa pārmērīgu iekaisumu un oksidatīvo stresu, kas bojā mitohondrijus. Disfunkcionāli mitohondriji izraisa signālu notikumu kaskādi, kas izraisa motoro neironu un muskuļu šķiedru nāvi. [2180] Tas samazina ķermeņa spēju pielikt spēku, izraisot neizmantoto muskuļu nevajadzīgu pavājināšanos un paātrinot sarkopēniju. Vienīgais veids, kā novērst šo procesu, ir stimulēt mitohondriju autofagiju jeb mitofagiju, kas selektīvi iznīcina bojātos mitohondrijus un virza iekaisuma procesu. [2181] Par laimi, vingrinājumi veicina autofagiju un jaunu mitohondriju augšanu, mitohondriju bioģenēzes procesu. [2182] Eksperti ir atklājuši, ka spēka treniņš aktivizē autofagiju un samazina muskuļu šūnu apoptozi. [2183,2184] Daži uz laiku ierobežotas ēšanas aspekti var kalpot arī kā efektīvs līdzeklis disfunkcionālu mitohondriju likvidēšanai. Tomēr pārmērīga izsmeļoša apmācība vai pārāk ilga badošanās izraisa pārmērīgu autofagijas aktivizēšanos un muskuļu atrofiju. [2185] Turklāt jums ir jāpārliecinās, ka ēdat pietiekami daudz olbaltumvielu. Šo tēmu tuvākajā laikā aplūkosim sīkāk.

Notikumu secība

kas sākas ar mazkustīgu dzīvesveidu un beidzas ar imūnsistēmas novecošanos:

Fiziskā neaktivitāte/pārēšanās

- sarkopēnija/muskuļu zudums

- samazināta glikozes tolerance/insulīna jutība

- metaboliskais sindroms/aptaukošanās

- samazināta miokīnu/pretiekaisuma citokīnu ekspresija

- paaugstināts pro-iekaisuma citokīnu līmenis

- imūnsistēmas novecošanās (paātrināta organisma novecošanās un uzņēmība pret infekcijas slimībām)

Spēka treniņš un muskuļu veidošana

Zinātnieki ir veikuši daudzus pētījumus, pēc kuriem viņi nonāca pie secinājuma, ka muskuļu spēks ir apgriezti proporcionāls mirstībai no visiem cēloņiem neatkarīgi no citiem faktoriem. [2186] 2016. gada pētījums atklāja, ka lielai cilvēku grupai vecumā no 65 gadiem mirstības rādītāji bija ievērojami zemāki tiem, kuri regulāri nodarbojās ar spēka treniņiem. [2187]Ar vecumu samazinās IIb tipa muskuļu šķiedru, kas pazīstamas arī kā ātras muskuļu šķiedras, kuras galvenokārt tiek stiprinātas ar augstas intensitātes spēka treniņiem, skaits. [2188] Tas, iespējams, ir saistīts ar muskuļu nepietiekamu izmantošanu, jo cilvēki parasti reti iesaistās šāda veida intensīvos spēka treniņos, ko pavada muskuļu audu atrofija. Zinātnieki ir atklājuši, ka spēka treniņi sniedz tādus pašus ieguvumus veselībai kā kardio, proti, samazina hronisku iekaisumu un uzlabo sirds un asinsvadu veselību. [2189] Tādējādi regulāri spēka treniņi visas dzīves garumā ir viens no labākajiem veidiem, kā palēnināt novecošanos, uzlabot vielmaiņu un aizsargāt imūnsistēmu.

Par laimi, neatkarīgi no tā, cik vecs esat, jūs noteikti varat uzlabot savu fizisko sagatavotību. Pētnieki ir pierādījuši, ka mazkustīgi vecāki pieaugušie var kļūt par vairāk nekā 50% spēcīgāki, tikai 6 nedēļas veicot spēka treniņu. Šis efekts tika novērots regulāru treniņu rezultātā 2-3 reizes nedēļā, izmantojot 70-80% no maksimālā spēka. [2190] Spēka treniņš palielina kaulu blīvumu pat cilvēkiem ar osteoporozi. [2191] Gados vecāki pieaugušie ir ļoti jutīgi pret kaulu lūzumiem un locītavu sāpēm, jo samazinās kaulu blīvums, ko izraisa novecošanās un sarkopēnija. Desmit nedēļu spēka treniņi var palielināt muskuļu masu par 1,4 kg, samazināt tauku masu par 1,8 kg un palielināt vielmaiņas ātrumu par 7%. [2192]

Muskuļu masu un spēku vislabāk var iegūt spēka treniņos. Šī koncepcija ietver vingrinājumus ar svariem, tējkannām, fitnesa joslām un pat tikai vingrošanas vingrinājumus. Salikti spēka vingrinājumi, piemēram, pietupieni, spiešana nāvē, rindas un spiešanās guļus, tiek uzskatīti par optimāliem, lai attīstītu visa ķermeņa spēku un muskuļu augšanu.

Ir ierosināts, ka saķeres spēks kalpo kā precīzs novecošanās biomarķieris visā dzīves laikā. [2193] Slikta saķeres izturība ir saistīta ar visu iemeslu mirstību, sirds un asinsvadu slimībām, miokarda infarktu un insultu. Tiek uzskatīts, ka satvēriena spēks ir precīzāks mirstības prognozētājs nekā sistoliskais asinsspiediens. [2194] 2017. gadā Apvienotajā Karalistē veiktā pētījumā, kurā piedalījās vairāk nekā 400 000 dalībnieku, tika pārbaudīta saistība starp saķeres spēku, aptaukošanos un mirstību. [2195] Eksperti atklāja, ka spēcīgāka saķere bija saistīta ar 8% mazāku mirstības risku. Aptaukošanās nebija saistīta ar mirstību, bet ĶMI, kas bija lielāks par 35, un vēdera aptaukošanās bija spēcīgi mirstības prognozētāji neatkarīgi no saķeres spēka. Tādējādi liekais svars ir kaitīgs pat spēcīga cilvēka veselībai. Kāju spēks tiek uzskatīts arī par fiziskās veiktspējas un mirstības rādītāju. [2196]

Labākie vingrinājumi muskuļu augšanai un spēkam ir visa ķermeņa salikti vingrinājumi, piemēram, pietupieni, spiešana uz sāniem, spiešana uz galvas, rindas, pievilkšanās, atspiešanās, līkumi, izklupieni, sprints, tējkanna šūpošanās un zemnieka pastaiga. . Gan svari, gan vingrošana var nodrošināt pietiekamu stimulu muskuļu augšanai, jo ķermenis nevar atšķirt šī enerģijas impulsa izcelsmi. Ja vingrinājumi tiek veikti pareizi, tie ir lieliska traumu profilakse un palīdzība rehabilitācijā. Ir pierādīts, ka spēka treniņi ir efektīvāki muskuļu sāpju un ierobežotas mobilitātes ārstēšanā nekā vispārējās fiziskās aktivitātes. [2197] No otras puses, tādi vingrinājumi kā pilates, pēc zinātnieku domām, nepalīdz ar muguras sāpēm. [2198] Lai nesavainotos, pareizi jāveic svara nešanas vingrinājumi un jāizmanto jūsu spēka līmenim atbilstoši svari. Ja jums nav pieredzes ar spēka treniņiem, vislabāk ir konsultēties ar personīgo treneri, kurš var jums palīdzēt. Labākais padoms svaru celšanai ir sākt lēni un veikt katru atkārtojumu ar pareizu serdes pozicionēšanu. Pilnībā izstiepiet muskuļus, pēc pilnīgas izstiepšanas īsi apstājieties un pēc tam atkal lēnām savelciet muskuļus. Daudzi jauni un nepieredzējuši sportisti mēģina uzreiz pacelt smagus svarus, taču viņu ķermeņa stāvoklis, veicot vingrinājumus, atstāj daudz ko vēlēties, un viņi atkārtojumus veic pārāk ātri. Šis svara treniņu stils palielina traumu risku un samazina cīpslu un saišu izturību.

Breds Šēnfelds, viens no muskuļu augšanas un hipertrofijas pētniekiem, kurš ir publicējis daudzus rakstus par šo tēmu, aprakstīja hipertrofijas mehānismus 2010. gada rakstā:

"Pašreizējie pētījumi liecina, ka maksimālā muskuļu hipertrofija tiek sasniegta, izmantojot treniņu režīmus, kas izraisa ievērojamu vielmaiņas stresu, vienlaikus saglabājot mērenu muskuļu sasprindzinājumu."

Programmā, kuras mērķauditorija ir hipertrofija, jāiekļauj 6–12 atkārtojumi komplektā ar 60–90 sekunžu pārtraukumu starp komplektiem. Vingrinājumi jāmaina ar kustībām visās plaknēs un dažādos leņķos, lai nodrošinātu maksimālu visu muskuļu šķiedru stimulāciju.

Sadalītās apmācības kontekstā ir jāizmanto vairākas pieejas, lai uzlabotu anabolisko vidi[5][1]. *Vismaz daži komplekti jāveic līdz koncentriskai muskuļu mazspējai, pārmaiņus mikrociklus no komplektiem līdz neveiksmei ar tiem, kas nav veikti līdz neveiksmei, lai samazinātu pārtrenēšanās iespējamību. Koncentriski atkārtojumi jāveic ar ātru līdz mērenu ātrumu (1-3 sekundes), savukārt ekscentriski atkārtojumi jāveic ar lēnāku ātrumu (2-4 sekundes).*

Apmācība jāveic tādā biežumā, lai hipertrofijas fāze beidzas ar īsu apjoma pieauguma periodu, kam seko apjoma samazināšanās, lai nodrošinātu optimālu muskuļu audu superkompensāciju. [2199]

Šajā rindkopā īsi aprakstīts optimālākais spēka treniņu veids lielākajai daļai cilvēku, pamatojoties uz pašreizējiem pētījumiem. Tas koncentrējas uz hipertrofiju un pakāpenisku spēka palielināšanu.

Parasti tiek uzskatīts, ka, lai veidotu muskuļu masu un spēku, intensīvs spēka treniņš ir 60-80% no jūsu 1 atkārtojuma maksimuma (1RM). [2200] Tomēr zinātnieki ir atklājuši, ka asins plūsmas ierobežošanas treniņš (BFR jeb oklūzijas treniņš) var sasniegt tādu pašu efektu pat pie 20-30% no 1RM. [2201] Tas ir, jūs varat iemānīt savu ķermeni, liekot domāt, ka tas paceļ daudz vairāk svara, nekā tas patiesībā ir.

Asins plūsmas ierobežošanas (BFR) treniņš jeb oklūzijas treniņš ir vingrinājumu veids, kurā trenējamajiem muskuļiem tiek uzliktas oklūzijas aproces. Tie ierobežo asins plūsmu mērķa zonā, radot daļēju asinsrites ierobežojumu. BFR apvienojumā ar zemas ietekmes spēka treniņu palielina muskuļu hipertrofiju un spēku. [2202] BFR ļauj arī nedaudz palielināt spēku zemas intensitātes aerobā treniņa laikā. BRF ir tas, ka pats treniņš var samazināt muskuļu atrofiju, īpaši gados vecākiem pieaugušajiem, kuri nespēj pacelt smagus svarus. Pētījumi ar dzīvniekiem ir parādījuši, ka BFR

---

palielina muskuļu masu un spēku par līdz pat 40% pēc 12 nedēļām [2203] atkarībā no spēka līmeņa sākotnējā līmenī.

Pētnieki atklāja, ka BFR ne tikai stimulēja muskuļus, bet arī veicināja cilmes šūnu proliferāciju eksperimentālajās grupās [2204] un palielināja augšanas hormona līmeni aptuveni 290 reizes pēc 15 minūtēm. pēc BFR treniņa līdz nogurumam. [2205] BFR pazemina asinsspiedienu, palielina jutību pret insulīnu, uzlabo vielmaiņas elastību un samazina dislipidēmiju un aptaukošanos. [2206] Palielinās asins plūsma trenējamajā zonā, kas palielina asinsriti smadzenēs, kas pasargā no insulta un smadzeņu darbības traucējumiem. [2207] Oklūzijas treniņš palielina slāpekļa oksīda koncentrāciju, kas veicina asins plūsmu un vēl vairāk stimulē muskuļu satelītu cilmes šūnas. [2208] BFR palielina asinsvadu endotēlija augšanas faktora (VEGF) līmeni, kas veicina jaunu asinsvadu augšanu un palielina to plastiskumu. [2209]

Ir svarīgi saprast, ka BFR pilnībā neierobežo asins plūsmu uz muskuļiem. Okluzīvām manšetēm ir daļēja un neinvazīva iedarbība. BFR rada daļēju arteriālo asins plūsmu muskuļos un ierobežo venozo aizplūšanu no muskuļiem. [2210]Tā kā slodzes šajos treniņos ir daudz mazākas, jūs varat ātrāk atgūties no BFR vingrinājumiem nekā no tradicionālās svarcelšanas. Palielināta asins plūsma arī palīdz paātrināt atveseļošanās procesu. Pētījumi liecina, ka manšetes spiedienam jābūt 40–60% no artērijas oklūzijas. [2211]Lielāks spiediens nesniedz papildu priekšrocības un var būt kaitīgs. Ir vērts atzīmēt, ka, izmantojot parastos pārsējus, lai ierobežotu asins plūsmu, oklūzijai vajadzētu ilgt ne vairāk kā 1 minūti uz vienu muskuļu grupu, un pēc tam to vajadzētu noņemt vismaz 1 minūti.

Pašreizējie pētījumi liecina, ka muskuļu trenēšana divas reizes nedēļā ir labāka par hipertrofiju, nevis treniņu reizi nedēļā. [2212] 2015. gadā Schoenfeld et al parādīja, ka regulāri pilna ķermeņa treniņi trīs reizes nedēļā izraisīja lielāku muskuļu augšanu nekā pārmaiņus muskuļu grupu treniņi reizi nedēļā. [2213] Tādējādi, lai panāktu strauju progresu, jums vismaz 2–3 reizes nedēļā ir jāietver galvenās muskuļu grupas, piemēram, kājas, krūtis, mugura, pleci un rokas.

Olbaltumvielu un muskuļu veidošana

Muskuļu augšanas un spēka izraisītājs ir pretestības treniņš vai pietiekami spēcīgs stimuls. Tomēr, lai adaptācija notiktu, ir nepieciešams arī iegūt pietiekami daudz olbaltumvielu no pārtikas, lai veicinātu muskuļu augšanu.

Muskuļu augšana ir pozitīva līdzsvara rezultāts starp muskuļu proteīnu sadalīšanos (katabolismu) un muskuļu proteīnu sintēzi (anabolismu). Faktori, kas veicina katabolismu, ir vingrinājumi, badošanās, kaloriju ierobežojums, olbaltumvielu ierobežojums, sarkopēnija, hiperglikēmija un fiziskā neaktivitāte. Anaboliskie katalizatori ietver spēka treniņu, atbilstošu kaloriju patēriņu, miegu un olbaltumvielu uzņemšanu.

Ieteicamā olbaltumvielu dienas deva ir 0,36 g/lb ķermeņa svara (4,54 kg), kas ir pietiekami cilvēka izdzīvošanai. [2214] Daudzi eksperti uzskata, ka tas nav optimālais daudzums muskuļu tonusa, hipertrofijas uzturēšanai un sarkopēnijas profilaksei. [2215] Palielināta aktivitāte parasti palielina olbaltumvielu nepieciešamību, jo fiziskās aktivitātes zināmā mērā bojā muskuļu šūnas. [2216] Palielināta olbaltumvielu uzņemšana ir īpaši svarīga novecojošai populācijai, jo ir izrādījies, ka standarta olbaltumvielu dienas deva ir nepietiekama, lai uzturētu skeleta muskuļus gados vecākiem pieaugušajiem. [2217]

Pietiekama olbaltumvielu uzņemšana novērš muskuļu zudumu vai sarkopēniju, vājumu un spēju rūpēties par sevi vēlākā dzīvē. [2218] Ēdot vairāk olbaltumvielu savā uzturā, jūs varat efektīvāk zaudēt svaru, saglabāt lielāku muskuļu masu un palielināt vielmaiņas ātrumu. [2219] Salīdzinot ar standarta svara zaudēšanas diētām ar normālu olbaltumvielu uzņemšanu un zemu tauku uzņemšanu, diētas ar augstu olbaltumvielu daudzumu bija efektīvākas. [2220] Palielināta dzīvnieku olbaltumvielu uzņemšana uzlabo kaulu veselību un samazina gūžas kaula lūzumu risku gados vecākiem pieaugušajiem. [2221, 2222] Diētas ar augstu olbaltumvielu daudzumu veicina arī operācijas, traumas vai spiediena čūlu izraisītu brūču ātru dzīšanu. Šajā kontekstā vairāk nekā 2,0 g/kg patēriņš palielina olbaltumvielu sintēzes absolūto ātrumu organismā. [2223]

Tomēr vairāk olbaltumvielu neizraisīs muskuļu masas pieaugumu ātrāk par noteiktu slieksni. Jaunākie pētījumi liecina, ka šis ierobežojums ir aptuveni 0,8–1,0 g proteīna uz mārciņu (4,54 kg) liesās ķermeņa masas jeb 1,5–2,0 g/kg. [2224] Optimālais līmenis muskuļu proteīnu sintēzei ir robežās no 1,6 līdz 2,2 g/kg ķermeņa svara. Ja nesporto, tad visticamāk tev pietiks ar ~1,0–1,2 g/kg ķermeņa svara. Vidējais olbaltumvielu dienas patēriņš Rietumvalstīs ir kaut kur no 12-17%, savukārt mednieku-vācēju ciltīs tas sasniedz aptuveni 19-35%, atkarībā no jūsu dzīvesvietas. [2225] Liela daudzuma olbaltumvielu patēriņš ir kritisks periodiskas badošanās vai kaloriju deficīta ēšanas laikā, jo olbaltumvielas kompensē palielināto katabolismu.

Pilnvērtīgas olbaltumvielas satur visas neaizvietojamās aminoskābes un šūnu būvmateriālus. Olbaltumvielas jāsaņem no veseliem pārtikas produktiem, piemēram, olām, lašiem, skumbrijām, liellopu gaļas, vistas, orgānu gaļas, sarkanās gaļas uc Augu izcelsmes alternatīvas ietver pākšaugus, pupiņas, kvinoju, riekstus un sēklas, taču šajā gadījumā pareizai uzturam būs jāapvieno vairāki olbaltumvielu avoti, un muskuļu proteīnu sintēzei nepieciešamā leicīna saturs parasti ir mazāks.

Atveseļošanās pēc treniņa

Apmācība ir tikai fiziskās sagatavotības un funkcionalitātes uzlabošanas procesa pirmā puse. Otrā daļa ir atveseļošanās periods, ko droši var saukt par svarīgāku posmu. Uzreiz pēc fiziskās slodzes kļūstam vājāki stimulējošās iedarbības radītā kaitējuma dēļ. Nervu sistēmai ir nepieciešams laiks un atpūta, lai atgūtos un kļūtu stiprāka. Pārslodze un pārmērīgs sistēmiskais ķermeņa nogurums novērš muskuļu hipertrofiju un palēnina progresu. [2226] Tomēr pārtrenēšanās un pietiekama stimulācija ir ļoti subjektīvi. Tas viss ir atkarīgs no ķermeņa sniegtajām atsauksmēm.

Apsveriet šādas pazīmes, kas liecina par pārmērīgu treniņu un/vai atpūtas un atveseļošanās trūkumu:

- Problēmas ar līdzsvaru un motora kontroli
- Hroniskas muskuļu sāpes vai sāpīgas sāpes
- Smadzeņu migla, aizmāršība, izklaidība un letarģija
- Problēmas ar aizmigšanu un celšanos no rīta
- Augstāks bazālais sirdsdarbības ātrums nekā parasti
- Muskuļu spēka zudums
- Motivācijas trūkums vingrot un pārvietoties
- Veiktspējas samazināšanās un "plato" vingrinājumu laikā
- Jums ir jāpieliek vairāk pūļu nekā parasti
- Garastāvokļa svārstības, uzbudinājums un viegla depresija
- Zems vairogdziedzera hormonu līmenis un augsts kortizola līmenis

Ieteicamie uztura bagātinātāji pirms treniņa:

- L-karnitīns: 2 g
- Taurīns: 1–2 gadi
- Citrulīns: 3 gadi
- Karnozīns: 2 g
- Kafija/kofeīns: 80–160 mg kofeīna

Ieteicamie uztura bagātinātāji pēc treniņa

- Sūkalu proteīns ar zāli: 20 g, bet pēc treniņa līdz 40 g visam ķermenim.
- Kreatīns: 5 g
- Hidrolizēts kolagēns: 5–20 g
- Glicīns: 2–3 gadi
- C vitamīns: 50–100 mg

Vissvarīgākie pilnīgas atveseļošanās aspekti ir kvalitatīvs uzturs, pietiekama olbaltumvielu uzņemšana un miegs. Šajā laikā ķermenis atjaunojas un faktiski veido muskuļu masu. Miega trūkums atbrīvo kortizolu, kas palielina muskuļu katabolismu. Nākamajā nodaļā galvenā uzmanība tiks pievērsta miega optimizēšanai.

Pētnieki ir atklājuši, ka antioksidantu piedevas, NPL un pēcslodzes krioterapija samazina iekaisumu un fiziskās slodzes izraisītu oksidatīvo stresu, kas var palēnināt vai novērst adaptīvo signālu, kas nepieciešams muskuļu augšanai. [2227] Tomēr šis secinājums nav pārliecinošs un neattiecas uz visiem vingrinājumu veidiem.

Ir pierādīts, ka antioksidantu papildināšana pirms treniņa ietekmē mitohondriju bioģenēzi, kas ir galvenā pielāgošanās izturības veiktspējai. [2228] Daudzi pētījumi ir parādījuši, ka antioksidantu piedevas pasliktina anabolisko signālu pārraidi un muskuļu hipertrofiju. [2229] Tomēr šķiet, ka tie neietekmē muskuļu spēku. [2230] C vitamīns neuzlabo fizisko veiktspēju un var pasliktināt veiktspēju, ja devas pārsniedz 1000 mg/dienā. [2231]

Kopumā veselas pārtikas un dārzeņu ēšana negatīvi neietekmē hormonālo līmeni vai pielāgošanos fiziskām aktivitātēm. Tie veicina dzīšanu, modulējot iekaisumu, bet neaptur to pilnībā. Ņemiet vērā, ka antioksidantu piedevu lietošana lielās devās treniņa laikā var izraisīt pozitīvās atbildes nomākšanu, īpaši hipertrofiju. Tas mazāk ietekmē izturību un spēku nekā muskuļu augšana.

Sirdsdarbības ātruma mainīgums (HRV, HRV)

Viens no fizioloģiskajiem parametriem, pēc kura var novērtēt kopējo nervu sistēmas atjaunošanos un stāvokli, ir sirdsdarbības mainīgums (HRV). Tas apraksta laika intervāla izmaiņas starp sirdspukstiem. Jūsu sirds pukst ne gluži vienādos intervālos, piemēram, pulkstenis vai metronoms. Jūsu sirdsdarbības ātrums ir zināmā mērā mainīgs, un HRV mēra šos intervālus. Ja intervāli starp kontrakcijām ir konsekventi un atkārtojas, jūsu HRV ir zems, bet lielāka novirze norāda uz paaugstinātu HRV. Kopumā augstāks HRV nozīmē, ka esat vairāk atguvies, mazāk stresa un pašlaik dominē parasimpātiskā nervu sistēma. Ir pierādīts, ka HRV samazināšanās liecina par mirstību pēc miokarda infarkta. [2232] vēzis [2233] un pēkšņa nāve no sirds un asinsvadu cēloņiem. [2234] Pazemināts HRV ir saistīts ar sirds mazspēju, diabētisko neiropātiju [2235] un aknu cirozi. [2236] Patiesībā nāves risks pēc sirdslēkmes ir vairāk nekā 5 reizes lielāks tiem, kam ir zems HRV, salīdzinot ar augstu HRV. [2237]

Ir vairākas metodes, kā izsekot sirdsdarbībai. Tie atšķiras atkarībā no izmantotās tehnoloģijas. Elektrokardiogramma (EKG) nosaka R vilni QRS kompleksā un aprēķina laiku starp R viļņiem (R-R intervāls). OURA viedzvana ierīce izmanto fotopletizmogrāfiju (PPG), lai analizētu sirdsdarbību. Izmantojot PPG, visstraujākais signāla pieaugums pirms pīķa iezīmē sirdsdarbību. R-R intervālu vietā PPG mēra interpulsu intervālus (IBI). Skatiet tālāk redzamo attēlu, lai saprastu atšķirību starp EKG un PPG.

Ja jums ir zems HRV, intensīva fiziskā slodze var nebūt gudrākā ideja. Tas pats attiecas uz citiem hormēzes stresa faktoriem, piemēram, saunu vai pakļaušanu aukstai temperatūrai, jo simpātiskais tonis palielinās akūta stresa notikuma laikā un pat pēc tā. Piemēram, pirts lietošana var samazināt HRV,[2238] taču ir pierādīts, ka tvaicēšana arī samazina aritmiju un uzlabo HRV pacientiem ar hronisku sirds mazspēju. [2239] Pirts pēršanās labvēlīgi ietekmē sirds un asinsvadu sistēmu, tostarp samazina asinsvadu pretestību. [2240] Citi pētījumi liecina, ka pirts lietošana uzlabo HRV pēc seansa. [2241] Tādējādi pirts izmantošana var dot labumu vai kaitēt HRV atkarībā no indivīda. Tāpēc cilvēkiem ar nestabilām sirds un asinsvadu problēmām pirtī nevajadzētu iet, bet pacienti ar hroniskām slimībām, kuras viņi kontrolē, gūst lielu labumu no siltuma terapijas. Zems HRV parasti atspoguļo vairāk stresa stāvokli un iespējamus sirds bojājumus, kas var arī vājināt imūnsistēmu. [2242] Palielināta fiziskā slodze no sporta un neliela imunitātes samazināšanās var padarīt organismu neaizsargātāku pret slimībām. Apmācība ar zemu sirdsdarbības ātruma mainīgumu arī ir neproduktīva adaptācijas un progresa ziņā. Rezultāti pieaug daudz ātrāk, ja vingrojat dienās, kad HRV ir augstāks.

Turklāt pētnieki parādīja, ka HRV izmaiņas var paredzēt sepses klīniskās sekas. [2243,2244] Pastāv skaidra saistība starp paaugstinātu proinflammatoriskā IL-6 līmeni, palielinātu C-reaktīvā proteīna līmeni un pazeminātu HRV. [2245, 2246] Parasti paaugstinātu sirdsdarbības ātrumu un ķermeņa temperatūru uzskata par aktīvas infekcijas pazīmēm. Ja jūsu HRV ir samazināts, jūs riskējat saslimt, ja jūs nekavējoties neveicat pasākumus, lai atgūtu.

Noskaidrosim, kas samazina sirdsdarbības ātruma mainīgumu (HRV) un traucē atveseļoties:

●**Emocionāli traucējumi, mokas.** Ir konstatēts, ka ikdienas trauksme samazina HRV nomoda stundās, kā arī miega laikā. [2247] Īslaicīga depresija, sociālā trauksme, negatīvas emocijas, traumas un stresa mijiedarbība samazina HRV un palielina simpātisko aktivitāti. [2248] PTSS upuri piedzīvo lielāku veģetatīvo hiperaktivitāti atpūtas periodos un mazāk spēj tikt galā ar stresu. [2249]

●**Hiperglikēmija un insulīna rezistence.** Smagas cukura līmeņa asinīs svārstības nostāda ķermeni stresa stāvoklī, kas kairina klejotājnervu, kas kavē sirds darbību, tādējādi samazinot HRV. [2250] Diabētiķiem ir zems HRV un agrīnas sirds neiropātijas pazīmes. [2251] Alkohols arī ievērojami samazina HRV. [2252]

●**Smags iekaisuma process.** Paaugstināts proinflammatorisko citokīnu līmenis samazina HRV, bojā veselas šūnas un rada oksidatīvo stresu. [2253] Sirdsdarbības ātruma mainīgums norāda arī tādu iekaisuma marķieru līmeni kā CRP, IL-6 un A1C. [2254]

●**Miega trūkums.** Ir pierādīts, ka miega trūkums samazina HRV. [2255] HRV var norādīt uz psihomotorās modrības un koncentrēšanās spējas samazināšanos miegainības dēļ. [2256] Sirdsdarbības ātruma mainīgums var identificēt miega traucējumus un citas saistītas slimības. [2257]

Tagad apskatīsim, kas palielina sirdsdarbības ātruma mainīgumu (HRV):

- **Fiziskie vingrinājumi.** Tiem, kas regulāri vingro, ir zemāks sirdsdarbības ātrums miera stāvoklī un augstāks HRV. [2258] Submaksimālās slodzes laikā HRV parasti ir zemāks nekā miera stāvoklī, jo ķermenis ir pakļauts stresam, bet pēc atveseļošanās situācija ir pretēja. [2259]

- **Intermitējoša badošanās.** Bada stāvoklis izraisa sirdsdarbības ātruma samazināšanos miera stāvoklī un HRV palielināšanos. [2260] Tomēr, ja Jums rodas hipoglikēmija vai rodas stress, paaugstināta stresa dēļ HRV samazināsies. [2261] Tāpēc badošanās keto adaptācijas laikā ir mazāk kaitīga organismam, jo smadzenes var aizstāt glikozi ar ketoniem.

- Jāņem vērā, ka 48 stundu badošanās samazina HRV, izraisot parasimpātiskās nervu sistēmas izslēgšanos. [2262] Būtībā šī parādība nenodara kaitējumu, kamēr neesat pakļauts citiem stresa faktoriem, taču tas vēlreiz pierāda, ka ilgstoša badošanās nostāda ķermeni stresa stāvoklī un nedaudz vājina imūnsistēmu. Pēc badošanās pārtraukšanas stāvoklis normalizēsies, tomēr nav īpaši prātīgi veikt ilgu gavēni ar novājinātu imūnsistēmu. Ņemiet vērā, ka ikdienas pārtikas patēriņš ar ierobežotu ēšanas logu nāk par labu ķermenim.

- **Augstas temperatūras iedarbība.** Saunas izmantošana palielina HRV un ir saistīta ar zemu visu iemeslu mirstības risku. [2263, 2264] Lai būtu droši, pievērsiet uzmanību asinsspiedienam un citām dzīvībai svarīgām pazīmēm. Ja drudzis jums rada pārāk daudz stresa, jūsu HRV faktiski var pazemināties.

- **Meditācija.** Meditācijas praktizēšana ir lieliski piemērota stresa pārvarēšanai. Tas nomierina un tādējādi palielina HRV. [2265] Ir pierādīts, ka meditācijas prakse uzlabo HRV un samazina sirdsdarbības ātrumu un asinsspiedienu. [2266] To pašu var teikt par tādām praksēm kā joga un tai chi. 2016. gada pārskatā par 59 pētījumiem, kuros piedalījās 2358 subjekti, atklājās, ka joga palielināja sirdsdarbības ātruma mainīgumu, un pieredzējušiem jogas praktizētājiem bija augstāks vagālais tonuss, kas bija saistīts ar HRV palielināšanos. [2267]

- **Biofeedback, bioloģiskās atgriezeniskās saites metode.** Eksperti ir atklājuši, ka daži neirofeedback vai biofeedback veidi mazina stresu un trauksmi, uzlabo depresiju un palielina HRV. [2268]

- **Mūzikas terapija.** Pētījumā konstatēts, ka indiāņu flautas, Amerikas pamatiedzīvotāju instrumenta, spēlēšana palielina HRV un mazina stresu. [2269] Mūzika ir lieliski piemērota atpūtai un terapijai. Zinātnieki ir atklājuši, ka dungošana pie sevis un skaļa dziedāšana labvēlīgi ietekmē HRV, jo dziedāšanai ir nepieciešama elpošanas kontrole. [2270] Ieslēdziet mūziku, pavadiet laiku, darot kaut ko, kas jums patīk, un jūs varat palīdzēt iziet no cīņas vai bēgšanas režīma.

Tiek uzskatīts, ka parasimpātiskā aktivitāte un HRV ir augstākas naktī, īpaši REM miega laikā. [2271] Ir pierādīts, ka miokarda infarkts (sirdslēkme) samazina HRV. [2272] Miega laikā īpaši atjaunojošie hormoni, piemēram, melatonīns, atjauno un dziedē ķermeni. Vairāk par miegu runāsim nākamajā nodaļā.

Divpadsmitā nodaļa:
Miegs, diennakts ritmi un imūnsistēma

Miegs ir ļoti svarīgs imūnsistēmai un tās darbībai. Šajā laikā ķermenis pilnībā atjaunojas. Miega hormoni, piemēram, melatonīns, un tādi procesi kā autofagija veicina kritisku antioksidantu aktivitāti. [2273] Tas ir būtiski, lai atgūtos no stresa, kā arī palīdz sagatavoties nākotnes stresa faktoriem. Ar miega trūkumu organisma aizsargspējas vājinās un organisms nevar pilnībā atgūties.

Pastāv divvirzienu saistība starp miegu un imūnsistēmas veselību. [2274] Vienā pētījumā, kurā piedalījās 11 identisku dvīņu pāri, pētnieki koncentrējās uz atšķirībām viņu miega un nomoda paradumos. Dvīņiem, kuri gulēja vismazāk, bija vissliktākā imūnsistēma. [2275] Citā pētījumā cilvēkiem, kuri gulēja septiņas stundas, bija trīs reizes lielāka iespēja saslimt ar infekciju, salīdzinot ar tiem, kuri gulēja astoņas stundas. [2276] Slikta miega kvalitāte piecarpus reizes palielina iespējamību saslimt ar saaukstēšanos. Citiem vārdiem sakot, miega trūkums nomāc imūnsistēmu un palielina uzņēmību pret slimībām.

Miega ilgums un kvalitāte ir cieši saistīta ar diennakts ritmiem, kas ir organisma fizioloģisko procesu ikdienas cikli. Katrai šūnai un orgānam ir savs diennakts "pulkstenis", kas ir savienots ar galveno pulksteni smadzeņu hipotalāmā, ko sauc par suprahiasmatisko kodolu (SCN). [2277] Sinhronizācija ar iekšējiem pulksteņiem un ritmiem uztur organismā homeostāzi un veselīgu stāvokli, savukārt desinhronizācija veicina slimību attīstību. Diennakts ritma traucējumi ir saistīti ar aptaukošanos, diabētu, sirds un asinsvadu slimībām, Alcheimera slimību un vēzi. [2278] Maiņu darbs ievērojami palielina sirds un asinsvadu slimību un metaboliskā sindroma attīstības risku. [2279, 2280] Turklāt maiņu darbs ir saistīts ar tādām ar stresu saistītām slimībām kā vēzis, sirds un asinsvadu slimības un Alcheimera slimība. [2281] Ir pierādījumi, ka diennakts ritmi ietekmē novecošanos un ilgmūžību. [2282, 2283] Galvenais SCN transkripcijas faktors, diennakts ritma gēni CLOCK/BMAL1, kontrolē antioksidantu sistēmas, piemēram, Nrf2, kā arī barības vielu jutību. [2284]

Šajā nodaļā mēs izpētīsim attiecības starp miegu, diennakts ritmiem un imūnsistēmu. Jūs uzzināsit, kā mēs varam palīdzēt uzlabot miega kvalitāti, optimizēt diennakts ritmu un novērst miega trūkuma negatīvās sekas.

Kā miegs ietekmē imunitāti

Miegs ir diezgan paradoksāla parādība, jo īpaši tāpēc, ka gandrīz visiem dzīviem organismiem ir sava veida miega un nomoda cikls. Miega laikā ķermenis vairākas stundas atrodas ļoti neaizsargātā stāvoklī, pakļaujot sevi plēsēju un dabas katastrofu briesmām. Neskatoties uz šo satraucošo faktu, organisms ir pielāgojies regulārai gulēšanai, un pat īslaicīgs miega trūkums rada nopietnas fiziskās veiktspējas, garīgās darbības un imunitātes problēmas.

Apskatīsim, kā miegs un imūnsistēma ir saistīti:

●**Miegs uzlabo T-limfocītu darbību.**[2285] Limfocīti ir killer šūnas, kas iznīcina patogēnus un vīrusus šūnā. Miega laikā T šūnas vieglāk pievienojas inficētajām daļiņām un pēc tam tās noņem. Stress un nomoda kavē patogēnu izvadīšanas procesu no organisma, tāpēc cilvēki lielā stresa stāvoklī ir uzņēmīgāki pret infekcijām un saaukstēšanos. [2286] Kopumā nepietiekams miegs ir līdzvērtīgs fiziskam stresam. [2287]

●**Miega trūkums samazina dabisko killer (NK) šūnu skaitu.** Viena nakts miega trūkums samazina dabisko slepkavas šūnu efektivitāti par 75%. [2288] Tas vājina organisma spēju reaģēt uz kaitīgiem svešzemju mikroorganismiem. Pētījumi liecina, ka miega trūkums samazina vakcinācijas efektivitāti, negatīvi ietekmējot antivielu darbību. [2289] No otras puses, labs miegs uzlabo antivielu sintēzi un jutību pret vakcīnām. [2290]

●**Miegs veicina citokīnu veidošanos.**[2291] Citokīni ir mazi proteīni, kas ir iesaistīti šūnu signalizācijā un imūnmodulācijā. Tie tiek atbrīvoti miega laikā, lai karodzinātu infekciozās daļiņas iznīcināšanai [2292] un atbalstītu ķermeņa aizsardzības sistēmas. [2293] Citokīni, piemēram, IL-6 vai IL-1, kontrolē miega iestāšanos un veicina miegainību. [2294] Pētījumi liecina, ka IL-6 līmeņa samazināšana dienas laikā veicina kvalitatīvu miegu naktī. [2295] No otras puses, mikrobu daļiņas un citokīni paildzina ātrās acu kustības (NREM) miegu un nomāc ātrās acu kustības (REM) miegu. [2296] Tas savukārt negatīvi ietekmē adaptīvo imunitāti.

●**Miega režīms kontrolē antivielu, citiem vārdiem sakot, imūnglobulīnu, reakciju.**[2297] Tie ir nepieciešami, lai neitralizētu patogēnus, kas marķēti kā antigēni vai svešķermeņi. [2298] Turklāt antivielu un infekciju apkarošanas šūnu skaits samazinās ikreiz, kad jūs nesaņemat pietiekami daudz miega. [2299]

●**Miegs ir kritisks adaptīvajai imūnsistēmai, kas ir atbildīga par imunoloģisko atmiņu.**[2300] Veselīgs miegs palīdz organismam atcerēties, kā efektīvi reaģēt uz infekcijas izraisītājiem un kā ar tiem cīnīties. Atmiņas nostiprināšanās notiek galvenokārt ātrā un lēnā viļņa miega laikā, kas ietekmē arī imunitāti. [2301]

●**Melatonīns, viens no miega hormoniem, iedarbojas gan uz iedzimtām, gan specifiskām imūnsistēmas reakcijām, izmantojot kombinētus mehānismus, kas ietver citokīnu modulāciju un oksidatīvo stresu.**[2302] Jutība pret ar vecumu saistītām iekaisuma reakcijām ir ļoti atkarīga no melatonīna un dziļā miega. [2303] Melatonīns var inhibēt vienu no galvenajiem vēža veicinošajiem enzīmiem, ciklooksigenāzi-2 (COX2). [2304]

Miega trūkumam ir nopietnas sekas un tas ietekmē vispārējo veselību. Miega trūkums paaugstina asinsspiedienu, paaugstina stresa hormonu līmeni, veicina sirds un asinsvadu slimību un aritmiju attīstību. [2305] Miega trūkums ietekmē metaboliskā sindroma un insulīna rezistences attīstību.

Četras naktis pēc kārtas aptuveni četrarpus stundu miega samazināja visa ķermeņa jutību pret insulīnu par 16% un palielināja tauku šūnu jutību pret insulīnu par 30%. [2306]

Miega trūkums ir saistīts ar neirodeģenerācijas attīstību. [2307] Nepietiekams miegs veicina toksisko Alcheimera slimības proteīnu vairošanos. [2308] Dziļa miega trūkums ir agrīnas demences pazīme. [2309]

Pētnieki ir parādījuši, ka nepārtraukta nomodā 4 dienas palielina iekaisuma marķieru, piemēram, IL-6 un TNF-alfa, līmeni. [2310] Gulēšana 4 stundas dienā 10 dienas palielina iekaisuma līmeni un pastiprina sāpes. [2311] Paliekot nomodā 88 stundas un 10 dienas guļot 4 stundas dienā, vienlīdz palielinās C-reaktīvā proteīna līmenis, kas ir svarīgs iekaisuma biomarķieris, kas palielina sirds un asinsvadu slimību risku. [2312] Pat miega ierobežošana no 8 līdz 6 stundām astoņas dienas palielina proinflammatorisko citokīnu līmeni. [2313]

Visi pētījumi liecina, ka miegam ir izšķiroša nozīme imūnsistēmas regulēšanā un cīņā pret dažādām infekcijām. Bieži gadās, ka organismu neskar kāds konkrēts vīruss, bet slimību izraisa miega trūkums, iekaisumi un novājināta imunitāte.

Katru dienu mēs esam pakļauti neskaitāmām dažādām infekcijām, baktērijām un vīrusiem. Daudziem cilvēkiem ir slēpti vīrusi, kas guļ viņu ķermenī, piemēram, tuberkuloze vai Epšteina-Barra vīruss (kas izraisa mononukleozi un tiek lēsts, ka skar 90% iedzīvotāju). Sīvā cīņa starp svešzemju iebrucējiem un ķermeņa aizsardzības sistēmām nerimst ne mirkli. Ja imūnsistēmai izdodas radīt pietiekamu aizsardzību un atbrīvot vairāk antivielu, tās ātri iznīcina patogēnus. Tomēr, ja imūnsistēma ir novājināta pamatslimību, citu infekciju, uztura trūkumu vai pat vienkārši miega trūkuma dēļ, infekcijas izraisītāji var viegli izplatīties visā ķermenī. Tātad pēc miega trūkuma ir iespējams saslimt un nopietni saslimt ar jebkuru vīrusu, pat ja esat citādi vesels cilvēks. Nemaz nerunājot par to, ka latentas infekcijas var kļūt aktīvas, tiklīdz imūnsistēma sasniedz kritisko disfunkcijas slieksni.

Miegs nav jāuzskata par līdzekli imūnsistēmas stiprināšanai, jo tas nestimulē to tāpat kā vingrošana. Drīzāk tas glābj jūsu imūno armiju no izsīkuma atjaunošanas procesā. Ja jūsu karavīri pastāvīgi cieš no miega trūkuma, viņi būs mazāk efektīvi cīņā pret vīrusiem. Tāpēc ir svarīgi nodrošināt, lai jūs katru nakti pietiekami gulētu un izvairītos no hroniska miega trūkuma.

Diennakts ritmi un imūnsistēmas darbība

Agrāk pētnieki izvirzīja teoriju, ka cilvēka diennakts ritms mainījās uz 25 stundām, kad tas tika izolēts no ārējiem signāliem. [2314] Tomēr šie rezultāti bija kļūdaini, jo subjekti tika pakļauti mākslīgai gaismai. 1999. gada Hārvardas pētījums atklāja, ka cilvēka diennakts ritms ir aptuveni 24 stundas un 11 minūtes, kas ir tuvāk Saules dienai vai astronomiskai dienai. [2315] Šo 24 stundu periodu sauc par brīvi plūstošu diennakts ritmu.

Tipisks 24 stundu cikls iet cauri vairākiem kontrolpunktiem:

- 6:00 no rīta kortizola līmenis paaugstinās, lai jūs pamodinātu
- 7:00 melatonīna ražošana apstājas
- 9:00 dzimumhormonu ražošanas maksimums
- 10:00 garīgās aktivitātes maksimums
- 14:30 pēcpusdienā ir vislabvēlīgākais laiks kustību koordinācijai
- 15:30 ātrākā atbilde
- 17:00 vislielākā sirds un asinsvadu sistēmas efektivitāte un muskuļu spēks
- 19:00 augstākais asinsspiediens un ķermeņa temperatūra
- 21:00 sākas melatonīna ražošana, kas sagatavo organismu miegam
- 22:00 tiek nomākta peristaltika, ķermenim nomierinoties
- 2:00 dziļākais miegs
- 4:00 zemākā ķermeņa temperatūra

Ķermeņa temperatūra, citokīnu ražošana, garīgā darbība, sirds un asinsvadu funkcija un balto asins šūnu līmenis tiek regulēts ritmiski. Daži imunitātes līmeņi sasniedz maksimumu dienas laikā, bet citi - naktī. Apskatīsim galvenos punktus:

●**Miega laikā pazeminās stresa hormonu līmenis,** piemēram, kortizols, un atveseļošanās hormoni, piemēram, augšanas hormons un melatonīns, palielinās. [2316] Prolaktīns, augšanas hormons un melatonīns atbalsta imūnsistēmu, izmantojot proinflammatoriskus signālus, kas ražo citokīnus. [2317] No otras puses, norepinefrīnam jeb epinefrīnam ir pretiekaisuma iedarbība, kas, pēc pētnieku domām, palielina enerģiju dienas laikā. [2318] Iekaisums dienas laikā izraisa nogurumu, ierobežo vēlmi kustēties, padara jūtīgu pret sāpēm un letarģiju. [2319]

●**Iekaisuma reakcija uz infekcijām sasniedz maksimumu miega laikā.**[2320] Tas ievērojami atvieglo organisma dzīvi, jo miega laikā tiek ražoti citokīni un notiek citi imūnmodulējoši procesi. Tie rada pozitīvas atgriezeniskās saites cilpu, kas ierosina adaptīvo imūnreakciju. [2321] Tomēr var rasties arī negatīvas sekas. Ja pelēm miega laikā dodat lipopolisaharīdus, mirstības līmenis ir daudz augstāks (83%) nekā tad, ja tās dienas laikā injicētas ar šiem savienojumiem (10%). [2322] Fakts ir tāds, ka miega laikā ķermenis koncentrējas uz atveseļošanos un dziedināšanu, nevis uz aizsardzību un reaģēšanu ārkārtas situācijās.

●**Imūnsistēmas ritmi seko diennakts pulkstenim.**[2323] Iekšējie pulksteņa gēni kontrolē līdz pat 8% transkripta imūnās šūnās, antigēnu prezentāciju, fagocitozi un siltuma šoka proteīnu signālus. [2324]

● T limfocīti funkcionē diennakts ritmā un sasniedz maksimumu atpūtas laikā. [2325] To līmenis sāk samazināties no rīta, kad paaugstinās kortizola līmenis.

● Kortizols liek T šūnām migrēt uz kaulu smadzenēm aktīvajā periodā, ekspresējot CXCR4. [2326]

● Limfocīti uzkrājas limfmezglos nakts miega laikā. [2327] Tie palīdz ierosināt adaptīvas imūnās atbildes.

●**Saikne starp autofagiju un melatonīnu korelē ar vielmaiņas funkciju diennakts regulēšanu,** piemēram, holesterīna biosintēze, augšanas hormona izdalīšanās, beta oksidācija un glikoneoģenēze. Tiek uzskatīts, ka šo funkciju regulēšanu veicina autofagija, lai optimizētu to barības vielu piegādi, kas tiek zaudētas uzglabāšanas vai oksidācijas rezultātā.[2328] Tas notiek tikai vismazākās vielmaiņas aktivitātes periodos, tas ir, badošanās un miega laikā.

Ar vecumu diennakts gēnu ekspresija samazinās, [2329] izraisot miega fragmentāciju un ar vecumu saistītas slimības. [2330] Peles ar disfunkcionāliem diennakts gēniem noveco ātrāk, dzīvo īsāku mūžu un biežāk saslimst ar vēzi un citām slimībām. [2331] Vecākiem cilvēkiem parasti ir agrāks hronotips, kas nozīmē, ka viņi iet gulēt un pamostas agrāk. [2332] Cilvēki, kas vecāki par 60 gadiem, mēdz būt aktīvi no rītiem. [2333] Samazināta melatonīna līmeņa dēļ gados vecāki pieaugušie pamostas biežāk, lēnāk aizmieg un mazāk laika pavada dziļā, ātru acu kustību miegā. [2334, 2335, 2336] Tādas pašas raksturīgās izpausmes tiek novērotas rēzus pērtiķiem, [2337] kāmjiem, [2338] un augļu mušām. [2339]

Par laimi, zinātnieki ir atklājuši, ka kaloriju ierobežošana vai periodiska badošanās var novērst diennakts ritma traucējumus, tādējādi novēršot novecošanās pazīmes. [2340] Šo efektu izraisa autofagijas, NAD+ un sirtuīnu regulēšana, kas ietekmē ķermeņa diennakts pulksteni. Sirtuīni nosaka šūnu enerģijas līdzsvaru un modulē diennakts epigenomu. [2341] SIRT1 ir sirtuīna kodols, kas kontrolē diennakts ritmus un koordinē tos ar šūnu metabolismu. [2342] SIRT1 aizkavē novecošanos un pagarina pelēm dzīves ilgumu. [2343] Paaugstināta SIRT1 aktivitāte labvēlīgi ietekmē cilvēku veselību. [2344]

Pētījumi liecina, ka peles, kurām tika īpaši barots ar augstu kaloriju diētu, necieta no aptaukošanās, hipertensijas, iekaisuma vai diennakts pulksteņa gēnu ekspresijas modeļu izmaiņām, ja tās ēda ierobežotā barošanas periodā. [2345] Peles bez laika ierobežotas barības ātri kļuva resnas un sāka slimot. Tas liecina, ka ēdienreizes laikam ir liela ietekme uz vielmaiņas veselību un diennakts ritmiem. Cilvēku pētījumi, kuros aplūkotas ierobežotas ēšanas loga priekšrocības, liecina, ka subjektiem ir zemāks insulīna un cukura līmenis asinīs tukšā dūšā, [2346] zemāks ZBL holesterīna līmenis un uzlabots lipīdu profils. [2347] Tie zaudē lieko svaru, [2348] aktivizē ilgmūžības gēnus, piemēram, sirtuīnus, un palielina autofagiju. [2349]

Galvenie signalizācijas faktori, kas kontrolē diennakts ritmus, ir gaisma, temperatūra, magnētiskās parādības, fiziskās aktivitātes un pārtika. [2350, 2351, 2352, 2353] Lielāko daļu diennakts signālu pārraida gaisma, kas stimulē suprahiasmatisko kodolu (SCN) caur tīkleni. Gaisma tieši ietekmē melatonīna, kas pazīstams arī kā "miega hormons" vai "tumsas hormons", ražošanu. [2354] Melatonīns izdalās tumsā un nomāc spilgtā gaismā. Miega hormons ir ļoti svarīgs, lai kontrolētu miega un nomoda ciklus un citu antioksidantu procesu diennakts ritmus. [2355, 2356] Jo vecāks jūs kļūstat, jo mazāk jūs ražojat melatonīnu. Tiek uzskatīts, ka gados vecāki cilvēki neguļ tik labi kā jaunāki tieši tāpēc, ka samazinās melatonīna ražošana. [2357] Interesanti, ka, lai ražotu serotonīnu un melatonīnu, smadzenēm ir nepieciešamas tādas uzturvielas kā magnijs, cinks, aktīvais vitamīns B6, folāts un C vitamīns. [2358, 2359, 2360, 2361] Tādējādi šo uzturvielu trūkums var izraisīt hormonu ražošanas, garastāvokļa, miega, diennakts ritma un imūnās funkcijas samazināšanos.

Acu pakļaušana zilai gaismai ietekmē melatonīna ražošanu un diennakts ritmus. [2362] Pārāk daudz zilās gaismas nepareizā laikā var sabojāt mitohondrijus un veicināt insulīna rezistenci. [2363] Turklāt dienas zilā gaisma izraisa bezmiegu, depresiju un palielina iekaisumu. Pārskata pētījumi ir parādījuši korelāciju starp zilās gaismas iedarbību naktī ar aptaukošanos un 2. tipa diabētu. [2364, 2365]

Zilai gaismai ir īss viļņa garums, 380–500 nanometri, kas ļauj tai ražot vairāk enerģijas. Dabiskos apstākļos cilvēks visu dienu netiek pakļauts zilai gaismai, viņš to uztver tikai agrā rītā un pēcpusdienā. Tomēr kopš spuldzes izgudrošanas mūsu vidē ir parādījušies daudzi papildu zilās gaismas avoti. Pateicoties tehnoloģijām un jauniem sīkrīkiem, mēs ilgāku laiku esam pakļauti zilajai gaismai, kas kaitē mūsu diennakts ritmam un vispārējai veselībai.

Pētījumi liecina, ka baltas LED spuldzes piecas reizes efektīvāk bloķē melatonīna ražošanu nekā kvēlspuldzes. [2366] Vakaros nekad nesēdieties zem LED vai dienasgaismas spuldzēm. Siltais apgaismojums vai kvēlspuldzes, protams, neaizstās dabiskos ritmus, taču tie tomēr ir labāki par auksto apgaismojumu.

2011. gada pētījumā eksperti salīdzināja ikdienas melatonīna līmeni cilvēkiem, kuri dzīvo istabas apgaismojumā (<200 luksi) un vājā apgaismojumā (<3 luksi). Rezultāti parādīja, ka istabas gaismas iedarbība pirms gulētiešanas nomāca melatonīna līmeni 99% subjektu un saīsināja melatonīna līmeņa paaugstināšanos miega laikā par aptuveni 90 minūtēm. [2367] Pakļaušana istabas apgaismojumam parastās miega stundās arī nomāca melatonīna līmeni par vairāk nekā 50%.

Pētījumi liecina, ka, jo vairāk laika cilvēks pavada pie elektroniskajām ierīcēm dienas laikā un jo īpaši vakarā, jo ilgāks laiks ir nepieciešams, lai viņš aizmigtu, un viņam kļūst sliktāk. [2368] Tīņi, kuri izmantoja elektroniskās ierīces, piemēram, planšetdatorus, viedtālruņus un datorus vairāk nekā piecas stundas dienā, 3,5 reizes biežāk gulēja mazāk par piecām stundām naktī. Viņiem arī vajadzēja par 49% ilgāku laiku, lai aizmigtu.

No otras puses, mērena gaisma siltās krāsās vai sarkanā gaisma vakarā veicina melatonīna veidošanos, kas miega laikā palielina autofagiju. [2369] Zilas gaismas iedarbībai vakarā ir pretējs efekts.

Tomēr zilā gaisma dienas laikā nekādā veidā nekaitē cilvēkiem. No tā jāizvairās tikai vakarā, lai nenomāktu melatonīna veidošanos, bet no rīta ir nepieciešams kompensēt pareizu diennakts ritmu. Rīta gaisma ir nepieciešama melatonīna ražošanai naktī, palielinot proteīna daudzumu smadzenēs, ko sauc par POMC (pro-opiomelanokortīnu). [2370] Ultravioletā gaisma, kas skar ādu, aktivizē p53 gēnu, kas pārregulē gēnu, kas kodē POMC. [2371] Citiem vārdiem sakot, nedaudz saules gaismas saņemšana no rīta palīdz regulēt jūsu diennakts ritmu, uzlabot miegu un stiprināt imūnsistēmu.

Kā sākt pietiekami gulēt

Nepieciešamais miega daudzums ir atkarīgs no ģenētikas, vecuma, fiziskās aktivitātes līmeņa, sezonalitātes un daudz ko citu. Ir vispārpieņemts, ka bērniem vajadzētu gulēt apmēram 10-12 stundas dienā, bet pieaugušajiem - 7-9 stundas. Gandrīz 40% cilvēku guļ mazāk nekā ieteicamās 7 stundas. [2372] Tomēr ilgāk gulēt nenozīmē gulēt labāk.

Vorvikas universitātē veiktā sistemātiskā pārskatā atklājās, ka cilvēkiem, kuri gulēja 6 stundas vai mazāk, bija par 12% lielāks nāves risks. [2373] Tomēr nāves risks tiem, kas gulēja 9 vai vairāk stundas, bija par 30% lielāks. Tas, visticamāk, ir saistīts ar faktu, ka lielākā daļa pētījuma dalībnieku cieta no slimībām vai atradās ārstniecības iestādēs, tāpēc gulēja vairāk nekā 9 stundas dienā. Šiem subjektiem jau bija nosliece uz nāvi jebkurā brīdī. Dati no 5 134 036 dalībniekiem no 137 perspektīvajiem kohortas pētījumiem parādīja, ka ilgāka gulēšana ir saistīta ar paaugstinātu mirstību, diabētu, sirds un asinsvadu slimībām, insultu, koronāro sirds slimību un aptaukošanos. [2374] Šie rezultāti, iespējams, līdzīgi ir saistīti ar faktu, ka slimiem cilvēkiem ir nepieciešams vairāk miega nekā veseliem cilvēkiem. Tomēr mēs varam droši teikt, ka hronisks miega trūkums ir kaitīgs veselībai. Optimālais miega ilgums ir aptuveni 7-9 stundas.

Apskatīsim, ko varat darīt, lai optimizētu miegu un pielāgotu diennakts ritmu:

●**Celies un ej gulēt tajā pašā laikā.** Ja jūs ejat gulēt un pamostaties aptuveni vienā un tajā pašā laikā, jūs piespiežat savus diennakts ritmus ievērot rutīnu. Tas uzlabo miega sākumu, vispārējo miega kvalitāti un atveseļošanos. [2375] Pastāvīgs gulētiešanas laiks ir saistīts ar uzlabotu veselību un svara zudumu jaunām pieaugušām sievietēm. [2375]

●**Pirms gulētiešanas izvairieties no zilās gaismas iedarbības.** Mākslīgā zilā gaisma nomāc melatonīna ražošanu un izjauc diennakts ritmus. Baltas LED spuldzes piecas reizes efektīvāk bloķē melatonīna ražošanu nekā kvēlspuldzes. [2377] Izslēdziet zilo gaismu vismaz 2 līdz 3 stundas pirms gulētiešanas un apsveriet iespēju iegādāties zilo gaismu bloķējošas brilles. Tas ļaus jūsu ķermenim sākt ražot melatonīnu un izraisīt nogurumu. Dažas programmas, piemēram, F.lux un Twilight, palīdzēs automātiski kalibrēt ekrānu spilgtumu.

●**Vakarā silta gaisma.** Dabiskās gaismas viļņa garums saulrietā ir diapazonā no 600 līdz 700 nanometriem. Tas ir pretējs zilajai gaismai, kuras viļņa garums ir aptuveni 400–500 nm. Sarkanas, oranžas un dzintara gaismas norāda dienas beigas un nakts sākumu. Izmantojot siltas dzintara spuldzes, sarkanās gaismas terapijas ierīces un apelsīnu filtrus vakarā, tas palīdzēs atdarināt dabisku saulrietu, tādējādi atbalstot jūsu diennakts ritmu, kā arī melatonīna ražošanu.

●**Gulēt vēsā gaisa temperatūrā.** Gulēšana karstā telpā samazina REM un dziļo miegu. [2378] Cilvēkiem, kuriem ir grūtības aizmigt, naktī bieži ir paaugstināta ķermeņa temperatūra. [2379] Saskaņā ar Nacionālā miega fonda datiem labākā miega temperatūra ir aptuveni 15–19 °C. [2380] Temperatūra virs 24°C vai zemāka par 12°C, visticamāk, pasliktinās miega kvalitāti. Gan zema, gan augsta temperatūra var kaitēt jūsu veselībai. Jums jāizvēlas apstākļi, kas jums ir ērti.

●**Elpošana caur degunu un mutes līmēšana naktī.** Ja miega laikā ciešat no miega apnojas, krākšanas vai apgrūtināta elpošana, jautājiet savam ārstam par mutes līmlentes tehniku. Lai gan tas var šķist dīvaini, tas darbojas diezgan efektīvi. Aizvērta mute veicina elpošanu caur degunu visas nakts garumā, kam ir daudz ieguvumu veselībai, ne tikai regulē miega traucētu elpošanu, kas var progresēt līdz miega apnojai. Mutes līmlentes tehnika ietver neliela līmlentes gabala novietošanu (lūdzu, neizmantojiet lenti vai citas līmlentes, kas var sabojāt ādu) vertikāli uz lūpām.

●**Sargājiet sevi no trokšņa un gaismas.** Miega maskas izmantošana ir efektīva un pasargās jūs no iespējamās zilās gaismas iespiešanās. Regulāru, lētu ausu aizbāžņu vai troksni slāpējošu austiņu izmantošana naktī ir vienkāršs veids, kā bloķēt potenciāli traucējošas skaņas. Pētījumā konstatēts, ka rozā trokšņa atskaņošana, kas sinhronizēta ar subjektu smadzeņu viļņiem, ļāva viņiem palikt dziļā miegā ilgāk nekā tad, ja skaņa netika atskaņota. [2381] Viņiem arī bija par 60% uzlabojusies atmiņa – viņi spēja atcerēties vairāk vārdu, kas viņiem tika rādīts pirms gulētiešanas.

●**Uzlabojiet guļamistabas gaisa kvalitāti.** Novecojis iekštelpu gaiss var radīt grūtības aizmigt un pasliktināt dziļu miegu, ietekmējot elpošanas sistēmu. [2382] Pētījumi liecina, ka slikta iekštelpu gaisa kvalitāte ir tikpat kaitīga veselībai kā pasīvā smēķēšana. [2383] Tāpēc ir svarīgi pēc iespējas biežāk vēdināt māju un atvērt logus. NASA pētījums arī atklāja, ka dažādi telpaugi veicina fotosintēzi un pārvērš CO_2 skābeklī. [2384] Apsveriet tādus augus kā velna efeja (scindapsus), papardes, gumijas augi, kaktusi, čūsku augs (Sansevieria trilanta) un raudošā vīģe (Ficus benjamina).

●**Kad pamostaties, izejiet dabiskā apgaismojumā.** Pirmā lieta, kas jums jādara pēc pamošanās, ir jāiziet ārā uz 10-15 minūtēm un jāizjūt saules gaismas ietekme. Tas nekavējoties sinhronizēs jūsu ķermeni ar vidi un izveidos pareizo diennakts ritmu. Jūs jutīsities enerģiskāks, možāks un priecīgāks, un šīs sajūtas paliks ar jums visas dienas garumā. Pat ja ārā ir apmācies laiks un nav saules, daži gaismas viļņi izspiedīsies cauri mākoņiem un jūs vienalga iegūsit vēlamo efektu. Tiešās saules gaismas spilgtums svārstās no 32 000 līdz 130 000 luksiem, salīdzinot ar 320 līdz 500 luksiem parastajam iekštelpu apgaismojumam.

●**Izmantojiet akupunktūras matraci.** Pērciet nelielu paklājiņu, kuram ir mazi izciļņi/smailes augšpusē. Tas ir salīdzinoši lēts, bet sniedz milzīgu efektu. Apgulieties uz tā pirms gulētiešanas 15 minūtes vai guliet ar to visu nakti. Sākumā šķiet, ka daudzi ērkšķi grasās caurdurt ādu. Bet pēc kāda laika ķermenis atslābst, un "adatu" iedarbība kļūst nomierinoša. Jūs sajutīsiet patīkamu sajūtu un enerģijas pieplūdumu mugurā. Ir daudz pierādījumu, ka akupunktūras paklāji ir labvēlīgi veselībai un stresa pārvaldībai. Ķīnā akupunktūra ir neatņemama tradicionālās medicīnas sastāvdaļa, un indiešu jogi ir izmantojuši nagu gultas gadsimtiem ilgi.

●**Nedzeriet kafiju pēc pusdienlaika.** Kofeīna iedarbība ilgst vairākas stundas. Kofeīna pussabrukšanas periods ir aptuveni 5,7 stundas, [2385] tas nozīmē, ja jūs dzerat kafiju pusdienlaikā, 50% no paaugstinājuma joprojām būs jūsu sistēmā pulksten 18:00. Tāpēc jums vajadzētu pārtraukt kofeīna lietošanu vēlākais līdz pulksten 14:00. Ideālā gadījumā pirmo kafiju vajadzētu atlikt līdz dažām stundām pēc pamošanās, lai ļautu kortizolam veikt savu darbu. No pulksten 8:00 līdz 9:00 kortizola līmenis ir visaugstākais. [2386] Labākais laiks kafijas dzeršanai ir no 9:30 līdz 11:30.

● CYP1A2 ir galvenais aknu enzīms, kas noārda kofeīnu. CYP1A2 gēna variācijas un mutācijas nosaka vielmaiņas ātrumu. Cilvēki ar homozigotu CYP1A2*1A alēli ātri metabolizē kofeīnu, savukārt cilvēki ar CYP1A2*1F kofeīnu metabolizē lēni. Cilvēkiem ar lēnu vielmaiņu ir nepieciešams ilgāks laiks, lai metabolizētu kofeīnu, tāpēc tas ilgāk paliek viņu sistēmā. Pastāv arī saikne starp lēnu vielmaiņu un paaugstinātu neletālu sirdslēkmes un hipertensijas risku, dzerot kofeīnu. [2387, 2388] Ja jums ir lēna vielmaiņas alēle, iespējams, vēlēsities samazināt kafijas uzņemšanu.

●**Biežāk dodieties pastaigāties.** Dodieties ārā, palieciet dabiskā dienasgaismā un elpojiet svaigu gaisu pēc iespējas biežāk dienas laikā. Tas palīdzēs jums sinhronizēties ar diennakts ritmu, kā arī uzlabos vispārējo enerģijas līmeni. Viens no galvenajiem iemesliem, kāpēc biroja darbinieki dzer tik daudz kafijas, ir tas, ka viņi jūtas noguruši no mākslīgās gaismas, kas izsūc viņu enerģiju un padara viņus miegainus. Īsas 10-15 minūšu pastaigas visas dienas garumā ir lielisks veids, kā ne tikai sadedzināt vairāk kaloriju, bet arī saskaņot diennakts ritmu.

●**Vingrojiet dienas laikā.** Saskaņā ar plašu 2018. gada metaanalīzi, vingrinājumi uzlabo bezmiega simptomus, neizmantojot miegazāles. [2389] Zinātnieki ir arī pierādījuši, ka spēka treniņi uzlabo dziļa miega kvalitāti un stimulē aizmigšanu. [2390] Pamatojoties uz diennakts ritmu, labākais laiks vingrošanai ir dienas otrā puse, ap pulksten 14:00 vai 17:00. Šajā laikā nervu sistēma ir iesildīta un gatava darbam. Arī koordinācija un spēks ir visaugstākajā līmenī. Vingrošana no rīta ir arī laba iespēja, jo kortizola līmenis paaugstinās līdz augstākajam līmenim. Tomēr jums jāpārtrauc intensīvas fiziskās aktivitātes pēc pulksten 18:00 līdz 19:00 vai vismaz 4 stundas pirms gulētiešanas.

●**Vakariņās ēdiet vairāk olbaltumvielu** - Aminoskābe triptofāns tiek pārveidots par serotonīnu un pēc tam par melatonīnu. [2391] To var iegūt no mājputniem, gaļas, zivīm, riekstiem un sēklām.

Tomēr daži ogļhidrāti arī veicina triptofāna iekļūšanu smadzenēs caur insulīnu. [2392] Pārtikas produkti, kas traucē miegu, ir pikanti ēdieni, kofeīns, šokolāde, cepta pārtika, trekni ēdieni, saldi ēdieni un ūdeņaini ēdieni, piemēram, arbūzi, jo tie var izraisīt grēmas, kuņģa darbības traucējumus un likt jums pamosties, lai dotos uz tualeti.

●**Papildiniet elektrolītus.** Ir pierādīts, ka nātrija ierobežojums palielina adrenalīna līmeni naktī un pasliktina miegu. [2393] Tas ir tāpēc, ka nātrijs ir būtisks nervu sistēmai, un nepietiekama nātrija uzņemšana aktivizē simpātisko nervu sistēmu. [2394] Turklāt diētas ar zemu sāls saturu palielina insulīna rezistenci veseliem cilvēkiem. [2395] Nātrija ierobežojums aktivizē simpātisko nervu sistēmu un paaugstina aldosterona līmeni, kas veicina oksidatīvo stresu un paaugstinātu kortizola līmeni. [2396] Turklāt stress samazina magnija daudzumu, aktivizējot simpātisko nervu sistēmu. [2397] Magnija deficīts palielina kortizola līmeni, un magnija piedevas palīdz to pazemināt, mazinot arī neiroiekaisumus. [2398, 2399]

●**Dzert mazāk alkohola.** Lai gan daži cilvēki apgalvo, ka glāze vīna vai alus palīdz viņiem aizmigt, ir pierādīts, ka alkohols samazina dziļā miega kvalitāti. [2400] Alkohols izjauc dabisko REM miega ciklu, dažos gadījumos to saīsinot un citos pagarinot.

Ikdienas EML iedarbība ir saistīta ar REM miega traucējumiem un vispārējās miega kvalitātes pazemināšanos. [2401] EML var negatīvi ietekmēt čiekurveidīgo dziedzeri un līdz ar to arī melatonīna ražošanu. [2402] Šis efekts ir vēl izteiktāks, ja naktī tiek pakļauts EML iedarbībai. EMF no mobilajiem tālruņiem un Wi-Fi maršrutētājiem uzrāda spēcīgu smadzeņu darbību EEG, kas palielina augstas frekvences beta un gamma viļņus un lēnākos delta viļņus, kas ir saistīti ar dziļu miegu. [2403]

Noskaidrosim, kā pasargāt sevi no EML un palielināt savu izturību:

●**Skenējiet guļamistabu.** Lai uzzinātu, cik daudz starojuma saņemat, izmantojiet EML un elektromagnētiskā lauka detektoru. Jūs varētu pārsteigt, ka pat telpā bez elektronikas ir neliela radioviļņu pulsācija, kas neizbēgami ietekmē cilvēka fizioloģiju. Jo tuvāk atrodaties izstarojošajai ierīcei, jo lielāka ir tās ietekme. Tāpēc tālrunis ir jāieslēdz lidmašīnas režīmā, kad to neizmantojat. Dimmerslēdži ir netīras elektrības avoti, tāpēc apsveriet iespēju izmantot parastos slēdžus.

●**Izslēdziet Wi-Fi.** Ir prātīgi samazināt elektromagnētisko lauku daudzumu savā vidē. Jūs nevarat izvairīties no visiem radio viļņiem, kas nāk no jūsu kaimiņiem, taču mazākais, ko varat un vajadzētu darīt, ir izslēgt Wi-Fi. Ja jums ir maršrutētājs tieši blakus jūsu gultai, tas ļoti negatīvi ietekmēs jūsu miega kvalitāti. Eksponenciāli palielinoties joslas platumam un ātrumam, mūsu mājās būtībā ir mini mobilo tālruņu torņi. Ideālā gadījumā jūs aizstātu visu Wi-Fi savā mājā ar Ethernet kabeļa savienojumu. Tas ir daudz ātrāks un drošāks nekā bezvadu. Tas pats attiecas uz visiem Bluetooth viedtelevizoriem un ledusskapjiem. Vai tiešām tādas lietas vajag? Daudz saprātīgāk ir padarīt savu māju pēc iespējas neaizsargātu pret elektromagnētiskajiem traucējumiem, lai jūs varētu vieglāk tikt galā ar tiem citās vietās.

●Iestatiet ar akumulatoru darbināmu modinātāju. Ja pieceļaties ar modinātāju, izvēlieties veco, ar baterijām darbināmu modinātāju. Ļoti žēl, ka visu nakti blakus galvai darbojas mazs EMF ģenerators. Modinātājiem nevajadzētu būt arī ar mākslīgo apgaismojumu, jo tas vēl vairāk traucēs melatonīna ražošanu. Ja jums ir bērni, neglabājiet bezvadu bērnu monitorus vai citas ierīces viņu gultiņu tuvumā, kamēr viņi guļ. Izvairieties no šiem nesaprātīgiem priekšmetiem. Tā vietā labāk ir izmantot vadu monitoru.

●Ievietojiet tālruni lidmašīnas režīmā. Ja tālruni nēsājat kabatā vai uz ķermeņa, apsveriet iespēju izmantot lidmašīnas režīmu. Pretējā gadījumā jūs pakļaujat savus orgānus un šūnas EML iedarbībai. Zvanot, izmantojiet skaļruņa funkciju vai mikrofonu no austiņām. Novietot to blakus galvai arī nav laba ideja. Un likt viedtālruni zem spilvena, kad guļat ar ieslēgtu 5G, nemaz nav prātīgi. Tam jābūt izslēgtam vai lidmašīnas režīmā naktī, it īpaši, ja turat to blakus gultai.

●Sazinieties ar dabu. Pastaiga ārā pa zāli basām kājām var samazināt EDS radīto uzbudinājumu. Kad esat iezemēts, elektroni pārvietojas no Zemes uz jūsu ķermeni un otrādi. Tas palīdz uzturēt ķermeņa negatīvā lādiņa elektrisko potenciālu, līdzīgi kā Šūmaņa rezonanse. Jums būs samazināts oksidatīvais stress un iekaisums, jo jūs nomierināsit satraukto stāvokli. [2404, 2405] Diemžēl zemēšana var būt bīstama prakse lielākajā daļā pilsētu, jo īpaši Ziemeļamerikā, pazemes vadu un netīras elektrības dēļ. Visdrošākā un efektīvākā vieta zemēšanai ir pludmalē un ūdenī, kur jūs saņemat pilna spektra saules gaismu, ir iezemēti un tiek pakļauti jūras negatīvajiem joniem.

●Izmantojiet zemējuma paklāju. Lai iegūtu tādu pašu zemējuma efektu iekštelpās, ārā jāiedur zemē metāla stienis un jāievada vads no stieņa savā istabā. Tas ir diezgan grūti, nemaz nerunājot par nepieciešamību pastāvīgi saskarties ar vadu. Par laimi, šodien tirgū ir alternatīvas, piemēram, zemējuma paklāji, loksnes, lentes un paliktņi.

Pētnieki ir pierādījuši, ka melatonīna lietošana pirms gulētiešanas palīdz ātrāk aizmigt un ieiet dziļā miegā. [2406, 2407] Vienā pētījumā cilvēki ziņoja par uzlabotu miega kvalitāti un paaugstinātu enerģijas līmeni. [2408] Melatonīna piedevas tiek uzskatītas par mazāk efektīviem nekā recepšu miega līdzekļi, taču tiem parasti ir mazāk blakusparādību. Turklāt melatonīns neizraisa tik atkarību kā miegazāles, un tam nav atkarības riska. [2409] Pētījumi liecina, ka melatonīna piedevas neietekmē melatonīna ražošanu organismā. [2410, 2411]

Nav nepieciešams uzreiz grābt spēcīgas zāles vai miegazāles, jo to iedarbība ir nestabila, un nākotnē tās var izraisīt miega problēmas un atkarību. Neliela melatonīna daudzuma uzņemšana palīdzēs tikt galā ar miega trūkumu un novērsīs diennakts ritma traucējumus. Melatonīna devas svārstās no 0,3 līdz 10 mg dienā. Šajā gadījumā vairāk nav labāk, un daudzi cilvēki ziņo, ka, lietojot vairāk nekā 3 mg, naktī jūtas ļoti noguruši. Ieteicams sākt ar mazāko iespējamo efektīvo devu, 0,3–0,5 mg, lai organisms nedaudz stimulētu melatonīna ražošanu aptuveni 30 minūtes pirms gulētiešanas un pēc vajadzības palielinātu devu, iespējams, līdz 3 mg.

Joprojām svarīgāk ir koncentrēties uz to, kas izraisa miega problēmas, piemēram, zilā gaisma, stress, kofeīns un nepareizs uzturs, nevis kompensēt sliktos dzīvesveida ieradumus ar medikamentiem. Labāk ir risināt miega trūkuma problēmu, nevis ārstēt simptomus.

Secinājums

Tātad grāmata ir beigusies, kurā mēs detalizēti izpētījām cilvēka imunitātes fenomenu. Uzzinājām, kā darbojas imūnsistēma un kas palīdz to uzlabot. Lai uzturētu organismu optimālā stāvoklī un enerģiski pretotos slimībām, uz dzīšanas procesu jāskatās no holistiskā viedokļa, ņemot vērā visus imunitātes aspektus. Organisms tiks droši aizsargāts, ja tam tiks nodrošināti atbilstošie resursi un atvēlēts pietiekami daudz laika, lai atgūtu. Tomēr īslaicīgs stress un gaismas iedarbība caur hormēzi pozitīvi ietekmē veselību, taču tikai tad, ja veltāt laiku atpūtai.

Risks saslimt ar slimību vai inficēšanos ar patogēniem ir atkarīgs no visa ķermeņa veselības, jo īpaši no vielmaiņas procesiem, adaptīvās imūnsistēmas atmiņas un stāvokļa, kādā bijāt inficēšanās brīdī. Ja jūs gulējat četras stundas nedēļā un ēdat nejauši, jūsu iespēja saslimt un ciest no smagiem simptomiem ievērojami palielinās. Tāpēc mēs iesakām šajā grāmatā ieteiktās prakses padarīt par daļu no savas dzīves.

Visbeidzot, vēlreiz atkārtosim pamatus, uz kuriem balstās spēcīga imunitāte:

●**Optimizējiet savu miegu.** Miegs ir nepieciešams, lai ķermenis atgūtu un pielāgotos. Miega režīms kontrolē adaptīvo imunitāti, palielina vakcīnu efektivitāti, kontrolē antioksidantu aizsardzības sistēmas, fiziskās atveseļošanās procesus un imūnās atbildes. Miega trūkums un miega trūkums atņem organismam spēju tikt galā ar stresu un nelabvēlīgiem ārējiem faktoriem, jo visi organisma resursi tiek tērēti pašizdziedināšanai. Divpadsmitajā nodaļā mēs piedāvājām dažus padomus miega kvalitātes uzlabošanai.

●**Izārstēt metabolisko sindromu.** Vielmaiņas traucējumus var uzskatīt par ugunsgrēku virtuvē, kas izplatās uz citām telpām, un tad visa māja ir cilšu ieskauta. Vielmaiņas traucējumi ir hroniska iekaisuma pamatā, kas sadedzina magniju, glutationu un ķermeņa imūnās šūnas. Hiperglikēmija, hiperinsulinēmija, diabēts un hiperlipidēmija izraisa oksidatīvo stresu un citokīnu vētru. Aptaukošanās un insulīna rezistence palielina vīrusu iekļūšanas iespējamību organismā un ietekmē arī slimības ilgumu. Mēs piedāvājām ieteikumus vielmaiņas veselības uzlabošanai piektajā un sestajā nodaļā.

●**Iegūstiet visas nepieciešamās uzturvielas no veseliem pārtikas produktiem.** Jūs varat zaudēt svaru un uzlabot biomarķierus, ievērojot diētu ar zemu uzturvielu saturu, taču šī pieeja galu galā apdraud jūsu imūnsistēmu. Ķermenim ir vajadzīgas noteiktas uzturvielas, lai reaģētu uz vīrusiem un infekcijām un veiktu citus imūnprocesus. Lai iegūtu visus nepieciešamos savienojumus, dažādojiet savu uzturu ar augu un dzīvnieku izcelsmes pārtiku (vai vismaz pievienojiet dzīvnieku barībai dažus augu pārtikas produktus). Svarīgākās imūnsistēmas uzturvielas ir D vitamīns, magnijs, selēns, cinks, varš, A vitamīns, E vitamīns, C vitamīns, K vitamīns un B vitamīni. Turklāt jums ir nepieciešamas omega-3 taukskābes, glutamīns, kolagēns, glicīns un astaksantīns.

●**Lietojiet uztura bagātinātājus** lai kompensētu mikroelementu trūkumus. Neskatoties uz to, ka viņi ēd pilnvērtīgu pārtiku, daudziem cilvēkiem ir nopietns mikroelementu trūkums. Tas ir saistīts ar augsnes noplicināšanu, modernu lauksaimniecības praksi, pesticīdiem/herbicīdiem/mēslojumu un samazinātu barības vielu koncentrāciju pārtikā. Cilvēki visbiežāk cieš no A vitamīna, D vitamīna, holīna, magnija, omega-3 taukskābju, cinka, K vitamīna un B vitamīnu, īpaši riboflavīna (B2) deficīta. Pirms lietojat uztura bagātinātājus, kas satur šos vitamīnus un minerālvielas, konsultējieties ar savu ārstu.

●**Sazinieties ar dabu.** Pavadiet vairāk laika pie dabas, lai mazinātu stresu, uzlabotu pašsajūtu, palielinātu uzmanību un stiprinātu imūnsistēmu. Japānā ir prakse, ko sauc par "shinrin-yoku" jeb "ārstnieciskām meža vannām", kas palīdz mazināt iekaisumu, [2412] tiek galā ar stresu, izvada audzēja šūnas organismā, [2413] samazina risku saslimt sirds un asinsvadu sistēmu [2412] un samazina cukura koncentrāciju asinīs. [2415] Mijiedarbība ar dabīgām daļiņām un baktērijām palielina mikrobioma daudzveidību un padara imūnsistēmu izturīgāku pret dažādiem slimību izraisošiem patogēniem. Dzīvošana ultrasterilos, dezinficētos apstākļos kaitē imūnsistēmai, jo tai ir liegta iespēja iepazīties ar dažādiem mikrobiem. Dārzkopība, pārgājieni un pārgājieni ir laba prakse imūnsistēmas stiprināšanai.

●**Regulāri vingro.** Organismam ir nepieciešamas fiziskas aktivitātes, lai tas būtu vesels un izturīgs. Sports ir hormēzes stresa faktors, kas izraisa pozitīvu reakciju, ievērojot atveseļošanās periodu. Viegls iekaisums un oksidatīvais stress nostāda ķermeni pareizā stāvoklī, lai tas iemācītos pretoties turpmākajiem stresa faktoriem. Atcerēsimies, ka ilgi, nogurdinoši treniņi vājina imūnsistēmu un palielina uzņēmību pret slimībām.

●**Augstas un zemas temperatūras terapeitiskā iedarbība.** Siltuma terapijai pirtī un aukstuma terapijai ir tāda pati hormēzes iedarbība uz imūnsistēmu kā fiziskajiem vingrinājumiem. Ja tos praktizē mēreni, tie palīdz stiprināt imūnsistēmu, taču nevajadzētu pārāk aizrauties, pretējā gadījumā jūs varat kaitēt sev. Esiet uzmanīgāks, apmeklējot pirti, ja jums ir paaugstināts asinsspiediens vai slikta pašsajūta. Turklāt ledus vannā vai aukstā dušā, ja jums ir saaukstēšanās simptomi, nekas nenāks par labu. Augstas un zemas temperatūras terapeitiskā iedarbība tiek izmantota, lai uzlabotu vielmaiņu un stiprinātu imūnsistēmu.

●**Intermitējoša badošanās.** Intermitējoša badošanās ir arī hormēzes veids, kam ir labvēlīga ietekme uz imūnsistēmu. Badošanās palielina glutationa līmeni, autofagiju un Nrf2. Ilgstoša badošanās izraisa strauju imunitātes samazināšanos, bet viss atgriežas normālā stāvoklī, tiklīdz jūs atsākat ēst. Tāpēc drošāk ir regulāri ēst ēšanas laikā, īpaši, ja jau jūtaties slikti.

Vienīgā barjera, kas stāv starp jums un ārpasauli, ir jūsu imūnsistēma. Un, par laimi, imunitāte ir viena no nedaudzajām lietām, ko var kontrolēt ar veselīgu ieradumu palīdzību. Protams, mēs nevaram izslēgt vairākus ģenētiskus faktorus, kas ietekmē organisma izturību, tomēr epiģenētika, tas ir, jūsu dzīvesveids un ārējie apstākļi, epigenētika ir ļoti svarīga. Tāpēc ārkārtīgi svarīgi ir vērst spēkus ne tikai uz atveseļošanos no kādas slimības, bet censties saglabāt veselību uz mūžu.

Šajā grāmatā galvenā uzmanība ir pievērsta imūnsistēmai un ķermeņa aizsardzības mehānismiem, taču informācija, ko esam apkopojuši jums, noderēs visos dzīves aspektos. Savas labklājības labad mums ir jāiemācās paskatīties uz savu veselību no holistiskā perspektīvas un jāmācās risināt problēmas, pamatojoties uz šo koncepciju.

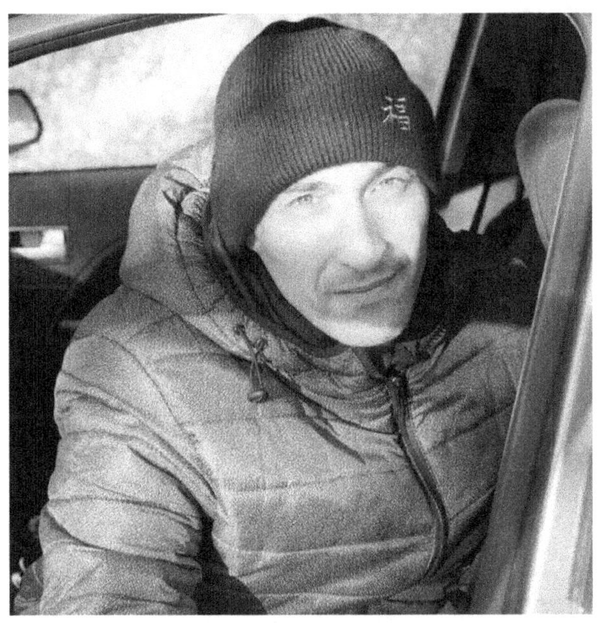

About the Author

Dzimis 1989. gada 22. decembrī. Absolvējis Rīgas Juridisko koledžu. Profesijā nav strādājis, bet apguvis programmēšanas prasmes un pašlaik ar to nodarbojas. Kopš 2022. gada ir personīgā uzņēmuma vadītājs, kas nodarbojas ar transporta pārvadājumiem, kā arī programmēšanu.Dzīvnieku, īpaši suņu, mīļotājs.

Born 22 December 1989. Graduated from Riga College of Law. Has not worked in the profession, but has acquired programming skills and is currently working in it. Since 2022 he has been the CEO of his own company, which deals with transport transport as well as programming.Lover of animals, especially dogs.

Read more at https://depils.lv.